Maux et remèdes

Acteurs de la Science

Fondée par Richard Moreau,
professeur honoraire à l'Université de Paris XII
Dirigée par Claude Brezinski et Roger Teyssou

La collection Acteurs de la Science est consacrée à des études sur les acteurs de l'épopée scientifique moderne ; à des inédits et à des réimpressions de mémoires scientifiques anciens ; à des textes consacrés en leur temps à de grands savants par leurs pairs ; à des évaluations sur les découvertes les plus marquantes et la pratique de la Science.

Dernières parutions

Daniel BOIS, *L'information aux sources de la science*, 2019.
Alexandru MARINESCU, *Le voyage de la « Belgica », Premier hivernage dans les glaces antarctiques,* 2019.
Franck CANOREL, *Contribution à l'histoire sociale des poisons. Le Ginger Jake*, 2018.
Tithnara SUN, *Les mots de la pharmacie, Une histoire linguistique de la pharmacie,* 2018.
Roger TEYSSOU, *Nouveau dictionnaire mémorable des remèdes d'autrefois,* 2018.
Jean-Paul WALCH, *Naissance de la chimie*, 2018.
AMIC, *Le temps, Une approche interdisciplinaire,* 2018.
Jean-Louis MILLOT, *Le discret pouvoir des odeurs*, 2018.
Pierre CHARLES-DOMINIQUE, *Histoire de la découverte des faunes tropicales. Les progrès de la pensée scientifique*, 2018.
Marceau FELDEN, *De Darwin à Einstein, Deux aventuriers du savoir,* 2018.
Auguste MARIE, *La psychanalyse et les nouvelles méthodes d'investigation de l'inconscient*, 2018.
Roger TEYSSOU, *Jérôme Fracastor (1478-1553), De la nature des choses à la nature des germes,* 2017.
Alain GIRET, *Les températures et l'effet de serre. Essai sur l'histoire et l'avenir du climat,* 2017.

Kamel BOURAOUI

Maux et remèdes

Épistémologie du traitement médical

L'Harmattan

5-7, rue de l'Ecole-Polytechnique, 75005 Paris

http://www.editions-harmattan.fr

ISBN : 978-2-343-16368-0
EAN : 9782343163680

Quand le doigt montre la lune, l'imbécile regarde le doigt.
Proverbe chinois

Je n'apprécie guère ceux dont le verbe dépasse le savoir et encore moins ceux dont le savoir dépasse l'intelligence.
Un théologien arabe du Moyen Âge

Rien n'est cru si fermement que ce que l'on sait le moins.
Montaigne

Le secret d'ennuyer c'est de vouloir tout dire.
Voltaire

La croyance que rien ne change provient soit d'une mauvaise vue, soit d'une mauvaise foi. La première se corrige, la seconde se combat.
Nietzsche

Il y a deux manières d'ignorer les choses, la première c'est de les ignorer ; la seconde, c'est de les ignorer et de croire qu'on les sait. La seconde est pire que la première.
Victor Hugo

Ce qui est simple est faux, ce qui est compliqué est inutile.
Paul Valéry

L'élève :
Monsieur, je n'ai pas compris
L'enseignant :
Comment veux-tu me comprendre mon enfant ? Le Bon Dieu m'a octroyé un don par lequel il m'a distingué de tous les humains : je peux parler durant deux heures sans que personne ne puisse me comprendre et sans que je ne me comprenne moi-même.
Taha Hussein

L'essentiel est sans cesse menacé par l'insignifiant.
René Char

Ce qui limite le vrai, ce n'est pas le faux, c'est l'insignifiant.
René Thom

D'abord ils vous ignorent, puis ils se moquent de vous, ensuite ils vous combattent et enfin vous gagnez.
Gandhi

Sommaire

I- INTRODUCTION

J'ai dû attendre plus de trente années de carrière d'enseignant de pharmacologie clinique et thérapeutique, de chercheur et d'interniste, praticien hospitalier, pour pouvoir écrire ce livre avec ce qu'il nécessite comme vue d'ensemble et comme recul. En fait, il faut reconnaître que je m'y suis préparé depuis que j'ai commencé mes études médicales, en me posant des questions concernant le vrai et le faux dans ce qu'on enseigne et ce qu'on pratique en médecine. Il est évident que la médecine enseignée et pratiquée à l'époque d'Hippocrate ou d'Avicenne n'est pas celle qu'on pratique et qu'on enseigne aujourd'hui. Que sera donc la médecine que l'on va enseigner et pratiquer demain ? Autant de questions qui poussent à réfléchir sur la genèse du savoir médical, particulièrement le savoir thérapeutique et ses fondements rationnels, que l'on qualifie parfois de « scientifiques ». Georges Canguilhem, médecin et philosophe, successeur de Bachelard à la Sorbonne, insiste particulièrement sur ce point, dans son ouvrage le normal et le pathologique : « Est-ce seulement au regard de demain que la pathologie est subjective ? En ce sens, toute science objective par sa méthode et son objet est subjective au regard de demain, puisque, à moins de la supposer achevée, bien des vérités d'aujourd'hui deviendront des erreurs de la veille ».

Cet ouvrage se veut particulièrement utile pour compléter la formation des étudiants dans les domaines de la santé et pour l'information des professionnels de la santé. Il est en fait accessible à un large public et particulièrement à tous ceux qui sont désireux de parfaire leur culture scientifique. Je crois que son contenu concerne tous ceux qui peuvent tomber malades. On y trouvera plus d'interrogations que d'affirmations. C'est une plaidoirie pour la promotion du raisonnement en médecine, avant toute décision et pour la conception d'une médecine rationnelle, issue des données actuelles de la science, malgré le caractère transitoire de ce concept.

Ainsi, le contenu de l'ouvrage se situe dans le cadre de l'épistémologie régionale du traitement médical, invitant le lecteur à une certaine réflexion sur la médecine actuelle et tout particulièrement sur la thérapeutique médicale (qui est essentiellement médicamenteuse) et ses limites.

Partant de l'effet pharmacologique, qui résulte à l'échelle moléculaire, d'une interaction chimique entre un médicament et sa cible biologique, aboutissant à l'échelle de l'organisme à un effet thérapeutique, on se trouve confronté à toutes les théories physiques actuelles avec leurs implications sur les concepts de déterminisme et de causalité et également à certaines théories mathématiques et ce qu'elles impliquent sur le concept de vérité scientifique. J'ai ainsi constaté que les progrès des traitements médicaux sont forcément liés aux progrès dans ces domaines et que vaincre la maladie est un pari très difficile. Ainsi, l'entité morbide en tant qu'entité naturelle, ne saurait échapper aux lois physiques qui n'ont pas permis jusqu'à ce jour d'unir le macroscopique et l'infiniment petit. Comment devrait-on par ailleurs cibler la conscience, en thérapeutique, tout en sachant qu'on se contente aujourd'hui de viser des structures moléculaires dans le cerveau, en l'absence d'une corrélation évidente entre celles-ci et la clinique.

Le traitement médical est envisagé ici, essentiellement comme savoir, toujours en quête d'une vérité éternelle, alors que depuis des millénaires, ce savoir est en constant remaniement. La chimie, le test statistique et d'une façon plus générale, la quantification en médecine, ont inauguré ce que certains ont convenu d'appeler aujourd'hui l'ère de la « médecine scientifique », issue des données de la recherche fondamentale, aussi bien que de la recherche clinique et ayant particulièrement le souci de la preuve scientifique. Mais, on sait depuis la première moitié du vingtième siècle (théorème de Gödel), que vérité n'est pas synonyme de « prouvabilité »- autrement dit, vrai n'est pas synonyme de démontrable- que le raisonnement a ses limites et que de toute façon la preuve est toujours présentée en médecine, comme un degré de vraisemblance, autant de points qui seront détaillés dans ce livre. C'est là que je me suis rendu compte, que des concepts comme l'aléatoire, la preuve et la vérité, dont le phénomène pathologique et le traitement médical ne sont pas dissociables, sont à la frontière de certaines considérations philosophiques.

En fait, l'essentiel est de ne pas oublier qu'un médecin, en pratiquant la médecine ou en l'enseignant, a pour tâche essentiellement de contribuer au bonheur d'autrui.
La définition de la santé donnée par l'Organisation mondiale de la santé (OMS), qui y voit « un état complet de bien-être physique, mental et social » ne se caractérisant pas uniquement par l'absence de maladie ou d'infirmité, est une conception très exigeante. Cette conception rejoint les propos d'Edgar Morin dans *Penser global* : « Les trois notions d'individuel de social et de biologique sont indissociables. L'une ne peut fonctionner sans l'autre… un tel trio cache en réalité des interactions complexes. Cependant cet humain trinitaire reste méconnu dans notre enseignement ».
La thérapeutique médicale est la seule science de l'homme où la genèse du savoir se base actuellement sur les résultats de l'expérimentation, avec une ambition inductive. Il n'y a pas d'expérimentation politique ou économique ou sociologique permettant de proposer le meilleur mode de gouvernement ou le meilleur système économique ou encore le meilleur schéma social. Or, la notion de bien-être social, comme on vient de le voir, a été incorporée dans la définition proposée par l'OMS pour la bonne santé. De ce point de vue, que faire si l'environnement social est défavorable en raison par exemple d'une pauvreté extrême ou d'une dictature ravageuse ?
Ce que Frédéric Lenoir nous dit à ce sujet dans *la guérison du monde* est intéressant : « Notre monde est malade. Mais la crise économique et financière actuelle n'est qu'un symptôme de déséquilibres beaucoup plus profonds... De tous les maux qui meurtrissent la planète et l'humanité, la plupart des politiques et des médias semblent n'en retenir qu'un la crise économique... La crise économique qui polarise toutes les attentions est un symptôme de déséquilibres beaucoup plus profonds. Elle est systémique : crise environnementale, agricole, économique, financière, sanitaire, crise des valeurs et du vivre ensemble ».
Trois termes existent en langue anglaise pour désigner la maladie, selon qu'elle rend compte de l'approche nosographique et bioclinique du médecin (disease), du vécu subjectif du malade (illness) ou du processus d'intégration sociale des problèmes de santé (sickness). Ainsi, très souvent pour le patient, la maladie est

une question d'expérience personnelle ou familiale, bien plus qu'un concept biomédical.

Allant dans le même sens, Anne Fagot-Largeault nous dit dans sa leçon inaugurale au Collège de France : « Être médecin n'est pas neutre philosophiquement. La philosophie implicite de l'acte médical peut se résumer en trois affirmations : (1) il y a du mal (toute une métaphysique), (2) il faut y porter remède (toute une morale), (3) les efforts pour y porter remède sont dérisoires (ironie socratique), mais cela n'empêche pas de les continuer, pour l'honneur ». Ces propos rejoignent ce que dit René Thom avec humour ; « Un individu quelque peu soucieux de rigueur n'irait jamais consulter un médecin ». La maladie n'a-t-elle de vérité que dans les symptômes comme le préconise Foucault dans *la naissance de la clinique* ?

À l'aube du XXIème siècle, de nouveaux savoirs du corps sont en voie de construction et on sait aujourd'hui qu'il n'y a pas forcément de repérage anatomique pour la plainte d'un patient, en reconnaissant l'existence de symptômes médicalement inexpliqués.

La part du subjectif dans la définition de la normalité est en effet substantielle. Canguilhem qui s'oppose en partie au concept de santé idéale a tenu compte de cette subjectivité. Il considère que pour chaque patient, il existe une santé « idéale » et chaque individu est seul juge de son état, de sa qualité de vie et organise sa propre frontière entre le normal et le pathologique, qui n'est tel que lorsqu'il est ressenti ainsi. Les analyses de Canguilhem montrent que grande fréquence statistique et normalité ne sont pas nécessairement identiques et que ce qui n'est pas fréquent n'est pas automatiquement anormal et sûrement pas pathologique. En dépit de ses efforts de clarification, nous continuons à ne pas bien comprendre que la « normalité » est une notion descriptive, alors que l'anormalité est une notion évaluative ou normative et que par conséquent ces termes ne s'opposent pas du tout.

On ne peut pas nier le fait que depuis plusieurs décennies, la médecine a fait d'énormes progrès et a permis de sauver des millions de vies humaines. Mais quelles sont les normes de ces progrès et quelles sont leurs valeurs ? Le courant post-moderne est un détachement progressif de la conceptualisation autosatisfaite et absolue qui caractérisait la modernité, pour mettre en avant une forme d'insatisfaction de principe et une relativisation. Ces préoccupations rejoignent deux débats qui sont actuellement d'actualité dans tous les pays : l'enseignement médical et la pratique de la médecine générale, dont la dimension communautaire est fondamentale. La santé est devenue aujourd'hui un véritable enjeu politique et l'emprise des politiques de santé est actuellement plus grande que jamais. Cependant, le rôle essentiel du médecin consiste à prendre en charge un malade, alors que la planification d'un programme de santé incombe surtout aux pouvoirs publics. La méconnaissance de certains concepts de base en épistémologie contribue pour beaucoup à la polémique greffée sur ces débats, relatifs à la formation et à l'information des médecins. Il existe cependant des faits établis qui concernent la pratique et l'enseignement de la médecine et qui préoccupent actuellement les instances internationales et gouvernementales, concernées par la santé. Tout d'abord, le contenu et la formulation du message pédagogique dans la plupart des Facultés de médecine du monde sont inadaptés à la pratique de la médecine générale. D'autre part, la médecine générale, telle qu'elle est pratiquée, ne fait référence à aucune preuve scientifique dans la majorité des cas. Il est par conséquent normal, à un moment où le remboursement des soins est devenu une exigence, de constater que les instances gouvernementales commencent à s'intéresser de près, à ce qui est efficace et ce qui ne l'est pas, en médecine et en pédagogie médicale, bien que dans ces domaines, la notion de preuve connaisse des limites, comme on va le détailler.

Transmettre le savoir thérapeutique n'est pas une chose aisée. Une réforme d'enseignement ou une pratique médicale non validée est une pétition de principe qui est un sophisme consistant à supposer prouvé ce qui est en question ou à définir un objet par le mot qui a besoin d'être défini.

Cependant, il faut admettre qu'actuellement, une divergence se fait jour entre le projet d'une médecine par la preuve confrontant le médecin à des procédures qui lui sont opposables et le désir de maintien d'une certaine liberté de choix dans les démarches cliniques et les prescriptions. Comment résoudre demain un problème où l'enseignement de la médecine est impliqué au premier plan : la discordance entre les dépenses allouées à la santé

publique et la courbe de croissance du PNB, particulièrement dans les pays à ressources limitées ?
Le savoir ne peut se construire seulement verbalement, estime Piaget. Pour lui, penser ne se réduit point, à parler, à classer en catégories ni même à abstraire. Penser, c'est agir sur l'objet et le transformer, car la compréhension ne commence qu'en transformant les données pour dissocier les facteurs et les faire varier séparément, ce qui consiste non à catégoriser, mais à agir pour produire et pour reproduire.
Le terme science, utilisé dans ce livre s'accorde avec la définition du dictionnaire Larousse : « Ensemble cohérent de connaissances relatives à certaines catégories de faits, d'objets ou de phénomènes obéissant à des lois et/ou vérifiés par les méthodes expérimentales ».
On entendra par médicament, toute substance chimique, administrée pour traiter ou prévenir une maladie ou une fonction affectée de l'organisme.
On entendra par entité morbide, tout phénomène considéré comme pathologique, inclus dans une dimension spatio-temporelle ou psychique, ainsi que les processus perceptibles ou imperceptibles qui y conduisent.
Montrer les liens entre les ingrédients philosophiques, physiques et logicomathématiques de la médecine d'une part et leur articulation avec les concepts cliniques et thérapeutiques, d'autre part, pour aider à se poser des questions là où il est communément admis qu'il y a des certitudes est l'un des objectifs de ce livre. Ainsi, l'épistémologie du traitement médical ne saurait être réduite à l'examen purement technologique des méthodes spécifiques de ce traitement. Elle vise à le situer dans une expérience du savoir qui le déborde.

II- APPROCHE PHILOSOPHIQUE DU TRAITEMENT MÉDICAL

A- Empirisme

C'est peut-être Épicure (342-270) av.j.-c qui a annoncé l'empirisme en considérant que la sensation est à l'origine de toute connaissance. L'empirisme est en effet une doctrine qui place l'expérience comme source première de la connaissance. Il considère que les hypothèses et les théories scientifiques sont induites de l'expérience. Ainsi, l'empirisme dévalorise la raison. Du point de vue de cette doctrine, « il n'est rien dans l'intellect qui n'ait été d'abord dans la sensibilité », ce à quoi Leibniz réplique, sauf l'intellect lui même.

Pour les empiristes, l'esprit ne peut établir entre les choses que des relations probables, c'est-à-dire des relations qui peuvent être confirmées par une observation répétée, mais dont nous ne pouvons jamais être assurés qu'elles sont universelles et nécessaires, puisqu'il fonde toute connaissance sur les données sensorielles. L'empirisme s'était ainsi constitué contre le rationalisme réaliste cartésien qui soutenait la possibilité d'une physique a priori, en admettant une concordance parfaite entre l'esprit et la nature. Il en découle, que l'expérience est la source de toutes nos connaissances. Comme l'explique John Locke dans *Essai sur l'entendement humain* (1690) : « Supposons que l'esprit soit, comme on dit, du papier blanc (tabula rasa.... D'où puise-t-il ce matériau de la raison et de la connaissance ? Je répondrai d'un seul mot : de l'expérience ; en elle, toute notre connaissance se fonde et trouve en dernière instance sa source ». David Hume, l'un des pères de l'empirisme, nous dit dans *enquête sur l'entendement humain* (1748) : « une idée n'est qu'une copie d'une impression analogue », de sorte que « tout ce pouvoir créateur de l'esprit, n'est rien de plus que la faculté de combiner, transposer, diminuer les matériaux que nous fournissent les sens et l'expérience », combinaisons qu'il opère selon des relations de ressemblance ou de contiguïté.

La vérification des énoncés scientifiques pose quelques problèmes. Tout d'abord la thèse du holisme épistémologique nous dit qu'un énoncé scientifique ne peut jamais être testé isolément. Il soutient au contraire qu'aucune expérience n'est vraiment cruciale, au sens où elle imposerait définitivement certaines vérités ou réfuterait irrévocablement certaines contrevérités.

D'autre part, une loi supposée universelle n'est jamais authentiquement vérifiée, car rien n'empêche qu'une réfutation ne survienne dans le futur. Enfin, un énoncé théorique est testé via la vérification ou la non-vérification des énoncés d'observation qui se déduisent de lui.

Opposé à tout empirisme, Bachelard considère que la perception ne fournit que des représentations subjectives à partir desquelles le sens commun, l'opinion, opère des généralisations hâtives.

B- Raisonnement inductif et raisonnement déductif

On fait très fréquemment des raisonnements inductifs en médecine, dérivant de l'expérience. Détaillons ici les notions de raisonnement inductif et de raisonnement déductif. Quand on dit par exemple : « Tous les hommes sont mortels. Socrate est un homme. Donc Socrate est mortel », il s'agit d'un raisonnement déductif, du type « A implique B. A est vrai. Donc B est vrai ». Ainsi dans un raisonnement déductif, la conclusion est imparable, indiscutable et ne laisse pas de place au doute.

Le raisonnement inductif part, quant à lui, d'observations particulières pour aboutir à une conclusion de portée générale. Il ne donne pas des certitudes absolues ; il ne donne que des indices qui poussent à une conclusion. On peut d'ailleurs se tromper en faisant un raisonnement inductif, en disant par exemple : « Tous les chiens sont mortels. Socrate est mortel. Donc Socrate est un chien ».

En médecine, l'induction est supposée être à l'origine des seules propositions scientifiques acceptables, à savoir des généralisations à partir d'observations. La genèse du savoir médical procède en partie par cette démarche qui, sur la base de cas particuliers, conclut à la vérité d'une loi générale. Ainsi le raisonnement inductif est partout en médecine : pour faire un diagnostic à partir

de symptômes ou pour adopter une conduite thérapeutique pour un patient, à partir des résultats d'un essai thérapeutique réalisé sur un ensemble de malades.
On devrait pouvoir en faire de même, pour garantir une dimension scientifique à toute approche pédagogique en médecine, ce qui est loin d'être le cas.
Russell a montré qu'aucun résultat établi par la méthode inductive ne peut jamais être sûr ; il ne peut qu'être probable. Le raisonnement inductif laisse en effet la place au doute et il ne nous rend même pas capables de quantifier notre degré de confiance.
Feyerabend, connu par son ouvrage *contre la méthode,* disqualifie l'inductionnisme. Pour lui, un énoncé d'observation associe toujours une sensation à des « interprétations naturelles » et à force de critiquer, il considère qu'on pourrait venir à bout de n'importe quelle construction théorique, car toutes ont leurs failles. Autrement dit pour cet auteur, l'observation n'est pas séparable des « interprétations naturelles » par lesquelles l'énoncé qui en rend compte se construit.
Le déterminisme sous-tend l'induction. Pour valider une inférence inductive, il faut croire que toujours « le futur ressemblera au passé ». Certains considèrent que le seul raisonnement valide est la déduction. À partir de la connaissance d'une loi générale, on peut déduire les cas qui tombent sous cette généralité. Non le contraire. Il existe un paradoxe de l'induction, y compris dans le raisonnement médical. D'une part, on ne saurait se passer de l'induction, mais, puisqu'elle n'est pas toujours valide, les sciences ne pourraient pas en principe s'appuyer sur une telle méthode.

C- Positivisme

La pensée positiviste prend ses racines dans l'empirisme du XVIIIe siècle. Le paradigme positiviste est le paradigme dominant en recherche clinique. Il concerne les travaux de recherche présentant des garanties méthodologiques maximales, qui visent à vérifier une hypothèse. La démarche médicale positiviste réduit le fait clinique à des variables indépendantes, facilement mesurables, telles que l'âge et le poids. Le positivisme considère ainsi que la réalité peut être décrite par des propriétés mesurables

indépendantes du chercheur. Ce courant de pensée a pour but de tester des hypothèses, mesurer des variables quantifiables et chercher à généraliser.
C'est au XIXe siècle, dans la pensée d'Auguste Comte que le positivisme contemporain trouve son origine. Cet auteur avait fait à cette époque une série de conférences à Paris, sur l'historique du développement de l'intellect humain et soutenait qu'on ne doit prendre en considération que des faits positifs. Ses idées ont probablement influencé les médecins qui cherchaient des preuves, concernant l'efficacité de certains traitements. Pour lui, les ambitions de la science devraient se limiter à une pure et simple description des phénomènes et toute recherche des causes premières relèverait de la « métaphysique ».

D- Néopositivisme ou positivisme logique

L'empirisme apparaît au vingtième siècle dans le néopositivisme ou positivisme logique. C'est une école philosophique, principalement illustrée par le Cercle de Vienne, fondée par un groupe réunissant des scientifiques et philosophes viennois dans les années 1920. Ce courant, rejette contrairement à Kant, les idées synthétiques a priori et soutient que les propositions synthétiques douées de sens, requièrent pour être infirmées, une investigation empirique. Ces propositions doivent être sinon vérifiées, du moins vérifiables.
Le positivisme logique, peut être considéré schématiquement, comme une forme extrême de l'empirisme, selon laquelle, la justification des théories n'est pas liée seulement à leur vérification, sur des faits acquis par l'observation, mais au fait qu'elles n'ont de sens que si c'est de là qu'elles tiennent leur origine.

E- Rationalisme

Le rationalisme postulait que le monde obéissait à des lois simples, réductibles aux mathématiques et donc connaissables à la limite, par le seul raisonnement logique. Cette doctrine attribue à la seule raison humaine, la capacité de connaître et d'établir la vérité[1]. Pour le rationalisme, le raisonnement détermine que

certains effets résultent de certaines causes, uniquement à partir de principes logiques, tout comme les théorèmes mathématiques résultent des hypothèses admises au départ. Les principes logiques eux-mêmes utilisés dans le raisonnement sont connus par déduction. On peut ainsi considérer que le rationalisme est une disposition de l'esprit qui n'accorde de valeur qu'à la raison.
L'habitude de classer les doctrines philosophiques sous la double étiquette du rationalisme et de l'empirisme ne s'est généralisée qu'au XIXe siècle. C'est à cette période que le mot « empirisme » prit une signification nouvelle ; il donna la possibilité d'interpréter l'histoire de la philosophie à la lumière des oppositions établies par la dialectique kantienne entre la thèse dogmatique et l'antithèse empiriste.
Dans *L'émergence de la médecine scientifique*, édité sous la direction d'Anne Fagot-Largault en 2012, Ulrich Trölher identifie trois cultures médicales (physiopathologique, clinique et statistico-analytique) et insiste sur la fracture entre rationalisme et empirisme dans la conception des traitements médicaux, durant plusieurs siècles avant l'ère moderne.

F- Réalisme

Le réalisme s'oppose au positivisme et trouve sa source dans le rationalisme du XVIIe siècle. Il existe en fait plusieurs types de réalisme. Les réalistes dits « naïfs » admettent que notre perception du réel correspond à la réalité. Le réalisme voilé de Bernard d'Espagnat admet que le réel existe, mais échappe à nos connaissances actuelles. Les réalistes scientifiques disent qu'il existe une réalité correspondant aux lois décrites par la physique. C'est justement, lorsqu'il s'applique aux théories scientifiques, que le réalisme (justement dit scientifique) soutient que les théories disponibles nous fournissent des informations sur ce qu'est la réalité indépendamment de l'homme.
Lorsqu'il ne s'applique pas spécialement aux théories scientifiques, le réalisme qualifie la position philosophique qui affirme l'existence d'une réalité extérieure indépendante de notre esprit, par opposition à l'idéalisme, lequel soutient que le monde matériel n'est qu'une représentation des sujets humains. La thèse réaliste apparaît ainsi comme une position radicalement opposée

au positivisme, qui a cru pouvoir mettre le réalisme en mauvaise posture, à la suite des découvertes de la mécanique quantique qui montrèrent l'impossibilité, de séparer la réalité observée de l'observateur. Le principe de Heisenberg, en mécanique quantique, qu'on détaillera plus loin, a montré que l'acte même de déterminer engendre l'indétermination. Parler d'une réalité « objective » qui existerait en l'absence de toute observation n'a donc pas de sens, car on ne peut jamais l'appréhender.

Le positivisme, le pragmatisme, le vérificationnisme, l'instrumentalisme, le fictionnalisme, l'antiréalisme et le constructivisme sont autant de bannières, sous lesquelles se rangent les adversaires du réalisme, qui soutiennent que dans les meilleurs des cas, la connaissance objective ne permet pas la production de théories « vraies », permettant de décrire la nature telle qu'elle est réellement. Selon ces bannières, il faut se limiter à décrire correctement ce qui est observable. Il convient de détailler ici, certains de ces courants de pensée qui n'ont pas été développés ailleurs dans l'ouvrage. Le pragmatisme est une méthode philosophique tournée vers le monde réel, parfois résumée comme une doctrine selon laquelle n'est vrai que ce qui a des conséquences réelles dans le monde. La théorie vérificationniste de la signification est une conception épistémologique, partagée par le positivisme logique du Cercle de Vienne.

L'instrumentalisme est une doctrine pragmatique, selon laquelle la connaissance, les théories ne correspondent à aucune réalité objective, ne sont que des instruments au service de l'action et n'ont de valeur qu'en fonction de leur utilité pratique.

Le fictionnalisme est un concept philosophique selon lequel les déclarations qui semblent être des descriptions du monde, ne devraient pas être interprétées comme telles, mais devraient plutôt être comprises comme des cas de « faire croire », de faire semblant de traiter quelque chose comme littéralement vrai.

G- Idéalisme

Pour les idéalistes la réalité est esprit et non matière. L'idéalisme s'applique à toute théorie philosophique qui considère que la nature ultime de la réalité repose sur l'esprit, sur des formes abstraites ou sur des représentations mentales. Les philosophes

idéalistes et les physiciens qui partagent leurs conceptions, comme Eddington, Jeans, Jordan, Dirac et d'autres, ont affirmé que les progrès récents de la physique prouvent qu'il n'existe pas un monde réel indépendant de la pensée. Ils considèrent que notre volonté de connaître le réel se heurte à des limites infranchissables, ce qui peut s'appliquer aux entités morbides. Pour eux la causalité et le déterminisme, ne peuvent être cherchés que dans notre esprit et au-delà de certaines frontières, il n'existe que l'indétermination dans les faits eux-mêmes. Ces divers thèmes, ont été développés dans les nombreux commentaires, consacrés aux relations d'indétermination en mécanique quantique, découvertes par Heisenberg, sur lesquels on va revenir, traduisant pour certains, les limites de la connaissance scientifique en général et de la valeur du déterminisme en particulier.
Peut-on connaître l'« intimité de l'entité morbide » en tenant compte de tout cela, alors qu'il semble exister des barrières infranchissables traçant les limites de la connaissance ?
L'idéalisme du XIXe siècle pourrait nous faire considérer que la connaissance médicale comme toute connaissance est relationnelle ; les propositions sont des énoncés fictifs et nous ne pouvons avoir une connaissance véritable que du système total des croyances et de leurs relations.

H- L'approche de Kant

Face aux positivistes qui ne considèrent que le monde des sensations et aux réalistes qui affirment que la science peut connaître le monde tel qu'il est, Kant considère que nous ne connaissons la réalité qu'à travers les formes a priori de la sensibilité et de l'entendement. La position originale de Kant ne rompt pas avec le positivisme, puisqu'elle ne reconnaît comme connaissables que les phénomènes qui seuls s'accordent avec notre faculté de connaître.

I- L'approche poppérienne

L'approche poppérienne, en référence à Karl Popper, est une critique radicale de l'inductionnisme et une rupture avec le positivisme logique ou néopositivisme de l'école de Vienne. Popper,

contrairement aux néopositivistes, considère que les problèmes scientifiques ne sont pas réductibles à un usage linguistique correct ou à la construction de « micromodèles imbriqués les uns dans les autres ». Imprégné, tout jeune, des théories du cercle de Vienne, cet auteur rompra radicalement avec le positivisme logique, pour se lancer dans une œuvre épistémologique de taille. Il considère que notre connaissance (scientifique) ne procède tout simplement pas, par induction et que la scientificité d'une méthode basée sur le primat de l'observation de « faits bruts » est tout simplement un mythe. Pour lui, la construction théorique prime sur l'observation empirique et on n'observe pas « dans le vide », car l'observation est toujours guidée par la théorie.
Il estime que notre connaissance procède par « conjectures et réfutations ». On formule des hypothèses sur le réel et tout l'effort scientifique, consiste à tenter de réfuter ces hypothèses, par l'observation empirique. Popper considère que l'induction ne peut permettre d'aboutir à une connaissance de type scientifique, car on ne peut établir l'universalité logique d'un énoncé particulier à partir de la somme (toujours et obligatoirement finie) des observations effectuées, mais on peut, par contre, très bien établir sa fausseté, à partir d'une seule observation contradictoire, avec l'hypothèse formulée. L'argument souvent cité, pour appuyer cette thèse est l'exemple de la proposition "Tous les cygnes sont blancs", exemple de proposition universelle affirmative, qui n'est en fait vraie, que tant que l'on n'a pas rencontré de cygne noir. Il suffit d'en rencontrer un seul, pour qu'elle soit réfutée. La plupart des propositions scientifiques seraient de ce type. Ceci rejoint ce que Hume avait déjà formulé, à savoir qu'aucune série finie d'observations ne peut permettre d'affirmer l'universalité d'un phénomène observé.

J- Constructivisme

Le constructivisme est une approche de la connaissance, reposant sur l'idée que notre image de la réalité est le produit de l'esprit humain, en interaction avec cette réalité et non le reflet exact de la réalité elle-même. Il existe différents courants de pensée constructiviste, qui va dans le même sens que les idées de Kant, selon lesquelles la connaissance des phénomènes résulte d'une construction effectuée par le sujet. La conception constructiviste s'oppose à la tradition dite réaliste et rompt avec l'idée selon laquelle ; toute connaissance humaine pourrait s'approcher d'une représentation plus ou moins « vraie » d'une réalité « ontologique ». Ainsi, le constructivisme définit la connaissance comme une élaboration purement humaine et non comme un reflet exact de la réalité.

Le paradigme constructiviste constitue d'autre part une rupture radicale avec le paradigme positiviste. Contrairement à ce dernier, au plan ontologique, le constructivisme soutient que la réalité n'existe pas en soi, mais qu'elle est « reconstruite » par les individus en fonction de leurs représentations préalables. La perspective constructiviste en général et dans le domaine de la médecine en particulier, remet en question le point de vue selon lequel les sciences ne feraient que décrire objectivement des phénomènes de la nature, qui est le point de vue des réalistes. L'idée que l'on ne peut en aucun cas, accéder directement à la réalité en soi est un point commun à tous les constructivismes actuels.

On constate aujourd'hui, que la nosologie clinique classique est remise en cause, en grande partie par les données de la biologie moléculaire et une nouvelle nosologie intégrée est à construire. Dans cet ordre d'idées, Jean-Paul Gaudillière nous dit dans *La médecine et les sciences* « Nombre des déplacements de la frontière entre ce qui est considéré comme normal et ce qui est considéré comme pathologique, intervenus au cours des deux derniers siècles, sont le résultat de cette construction complexe du biologique, du médical et du social ».

Pendant longtemps et jusqu'à aujourd'hui, la pratique médicale est parfois conçue comme un rituel de consécration, qui maintient une certaine coupure entre « l'élite médicale » et le « monde des patients ». Cette attitude, exprime souvent le désarroi de certains médecins, qui sont vaguement conscients du fait que ce qu'ils détiennent comme étant un savoir absolu et définitif, n'est souvent qu'une construction transitoire et approximative.

III- APPROCHE ÉPISTÉMIQUE DU TRAITEMENT MÉDICAL

A- Préambule

L'épistémologie apparaît comme champ disciplinaire spécifique. Elle se développe notamment à partir des années 1920 au sein du Cercle de Vienne, puis dans les pays anglo-saxons. Elle ne se distingue pas de la philosophie des sciences.
Elle est ainsi considérée selon le cas, soit une étude sur la science, soit une étude sur la connaissance. Elle interroge la nature et la valeur des principes, des concepts, des méthodes et des résultats des sciences. Elle est un discours réflexif et critique que certains considèrent comme étant un secteur de la philosophie réfléchissant sur la science.
Ainsi l'épistémologie prend les sciences pour objets. Parmi ses questions essentielles, l'unification des sciences (physiques, biologiques et humaines) est l'une des plus importantes, mais son domaine principal est traditionnellement considéré comme celui des sciences dites exactes, particulièrement celui de la physique. La réflexion épistémique ou épistémologique s'est aussi intéressée, en particulier en France avec G. Canguilhem et M. Foucault, aux sciences de la vie, aux sciences humaines et à la médecine (science ou art). Un tel axe de recherche met en question la nature de la médecine et réfléchit tant sur ses bases scientifiques et biologiques que sur les normes individuelles et sociales au sein desquelles elle se déploie.
L'épistémologie médicale s'intéresse surtout à la construction de la connaissance médicale (ontologie médicale). Ainsi cet ouvrage se veut une interrogation sur la conjecture thérapeutique en tant que savoir indéfiniment transitoire.
On est frappé par la rareté des réflexions épistémiques en médecine et quand certains disent « preuve scientifique » ou « vrai problème » ou encore « c'est évident », ils pensent avoir tout dit. Pourtant, il existe beaucoup de concepts épistémiques et scientifiques qui se cachent derrière les idées qui paraissent évidentes.

Anne Fagot-Largeault, considère dans sa leçon inaugurale au collège de France que : « Transporter la philosophie dans la médecine signifie, non pas prêter à la philosophie une vertu thérapeutique (la philosophie n'est pas un remède), mais faire sortir la médecine de l'empirisme : la rendre rationnelle et scientifique ».
Elle nous rappelle également « qu'aucune médecine n'a jamais garanti l'immortalité » et écrit à propos des sciences biomédicales : « Ces sciences sont-elles purement descriptives ? Non point. Elles regorgent d'explications, par des cycles parasitaires, des cascades enzymatiques, des séquences causales complexes qui ne sont pas des chaînes déductives. Un trait supplémentaire avait de quoi intriguer l'étudiante que j'étais : enseignées avec autorité aux futurs médecins, les connaissances apprises une année se périmaient d'une année sur l'autre ».
De combien peut-on prolonger la vie humaine ? est une question non résolue. Les études chez des souris, des vers et des levures dont la durée de vie a été augmentée, ont convaincu certains scientifiques que le vieillissement humain pourrait être ralenti.

B- La thérapeutique entre la molécule et l'épistémologie

Michel Foucault a introduit de cette façon son ouvrage *naissance de la clinique* : « Il est question dans ce livre de l'espace, du langage et de la mort ; il est question du regard. Vers le milieu du dix-huitième siècle, Pomme soigna et guérit une hystérique en lui faisant prendre ″des bains de 10 à 12 heures par jour, pendant dix mois entiers″. Au terme de cette cure contre le dessèchement du système nerveux et la chaleur qui l'entretenait, Pomme vit des ″portions membraneuses semblables à des morceaux de parchemin trempé... se détacher par de légères douleurs et sortir journellement avec des urines, l'uretère du côté droit se dépouiller à son tour et sortir tout entier par la même voie″. Il en fut de même ″pour les intestins qui, dans un autre temps, se dépouillèrent de leur tunique interne que nous vîmes sortir par le rectum. L'œsophage, la trachée artère et la langue s'étaient dépouillés à leur tour ; et la malade nous avait rejeté différentes pièces soit par le vomissement soit par l'expectoration ».

L'histoire et le développement du traitement médical nous apprennent en effet que le regard du médecin peut se tromper et que l'amélioration de l'état du malade par le traitement peut n'être qu'une fausse impression. Que de morts les médecins ont précipitées, en pratiquant presque systématiquement la saignée pendant des siècles. Aujourd'hui encore, combien de charlatans dits guérisseurs exercent encore.
Toute « conjecture thérapeutique » est la conséquence d'un paradigme, plus ou moins accepté. Ce terme de paradigme a été introduit par Kuhn dans le domaine de l'épistémologie. Très approximativement il constitue le cadre à l'intérieur duquel les scientifiques raisonnent pour résoudre les problèmes relevant de leurs disciplines. On y reviendra. Ce problème est d'actualité dans le domaine des prescriptions rationnelles ; la rationalité excluant le surnaturel, le mythe et la magie qui ont régné durant des millénaires sur les concepts thérapeutiques.
Actuellement, c'est l'approche mécaniste de la maladie en tant qu'entité naturelle qui prédomine dans la recherche de nouveaux traitements. Les progrès de la biochimie et de la pathologie moléculaire lui servent de bases solides. La thérapie génique et les progrès de la protéomique, qui s'intègrent dans cette approche de l'« être biologique », de même d'ailleurs que l'évaluation rationnelle des traitements par les essais cliniques, ont contribué à un débat d'actualité et d'une grande importance, à savoir l'éthique médicale. Par ailleurs le modélisme moléculaire dont l'informatique est l'un des supports fondamentaux, permet actuellement de concevoir des molécules thérapeutiques adaptées aux « anomalies moléculaires » que l'on se propose de corriger.
Ces progrès pourraient pousser vers des attitudes réductionnistes de la thérapeutique. La schizophrénie est-elle une simple hyperactivité de la Dopamine centrale, parce que certains malades sont traités avec succès par les neuroleptiques qui bloquent les récepteurs centraux de la dopamine ? Le gène est-il du matériel vivant ou une substance inerte ? C'est-à-dire, pour évoquer certaines préoccupations juridico-commerciales, est-il brevetable ? À quoi servent les antidiabétiques oraux, puisque même les résultats de l'enquête UKDPS publiés après celles de l'UGDP n'ont pas pu confirmer leurs effets préventifs sur la macro-

angiopathie, c'est-à-dire les lésions de l'athérosclérose qui représentent la première cause de mortalité de l'humanité.

L'émergence de nouveaux concepts en médecine et particulièrement dans certaines spécialités médicales, comme le concept d'antipsychiatrie, rejoint la préoccupation post-moderne visant en partie à empêcher la médecine de s'enfermer dans les dogmes de la « scienticité » et de l'autosuffisance. Szasz, l'un des pères du courant antipsychiatrique, s'élève dans le même sens, contre la théologie de la médecine.

L'approche du vivant normal ou pathologique ne saurait résister aujourd'hui, à l'assaut de la réflexion épistémique. La double approche stochastique et mécaniste du savoir thérapeutique n'a pas barré la route à cette réflexion. Elle lui a, au contraire, donné des ailes, car les ingrédients de cette approche qu'il s'agisse de l'outil mathématique ou des lois physico-chimiques sont eux-mêmes soumis à cette réflexion. La frontière entre le scientifique et le philosophique dans certains domaines comme la physique théorique, devient parfois imperceptible.

Pour paraphraser Foucault, on peut dire qu'il existe des « épistémès » du traitement médical, sorte de soubassements archéologiques de la connaissance scientifique d'une époque.

On est bien obligé d'admettre par ailleurs que les acquis de la thérapeutique médicale sont « falsifiables » ou « réfutables » selon les critères de K. Popper, puisque la thérapeutique d'hier n'est pas celle d'aujourd'hui et que de ce fait elle ne peut être en tout temps qu'une vérité approximative. Pour Popper la formulation d'une hypothèse scientifique est plutôt de l'ordre de la conjecture, on y reviendra.

Piaget considère que chaque stade de la connaissance scientifique correspond non à l'abandon total d'une ancienne théorie, mais à une prise en compte de sa relativité par rapport à la nouvelle théorie qui l'englobe. Ainsi les progrès du traitement médical sont également le reflet des progrès dans les autres disciplines. Piaget refuse les thèses de l'empirisme selon lesquelles la connaissance est un reflet du monde extérieur dans la représentation du sujet, ainsi que celles de l'idéalisme selon lesquelles cette connaissance est la projection de nos structures intellectuelles sur la réalité. Il propose une épistémologie « constructiviste » qui s'appuie sur des allers-retours entre l'expérimentation et la théorie.

L'approche de Piaget est plus adaptée que le falsificationnisme de Popper, pour expliquer les progrès du traitement médical, qui continue cependant toujours à opérer par vérité approximative. Or, il existe un paradoxe des connaissances scientifiques, qui fait que même si ces connaissances sont approximatives, elles peuvent déboucher sur des applications techniques performantes. Tout se passe comme s'il y a deux types de connaissance de la nature : une connaissance ontologique aux dimensions métaphysiques et une connaissance opérationnelle. Il convient de rappeler ici ce qu'Einstein a dit, non sans humour : « la théorie, c'est quand on sait tout et que rien ne fonctionne. La pratique, c'est quand tout fonctionne et personne ne sait pourquoi », propos cités dans l'ouvrage *Petites leçons d'épistémologie,* d'Yannis Rigoutros.
En commentant son ouvrage La conscience a-t-elle une origine ? (Vendredi 7 février 2014 sur Internet), Michel Bitbol, a évoqué sa triple formation de médecin, physicien et philosophe en tenant les propos suivants : « Le médecin se focalise idéalement sur l'approche d'un patient du point de vue de son intérêt en tant que personne ; il donne priorité à l'individu dans l'acte thérapeutique… La physique, par contraste, promeut une recherche essentiellement abstraite, d'ordre théorique et expérimental, où les collectifs l'emportent sur les individus… La philosophie, quant à elle, représente un retour réflexif sur tout cela, elle promeut un programme de convergence d'ordre supérieur, non seulement entre les conceptions du monde mais aussi entre les approches et les méthodes ».

C- Causalité, temps et processus morbide

Tenter de répondre à la question pourquoi quelque chose se passe, c'est chercher à mettre en évidence une cause et en général, la cause c'est quelque chose de discontinu. Si l'on tend de plus en plus à considérer les rapports de causalité comme une succession d'informations, une anomalie du message transmis passe-t-elle obligatoirement par une anomalie des structures à l'échelle la plus élémentaire ? On est encore plus tenté aujourd'hui de considérer que la maladie est un vécu pathologique plutôt qu'un déterminisme moléculaire en relation avec un message aberrant.

La maladie est une entité naturelle et la thérapeutique médicale est une intervention humaine qui tend à la modifier dans le sens souhaité. Toute affection se caractérise par une évolution au cours du temps et un pronostic. Parmi les objectifs du traitement médical, on peut citer à titre d'exemples, la modification du pronostic dans un sens favorable, tel que la prolongation de la survie ou la diminution de l'incidence des complications ou encore l'atténuation d'une souffrance. Par conséquent, au même titre que l'entité morbide est un « projet » de la nature qui peut précipiter la mort, le traitement médical est un projet spatio-temporel, conçu par l'homme lui-même, visant à modifier les anomalies, reconnues comme telles, de cette entité.

1- Le concept de causalité en médecine

La médecine, s'est depuis fort longtemps, préoccupée du normal et de l'anormal et son histoire est une histoire complexe, car il s'y mêle celles de la physiologie, de la pathologie, de la thérapeutique et des considérations sociologiques. Pour la médecine grecque, la nature en l'homme, comme hors de l'homme est harmonie. La maladie est une rupture, un trouble de cette harmonie. Hippocrate (V^{e}-IVe s au J.C) a écarté les maladies des influences exclusives des dieux, en leur conférant une autonomie. Il estimait que la maladie ainsi que la thérapeutique sont synonymes de recherche de la causalité. On peut le considérer à ce titre, comme le promoteur d'une médecine rationnelle. Durant l'antiquité grecque, on considérait que les causes des maladies pouvaient être naturelles-externes (climat, environnement, régime) ou internes (déséquilibre et flux des humeurs). En considérant que l'intervention thérapeutique s'opère en agissant sur les causes, Hippocrate et ses héritiers ont franchi quand même un saut. Galien a combiné la tradition hippocratique d'un déséquilibre des quatre humeurs dans la genèse des entités morbides, à un nouveau concept, d'une maladie localisée due aux fonctionnements des organes. Avicenne (X-XIe) siècle, a proposé une définition de la maladie qui est en fait essentiellement un état du corps déviant, par rapport à l'état de santé, conçu comme un « équilibre naturel ».

Le principe de causalité concerne tout processus pathologique. Une cause nécessaire n'est pas toujours suffisante, autrement dit, même si l'association entre A et B est de type causal, il ne s'ensuit pas automatiquement que tout A entraîne B. En physique classique, le principe de causalité affirme que si un phénomène (nommé cause) produit un autre phénomène (nommé effet), alors l'effet ne peut précéder la cause.
À ce jour, il n'a pas été mis en défaut par l'expérience, mais certaines théories envisagent une causalité inversée (ou rétro-causalité) qui est une hypothèse discutée en philosophie et en physique, envisageant la possibilité qu'un objet précède temporellement (mais pas causalement) sa cause. On a notamment montré que les arguments à l'encontre de la causalité inversée à l'échelle macroscopique ne valaient pas nécessairement à l'échelle quantique.
Si la connaissance de l'évolution des maladies est nécessaire au pronostic, la détermination des causes est nécessaire à la thérapeutique. En effet, le traitement médical ambitionne de combattre la maladie en s'opposant à sa cause. Comment s'en sortir, alors que certains, comme Caratini, considèrent que : « dans tous les domaines de la connaissance humaine, des plus simples aux plus complexes, la recherche causale est un effort vain, reposant sur un concept mal défini, auquel la science contemporaine a tendance à lui substituer la description des structures, définies par le niveau auquel on convient de se placer (phénoménologique, macroscopique, moléculaire, atomique, quantique, etc.) » ? Philosophiquement, cela revient à renoncer à l'idée de cause au profit de l'idée de relation.
Le principe de causalité a été étroitement associé à la question du déterminisme, selon lequel dans les mêmes conditions, les mêmes causes produisent les mêmes effets. Mais, qu'en est-il à l'échelle de l'infiniment petit ? Il existe à ce niveau un indéterminisme quantique qui est en fait, un indéterminisme d'accès. Il surgit lorsque nous essayons d'effectuer une « mesure ». L'évolution d'une particule qui n'interagit avec rien est tout à fait déterministe. Cette évolution est décrite par Schrödinger, dans son équation qui ressemble beaucoup aux équations de la physique classique et donne une représentation complètement déterministe, de l'évolution dans le temps, de la fonction d'onde, si on la

connaît à un instant donné. L'équation de Schrödinger est valable tant que les vitesses restent faibles, par rapport à celle de la lumière. Elle permet de calculer l'évolution au cours du temps, de la fonction d'onde associée à toute particule. Celle-ci décrit par exemple le spin de la particule (son moment cinétique intrinsèque). La fonction d'onde correspond à une superposition d'états. Le spin (que l'on peut se représenter comme une petite flèche attachée à la particule) est ainsi une somme des états « vers le haut » et « vers le bas ». Lorsqu'on mesure l'orientation du spin, la fonction d'onde est modifiée (ou « réduite »), la superposition d'états disparaît et le spin observé prend, de façon aléatoire, la valeur « haut » ou la valeur « bas », comme on s'y attend pour un objet usuel.
L'équation de Schrödinger est parfaitement réversible. Le temps qu'elle manipule est donc a priori le temps newtonien. Mais peut-on parler raisonnablement de l'évolution d'un système sans notre désir de le connaître ?
La co-existence de procédures déterministes et probabilistes à l'intérieur de la mécanique quantique est l'un des problèmes physico-philosophiques les plus difficiles. On ne peut parler au niveau de l'infiniment petit, que de la probabilité qu'a une particule de se trouver en une position donnée à l'instant considéré, alors qu'en mécanique classique et dans le monde de Laplace, les probabilités et le hasard révèlent seulement notre ignorance des vraies causes.
Si le comportement d'une particule élémentaire, par exemple, un électron individuel dans les circuits électroniques n'est pas prévisible, l'ensemble des électrons n'a pas un comportement aléatoire, mais il est bel et bien déterminé par les lois de la probabilité. Ce qui est nouveau, c'est que la science a découvert qu'elle a des limites.
Au même titre que pour les sciences physiques, l'emploi des lois statistiques en biologie et en médecine, n'est qu'un aveu d'ignorance, car si le clinicien ou le chercheur était en mesure d'observer et de calculer le mouvement individuel de chaque particule de l'organisme, il n'aurait pas eu recourir à ces lois et il donnerait une explication rigoureuse de la cause des phénomènes pathologiques, impliquant la mise au point de médicaments, ciblant ponctuellement l'anomalie qu'on se propose de corriger et

se limitant à cet effet correcteur, sans engendrer d'effet indésirable collatéral. En fait, ceci resterait vrai du point de vue du « déterminisme laplacien », mais se heurterait forcément au côté aléatoire de la mécanique quantique, à la théorie du chaos et au principe d'indéterminisme de Heisenberg.

Par ailleurs C'est la notion temporelle de l'avant et de l'après qui oppose pour certains, la téléonomie et la causalité. La téléonomie est un terme inventé par Colin S. Pittendrigh en 1958, puis repris par de nombreux autres biologistes, dont Jacques Monod dans les années 1970. Il désigne grossièrement un concept scientifique de finalité.

Le rapport de la téléonomie à la finalité n'est que métaphorique. Ainsi, la sélection naturelle donne l'illusion que la nature travaille en vue d'un objectif, mais elle est en réalité aveugle et c'est, selon l'expression de Monod, *le hasard et la nécessité* (titre de son célèbre ouvrage) seuls qui mènent le vivant à s'adapter à son milieu.

2- Le projet thérapeutique s'inscrit dans le temps

a- Paradoxes du temps

Globalement, deux conceptions du temps s'opposent à l'heure actuelle en physique : l'univers bloc et le présentisme. La théorie de l'univers bloc considère que le futur est déjà réalisé et que le passé existe encore mais que tous deux sont statiques : interdisant ainsi tout changement et respectant ainsi le postulat du déterminisme. La théorie du présentisme considère que le futur n'est pas encore réalisé et que le passé n'existe plus, ce qui laisse une marge de manœuvre concernant le futur ; nous entrons ici dans l'indéterminisme.

Martin Heidegger dans son ouvrage *L'être et le temps* rappelle que la notion de temps était déjà une préoccupation chez les philosophes de l'antiquité : « Le traité d'Aristote sur le temps est la première interprétation circonstanciée de ce phénomène qui nous ait été transmise. Elle a déterminé de manière essentielle toute conception ultérieure du temps, celle de Bergson y comprise. À partir de l'analyse du concept aristotélicien du temps, il devient en même temps clair rétrospectivement que la conception

kantienne du temps se meut dans les structures dégagées par Aristote, ce qui signifie que l'orientation ontologique fondamentale de Kant - quelles que soient les différences apportées par un questionnement nouveau - demeure grecque ».
Pour Simon Saunders philosophe de la physique à l'Université d'Oxford, le temps pourrait ne pas exister au niveau le plus fondamental de la réalité physique. Pour le professeur John Wheeler de l'Université de Princeton, "Le temps est la manière pour la nature d'éviter que toutes les choses se passent en même temps ». Rovelli décrit le temps de manière imagée : « Le temps pourrait être un concept émergeant à grandes échelles, un peu comme le concept de la surface de l'eau, qui n'a de sens qu'au niveau macroscopique, mais qui perd son sens précis quand on l'examine au niveau atomique ». Ainsi, selon certains, le temps serait une apparence macroscopique des choses, de la même façon qu'une table est solide alors qu'elle n'est qu'un assemblage de particules constituées, pour l'essentiel, d'espace vide. La solidité est une propriété collective, ou émergente, des particules. Le temps aussi pourrait être une propriété émergente des ingrédients élémentaires du monde.
Il est communément admis que le temps fut créé lors du big-bang, et si l'on part du postulat que tout ce qui a eu un début connaît également une fin, certains pensent qu'il en serait de même pour la notion de temps. Einstein de son côté pense que le temps fut créé au même moment que l'univers et constitue avec l'espace une sorte de maille tapissant le cosmos appelée espace-temps. Certains chercheurs s'opposent à cette conception et suggèrent que le temps ne serait pas dépendant de l'espace et ne connaîtrait aucune fin. Mais cette notion d'éternité pose quelques problèmes, puisque, d'ici à plusieurs milliards d'années toutes les étoiles disparaîtront et l'univers ne sera alors plus peuplé que de trous noirs et d'énergie noire, qui pourrait permettre d'après la théorie quantique, la création de nouvelles particules grâce au principe de fluctuations aléatoires. Ainsi, le cycle du big-bang et de la vie pourrait alors se reproduire sans aucune fin, théorie d'après laquelle, il existerait alors plusieurs versions de nous-mêmes peuplant l'espace quantique et partageant les mêmes souvenirs.
Beaucoup de spécialistes de la physique quantique estiment que le temps serait une création humaine, en constatant qu'à l'échelle

des particules, les éléments peuvent être à la fois présents et absents. Selon la physique actuelle, le temps serait doté d'une certaine symétrie où le présent et le passé seraient indifférenciés, faisant en sorte que ce dernier ne conditionne pas le futur. Or, en considérant l'évolution de l'univers du big-bang jusqu'à aujourd'hui, on serait amené à concevoir la temporalité comme une illusion ou un hologramme, c'est-à-dire un élément bidimensionnel duquel émergerait une troisième dimension, projetant de cette façon le temps à l'envers. Ainsi, selon cette conception, toute l'éternité existerait alors déjà et le passé serait un écho du futur se réfléchissant sur nous.

Le caractère irréversible du temps n'est établi qu'au niveau macroscopique par le deuxième principe de la thermodynamique et son interprétation statistique. C'est le principe d'accroissement d'entropie, dans un système fermé et isolé qui donne, sa flèche à la direction du temps.

Atlan, dans son article *temps biologique et auto-organisation* (internet), considère que le paradoxe de Newcomb, discuté ailleurs dans cet ouvrage, est une autre façon d'envisager le rôle de notre connaissance dans notre perception du temps. En effet dans le paradoxe de Newcomb, le choix de la deuxième boîte, revient à faire comme si l'acte de placer l'argent ne précédait pas, en fait, la décision du joueur. Atlan nous dit « Supposer une connaissance totale, une prédictibilité parfaite, revient en fait à supprimer le temps, à rendre les événements simultanés, sans succession…. C'est l'incertitude, l'absence de prédictibilité parfaite, qui réintroduit une direction au temps. Des erreurs dans l'exécution du programme, une indétermination et à nouveau le temps redevient réel». Il ajoute « C'est ce qui se passe, évidemment, en ce qui concerne le vieillissement des organismes où la désorganisation est l'effet d'accumulations d'erreurs, résultat d'agressions en grande partie aléatoires en provenance du milieu (extérieur et intérieur, d'ailleurs !) ».

Atlan attire également l'attention sur les faits suivants : « une des premières expressions modernes de cette idée et celle de Lecomte de Noüy en 1936, sur la cicatrisation des plaies. Il observait que la vitesse de cicatrisation des plaies diminue exponentiellement avec l'âge et utilisait ce phénomène pour définir un temps biologique, temps propre d'un organisme vivant, différent du temps physique et tel que le temps biologique se ralentît par rapport au temps physique au fur et à mesure que l'organisme évolue en vieillissant ».

b- Temps de Planck et longueur de Planck

La physique déterministe de Newton ou Einstein se fonde sur la notion de temps, pour expliquer la façon dont les choses se déroulent dans la nature, y compris les phénomènes biologiques et physiopathologiques. Le temps ne peut plus être utilisé aujourd'hui, pour repérer la façon dont les choses se passent à l'échelle quantique. Tout événement a-t-il une cause ?
Selon l'interprétation orthodoxe de la mécanique quantique, la réponse à cette question est négative. Peut-on alors en tenant compte de tout cela, pénétrer un jour dans l'intimité des phénomènes biopathologiques ?
La continuité de la ligne du temps (durant lequel évolue l'entité morbide) exprime la possibilité de considérer son écoulement comme une succession d'instants : chacun est assimilé à un point de la ligne temporelle. Cette continuité permet d'envisager des instants aussi rapprochés que l'on veut, sans limite inférieure à l'intervalle les séparant. Les durées peuvent être infiniment petites. Ce caractère de la physique newtonienne sera préservé dans les théories de la relativité, mais les physiciens d'aujourd'hui ne sont plus absolument certains qu'il en soit ainsi. On évoque actuellement une durée minimale, une barrière infranchissable vers l'infiniment petit du temps.
Le physicien allemand, Max Planck avait attiré l'attention sur des valeurs particulières de durée et de longueur, dont la définition relevait à la fois de la physique quantique et de la gravitation. On les appelle aujourd'hui, durée ou temps de Planck et longueur ou espace de Planck. En deçà du temps de Planck et de l'espace de Planck, les lois physiques actuelles ne sont plus applicables. Le temps de Planck ($5{,}3\ 10^{-44}$ secondes) est le temps qu'il faudrait à un photon dans le vide pour parcourir une distance égale à la longueur de Planck qui est égale à $1{,}6\ 10^{-35}$ m. Comme celle-ci est la plus petite longueur mesurable et la vitesse de la lumière la plus grande vitesse possible, le temps de Planck est la plus petite mesure temporelle, ayant une signification physique dans le cadre de nos théories présentes. L'échelle de Planck marque la frontière

ultime, là où s'arrêtent les lois connues de la physique et où commencent les mystères, une région où les distances et le temps sont tellement étroits que les concepts mêmes de temps et d'espace n'ont plus de signification. À cette échelle, les physiciens ont besoin d'autres théories pour explorer le monde.
Le modélisme moléculaire à l'origine de la conception de nouveaux médicaments, conçoit des valeurs plus grandes que le temps et la longueur de Planck : 10^{-10} secondes pour la durée et 10^{-10} mètres pour l'espace.

c- La relativité

La première découverte d'Einstein, qu'il a exprimée dans la relativité restreinte, a été que le temps n'était pas absolu, mais qu'il était relatif. Cela a révolutionné notre perception du monde. Dans sa théorie de la relativité générale, Einstein va encore plus loin. Il s'inspire d'une chose toute simple : des objets de poids différents, lâchés en même temps, tombent à la même vitesse (si on oublie le frottement de l'air). Il en déduit une nouvelle théorie de la gravitation et prévoit des effets étonnants, comme la déviation de la lumière, qui pourtant n'a pas de masse, par la gravitation, ou encore que le temps passe moins vite sur terre que dans l'espace et se fige à la vitesse de la lumière. Certains, ont essayé de réconcilier le cadre conceptuel habituel de la physique quantique, c'est-à-dire le présentisme (pour lequel seul le présent existe), au cadre conceptuel de l'univers bloc d'Einstein où le futur existe déjà et le passé encore, les deux pouvant être toutefois incertains au sens quantique, c'est-à-dire insuffisamment configurés.
L'éternalisme qui est étroitement associé à la théorie physique de l'Univers-bloc (ou bloc de l'univers), est la conception physique ou philosophique du temps selon laquelle les événements présents, passés et futurs qui paraissent se succéder lors du passage du temps coexistent en réalité sur la ligne du temps.
La théorie physique de l'Univers-bloc propose une approche quadridimensionnelle du monde. Selon cette théorie les objets constitutifs de l'Univers ne sont donc pas des objets à trois dimensions existant dans la durée, mais plutôt des objets quadridimensionnels dont les parties temporelles – les « phases » – seraient tout autant constitutives que leurs parties spatiales.

Cette théorie de l'Univers-bloc conforte l'idée d'un temps « spatialisé » car elle considère le temps d'un point de vue mathématique comme une dimension qui s'ajoute aux trois dimensions de l'espace.

En mars 1955, alors que son ami Michele Besso venait de décéder, Einstein écrivit une lettre d'encouragement à la famille Besso. « Maintenant il a quitté cet étrange monde un peu avant moi. Cela ne signifie rien. Des gens comme nous, qui croyons en la physique, savons que la distinction entre passé, présent et futur, n'est seulement qu'une illusion obstinément persistante ». On est actuellement à la recherche de la théorie la plus générale possible, unifiant les deux théories-cadres de la physique moderne, que sont la physique quantique et la théorie de la relativité générale.

La causalité n'est respectée en théorie de la relativité, que si les objets physiques ont des vitesses plus petites que la vitesse de la lumière.

d- Processus pathologique et ordre des événements au niveau de l'infiniment petit

Stephen Hawking et d'autres physiciens pensent que la théorie de la relativité, dont on vient de parler, doit céder la place à une théorie plus profonde, dans laquelle l'espace et le temps n'existent pas. La physique nous positionne de plus en plus devant l'idée que le futur pourrait être déjà là et que le temps, s'il existe encore, doit être dissocié de l'ordre d'enchaînement des événements, c'est à dire de la causalité. Ce constat a été confirmé récemment par des expériences et a été rejoint par la fameuse théorie de la Gravité Quantique à Boucles, selon laquelle la réalité que nous voyons se réaliser chaque jour ne se construit pas dans le présent. En effet, Suarez avec ses expériences de 2002 a fait prendre au sérieux le fait que notre idée commune d'un temps qui s'écoule en même temps que se crée la réalité est forcément une idée fausse. L'équipe de Suarez a reproduit et étendu la fameuse expérience d'Alain Aspect de 1982 qui avait mis en évidence la non-localité, c'est à dire le constat que des phénomènes en mécanique quantique pouvaient être indépendants de l'espace. Les expériences de Genève menées par Antoine Suarez entre 1998 et 2001 et leurs variantes plus récentes de 2010 à 2012 ont eu raison du mur déjà fendu par Einstein, en obligeant les physiciens à

prendre enfin au sérieux l'idée qu'il fallait totalement réviser notre conception du temps. L'équipe de Suarez a montré que la non-localité quantique pouvait être non seulement spatiale mais aussi temporelle, c'est-à-dire que l'ordre des événements pouvait être indépendant du temps, confirmant ainsi l'insensibilité au temps des corrélations quantiques. Le 11 mai 2013 à Paris, durant un colloque, Suarez affirme : « Dans le monde quantique, des choses se passent mais le temps, lui, ne passe pas. Le visible émerge de l'invisible.... et le temps est tissé d'éternité ». En d'autres termes, Alain Aspect a confirmé le fait que les particules se comportent comme s'il n'y a pas de distance entre elles et Suarez a montré que la dépendance entre événements ne correspond à aucun ordre temporel. Etienne Klein insiste sur le fait que la corrélation des particules se produit sans que le temps s'écoule, mais elle s'inscrit dans le temps, à un instant donné. Puisque le monde macroscopique est temporel et le monde quantique ne semble pas l'être, comment reconstruire une vision cohérente de la nature y compris des entités morbides ? Comment le temps peut-il émerger à notre échelle, s'il n'existe pas dans les échelles inférieures ? Comment expliquer d'autre part l'émergence de l'irréversibilité observée à l'échelle macroscopique à partir de lois physiques qui l'ignorent à l'échelle microscopique, où il n'y a pas de flèche du temps dans les interactions élémentaires ? Peut-on espérer dans ces conditions, percer le mystère du processus pathologique, conçu comme succession d'événements, s'inscrivant dans une chaîne de causalité et faut-il appréhender ce mystère, comme un ensemble d'entités matérielles ou comme une suite d'informations « aberrantes » ? Mais dans quel type de temps s'inscrit l'entité morbide ? Est-ce dans l'infiniment petit qui serait intemporel, ou bien dans ce temps qui fait vieillir, qui fait tomber malade et qui finit toujours par engendrer la mort ? Comment concevoir et construire un mécanisme physiopathologique sûr, véhiculé par le temps, point de départ d'une thérapeutique ciblée et toujours efficace, alors que l'intrication entre le biologique et le quantique ne peut être exclue ?
Depuis longtemps, la divergence entre la compréhension scientifique du temps et l'intuition que nous en avons préoccupe les penseurs. Mais une théorie dépourvue de temps pourrait-elle expliquer que nous observons des changements ? François Jacob a

écrit dans *le jeu des possibles* : « contrairement à la plupart des branches de la physique, la biologie fait du temps l'un de ses principaux paramètres… Chaque être vivant va de la naissance à la mort ». Il considère que « la biologie moléculaire a comblé le fossé qui a longtemps séparé cette caractéristique des êtres vivants, le développement selon un plan et l'univers physique. La flèche du temps nécessaire où il y a vie fait maintenant partie de notre représentation du monde ».
L'entité morbide peut être conçue comme un phénomène dynamique de l'espace-temps, qui s'inscrit dans une « trajectoire pathologique », ayant marqué à un moment donné une cassure avec la trajectoire supposée normale.
L'usage du terme « trajectoire » est ici métaphorique, puisque la notion de trajectoire n'a de sens qu'au niveau macroscopique et non au niveau de la microphysique. Il faut par ailleurs tenir compte des limites inférieures de l'espace et du temps (temps de Planck et longueur de Planck) qu'on vient d'envisager et au-dessous desquelles toutes les lois physiques n'ont plus de sens.
En fait, la médecine et particulièrement la thérapeutique médicale ne peuvent pas faire abstraction de la temporalité et tout acte thérapeutique est une tentative de correction d'une anomalie spatio-temporelle, si l'on envisage les phénomènes du point de vue de la physique newtonienne. Cette « anomalie spatio-temporelle » interagit avec l'environnement et évolue au cours du temps. Sa tentative de correction est parfois prédictive et s'inscrit dans le futur, en ramenant le projet thérapeutique au statut du virtuel. C'est le cas de la tentative de prévention du risque cardiovasculaire par la prescription de certains médicaments ou par d'autres mesures. La vaccination répond également à ce statut.

3- Le rapport causal comme base de l'inductionnisme

Tenter de répondre à la question pourquoi quelque chose se passe, c'est chercher à mettre en évidence une cause. Tout traitement médical qui se veut rationnel ne peut être que causal. Mais l'on verra tout au long de ce travail que malgré tous les progrès réalisés en médecine, il existe toujours des maillons manquants dans notre connaissance de la chaîne causale proposée pour décrire les phénomènes pathologiques, tenant aux limites de nos

connaissances biomédicales actuelles et probablement, aux limites de la connaissance en général.
Cependant, c'est en utilisant, entre autres, le principe du déterminisme universel que Claude Bernard a permis à la biologie d'accéder au statut de science. Il a écrit dans *Principes de la médecine expérimentale* : « Dans les phénomènes de la vie, il y a un déterminisme aussi absolu que dans les phénomènes des corps bruts ». Il soutenait ainsi que le vivant obéit dans sa totalité à la causalité.
Kant, ayant accepté, d'une part, l'observation de Hume que l'expérience est incapable de justifier la causalité et croyant, d'autre part, que la science ne peut se passer d'elle, a placé la causalité parmi les catégories a priori de l'entendement.
Trois caractéristiques, selon Hume, dont seules les deux premières sont observables, doivent être présentes pour reconnaître que le rapport causal, base de l'induction, existe dans la nature : la contiguïté spatiale, la contiguïté temporelle et la nécessité (une information doit passer nécessairement de la cause à l'effet). Ces notions classiques devraient être révisées à la lumière des dernières acquisitions de la mécanique quantique et font qu'au niveau de l'infiniment petit, la genèse du processus morbide se noie dans le flou et se heurte aux limites des connaissances humaines.

D- Déterminisme et entités morbides

Le déterminisme s'apparente pour certains plus au parti pris théoriquement métaphysique qu'a la prise de position « scientifique ». Cette doctrine postule que tout effet résulte d'une cause, située dans la nature et il est impossible de prouver empiriquement l'illégitimité du déterminisme. Mais il n'y a aucune solution au problème de la prolongation infinie de la chaîne de la causalité. Ce caractère infini, fait que toute tentative de fonder le déterminisme, en est en même temps la négation. Ainsi, le déterminisme paraît aussi indémontrable que le contraire : l'aléatoire et le libre arbitre, à l'échelle de l'individu.
Certains préconisent de maintenir le déterminisme comme méthodologie, sur le plan scientifique, mais non comme une vérité ontologique.

La vision déterministe s'appuie sur des scientifiques comme Newton ou Laplace. D'après cette conception, le futur est entièrement déterminé par le présent et connaissant les lois du mouvement et les conditions initiales, il est possible de déterminer avec certitude le mouvement futur pour un avenir aussi lointain que possible. Ce qui signifie qu'en ayant une parfaite connaissance de tous les éléments constitutifs et toutes les relations existantes dans un système, il serait possible de prévoir l'évolution de ce dernier, ce qui nous place dans une relation de causalité.

L'expression « démon de Laplace », appelé parfois « génie de Laplace » se rapporte à une expérience de pensée, proposée par Laplace, dans son ouvrage *Essai philosophique sur les probabilités*, pour illustrer son interprétation du déterminisme. Laplace écrit : « Nous devons [...] envisager l'état présent de l'univers comme l'effet de son état antérieur et comme la cause de celui qui va suivre. Une intelligence qui, pour un instant donné, connaîtrait toutes les forces dont la nature est animée et la situation respective des êtres qui la composent, si d'ailleurs elle était assez vaste pour soumettre ces données à l'analyse, embrasserait dans la même formule les mouvements des plus grands corps de l'univers et ceux du plus léger atome ; rien ne serait incertain pour elle et l'avenir, comme le passé, serait présent à ses yeux. » On peut dire que Laplace défend ici une forme de réductionnisme, puisqu'il suppose que les mouvements des corps macroscopiques sont réductibles aux mouvements des corps qui les composent. Cette thèse s'oppose aux lois de la mécanique quantique qui est probabiliste, alors que dans le monde laplacien, les probabilités et le hasard ne sont pas des faits ultimes, mais révèlent seulement notre ignorance des vraies causes. En effet, plus tard, la théorie mathématique du chaos, ainsi que des développements, tels que le principe d'incertitude ou d'indétermination d'Heisenberg, dans le cadre de la mécanique quantique, rendront impossible l'hypothèse de Laplace.

Ces données seront détaillées plus loin dans cet ouvrage. Mais pour ne pas laisser le lecteur sur sa faim, on peut déjà donner brièvement quelques aperçus sur ces théories qui peuvent être utiles pour modéliser le processus morbide. Selon la théorie du chaos, de minuscules inexactitudes de mesure à un instant initial

peuvent conduire à d'énormes différences entre résultat prévu et résultat réel. Cela signifie que le démon de Laplace devrait connaître la position et le mouvement de chaque particule avec une précision infinie, ce qui le rendrait plus complexe que l'univers lui-même. De plus, même si le démon existait hors de l'univers, le principe d'incertitude d'Heisenberg nous apprend que les mesures infiniment précises du type requis sont impossibles, entravant notre connaissance du réel à l'échelle de l'infiniment petit.
Le déterminisme « laplacien » laisse supposer que si l'on est capable de connaître par exemple une anomalie biologique, à l'échelle la plus élémentaire possible de l'organisme, on peut prédire les conséquences possibles de cette anomalie et la façon dont elle va générer une entité morbide, avec ses implications cliniques.
Claude Bernard est un fervent défenseur du déterminisme biologique. Il nous dit dans *Introduction à l'étude de la médecine expérimentale :* « Il y a un déterminisme absolu dans toutes les sciences, parce que, chaque phénomène étant enchaîné d'une manière nécessaire à des conditions physico-chimiques, le savant peut les modifier pour maîtriser le phénomène, c'est-à-dire pour empêcher ou favoriser sa manifestation. Il n'y a aucune contestation à ce sujet pour les corps bruts. Je veux prouver qu'il en est de même pour les corps vivants, et que, pour eux aussi le déterminisme existe ».
On verra tout au long de cet ouvrage que ceci n'est pas le cas en pratique médicale. Dans le même ordre d'idées, on constate que l'effet thérapeutique proposé pour un malade donné n'apporte pas toujours le résultat positif souhaité et parfois, même si un effet bénéfique est obtenu, on n'est pas à l'abri d'effets indésirables, qui peuvent faire pencher le rapport-bénéfice/risque, en faveur de ce dernier. Rien n'est toujours sûr en médecine, tout est vraisemblable.

E- La pratique médicale entre rationalisme et empirisme

L'exigence de fondements scientifiques à la pratique médicale remonte au moins à Hippocrate, qui faisait déjà la différence entre la science conduisant au savoir et l'opinion conduisant à l'ignorance. On considère aujourd'hui, que l'efficacité des traitements médicaux doit être démontrée selon des « méthodes scientifiques », que l'on peut concevoir autour de deux axes, développés dans un article de *la revue médicale suisse* du 12 avril 2006 : « Les bonnes pratiques dompteront-elles la recherche clinique ? » : l'axe rationaliste d'une part, qui attribue comme on l'a vu, à la seule raison humaine la capacité de connaître et d'établir la vérité et l'axe empirique d'autre part, qui considère que l'expérience est la source de toute connaissance.

On a vu que pour le rationalisme, le réel ne serait connaissable, qu'en vertu d'une explication par la raison déterminante, suffisante et nécessaire. L'axe rationaliste est partagé entre la médecine et la biologie. Il s'agit de l'axe des préoccupations fondamentales et des exploits de laboratoire. Le paradigme revient ici, à étudier sous leurs aspects les plus fins, des prélèvements biologiques pour élucider les mécanismes intimes des maladies, puis mettre au point des stratégies efficaces et spécifiques pour les corriger. Les cultures de cellules souches, le décryptage et la manipulation du génome, l'identification des récepteurs et l'interférence avec les cascades de seconds messagers continuent ainsi à occuper les chercheurs.

L'axe empirique quant à lui, bénéficie des apports de l'épidémiologie, en prenant pour objet les observations et les interventions cliniques. Cet axe formalise et érige en science l'empirisme médical traditionnel. C'est sur cet axe qu'est fondé l'essai thérapeutique randomisé en double aveugle, source de tout savoir thérapeutique moderne.

F- Modèle stochastique et modèle mécaniste en médecine

Dans la philosophie grecque, une approche de la définition de la connaissance a d'abord été proposée dans *Theaetetus* de Platon. Dans ce dialogue, Socrate attire l'attention sur le fait que la connaissance implique une régression vicieuse (comment distinguer notre justification de notre croyance ?).

Comme l'ont souligné un certain nombre de philosophes, il existe différents types de connaissances, telles que le savoir-faire, qui ne peuvent être réduites à la connaissance propositionnelle. En effet, on distingue en philosophie traditionnellement trois types de connaissance : 1-la connaissance propositionnelle qui est le fait de savoir qu'une certaine proposition est vraie, par exemple, « savoir que la Terre est ronde » ; 2-le savoir-faire qui est le fait d'être capable de réussir une action, par exemple, « savoir poser un drain pleural » ; 3-la connaissance objectuelle, aussi appelée *acquaintance*, qui est le fait de connaître une chose particulière, par exemple, « connaître une ville ». L'*acquaintance* est un terme anglais utilisé par Bertrand Russel pour définir un certain type de connaissance, le « *knowledge by acquaintance* », traduit habituellement en français par connaissance directe.

La connaissance clinique comprend une gamme de savoir-faire, de connaissance scientifique, de connaissance des règles de pratique et de capacités de reconnaissance et de jugement. Certaines de ces connaissances sont particulièrement résistantes à l'analyse formelle, bien qu'il y ait eu beaucoup de travaux à la fois dans les traditions philosophiques européennes et analytiques pour tenter de clarifier ces questions.

En fait la connaissance propositionnelle est celle qui a le plus attiré l'attention des philosophes. Ces derniers s'accordent généralement sur le fait qu'une connaissance est une croyance qui est *vraie*. Ils considèrent qu'il faut en outre que la croyance et la vérité (ou le fait) soient connectées d'une façon appropriée. Cependant, il y a un désaccord sur la nature de cette connexion. Certains considèrent qu'il faut que la croyance soit certaine ou infaillible, d'autres estiment qu'elle doit être justifiée, pour une autre catégorie de philosophes, il faut qu'elle résulte d'un processus fiable et en fin pour d'autres encore, il faut qu'elle ne soit pas vraie par accident.

Les modes d'organisation des connaissances médicales et de la construction des savoirs en médecine reposent sur deux systèmes de pensée : le modèle stochastique ou statistique et le modèle mécanique ou mécaniste. Ces thèmes ont été discutés par Gueyffier et Cucherat dans *la revue du praticien.*

Le mot stochastique est synonyme d'aléatoire et s'oppose par définition au déterminisme. Le modèle stochastique (approche empirique) en médecine est un instrument de prédiction quantifiant l'incertitude. Ce modèle, qui est celui de la recherche clinique, est une approche positiviste et ne se soucie pas de la causalité qui n'est pas indispensable à l'efficacité. Il enrichit les connaissances médicales par induction. Son instrument technique est le test statistique, auquel on a recours, dans le cadre de l'épidémiologie médicale. Les limites de ce modèle sont donc intimement liées aux limites du raisonnement inductif qu'on a discuté. N'importe quel couple de variables indépendantes, qui se modifient de manière linéaire avec le temps, montrent une corrélation parfaite aussi, parmi les associations erronées les plus fréquentes en épidémiologie figurent celles qui reposent sur une corrélation dans le temps. On a par exemple comparé le nombre de malades psychiatriques hospitalisés à celui des prisonniers en Angleterre et on a mis en évidence une forte corrélation négative : tandis que le nombre de malades psychiatriques hospitalisés diminuait, celui des prisonniers augmentait proportionnellement. L'une des conclusions des auteurs de cette étude est que association ne signifie pas nécessairement l'existence d'une relation causale. Même l'existence d'une corrélation parfaite n'autorise pas à en déduire des relations de cause à effet, si celles-ci reposent sur une comparaison entre deux tendances, liées au temps. L'évolution favorable d'une maladie, peut le plus souvent être aussi bien spontanée, que liée à l'application d'une thérapeutique adaptée. Le niveau de complexité et de variabilité du monde biologique impose le recours au modèle stochastique, pour représenter une prédiction adéquate de l'effet thérapeutique. Ainsi la modélisation stochastique est adaptée à la prédiction individuelle.

On peut considérer le modèle mécanique, comme l'emboîtement de multiples sous-modèles causaux, type « cause-effet ». Ce modèle est issu des recherches de laboratoire. Il s'agit par conséquent d'une approche réaliste de l'entité morbide, consistant à élaborer une hypothèse, puis à la tester en imaginant ses conséquences et en les confrontant aux résultats de l'observation ou de l'expérience. Le modèle mécaniste est assimilable à un modèle stochastique dans lequel toutes les probabilités sont égales à 0 ou 1. La modélisation mécanique ne laisse pas de place à la variabilité biologique, source d'incertitude et comme tout modèle obéissant au principe de la causalité, il s'agit d'un modèle

déterministe. Le déterminisme ne doit être confondu ni avec le fatalisme ni avec le nécessitarisme.
La modélisation formelle est un point de rencontre et de synthèse des deux paradigmes stochastique et mécanique. On a estimé que l'écriture en langage mathématique des processus physiopathologiques et pharmacologiques constitue une représentation élaborée du paradigme mécanique, tout en intégrant les éléments d'incertitude et de variabilité par le recours aux modèles probabilistes.

G- Émergence, complexité et implications médicales

Émergence et complexité sont des concepts qui peuvent contribuer à éclairer l'approche du processus morbide. À partir de quel niveau de complexité de la matière commence le processus biologique et partant le processus biopathologique ou morbide, cible théorique de toute approche thérapeutique, alors que le vivant est constitué du même type d'atomes et de particules que les substances inertes ?
Certains aspects du fonctionnement somatique, voire psychiatrique, peuvent être décrits et pensés avec la méthode des sciences expérimentales et statistiques, basée sur l'analyse de paramètres clairement objectivables, définissables et quantifiables. Cependant, ces méthodes ne permettent pas l'analyse de systèmes complexes, qui caractérisent pourtant le fonctionnement biologique de l'organisme humain. Rappelons à ce sujet le théorème de Poincaré, selon lequel il est impossible de prédire la trajectoire de trois corps qui s'influencent réciproquement.
Un système complexe est un système dont les propriétés ne sont pas réductibles à celles de ses parties. C'est un contre-exemple au réductionnisme. Ce peut être un système chimique, biologique, voire économique ou social. Les sciences de la complexité sont un ensemble pluridisciplinaire, dont l'objet est l'étude de ces systèmes. On s'est rendu compte que les propriétés de ces derniers en apparence totalement différents, si ce n'est qu'ils sont tous formés d'un grand nombre de constituants, sont régies par des lois sous-jacentes identiques. Ainsi, une colonie de fourmis, le système immunitaire, le cerveau, un marché financier ou Internet

sont semblables d'un certain point de vue et ils partagent un point commun avec de très nombreux autres systèmes réels.
Les « systèmes dynamiques complexes » sont constitués de beaucoup d'éléments en interaction les uns avec les autres, comme dans une réaction chimique dont la stabilisation finale donnerait l'impression d'obéir à des « causes finales », alors qu'il s'agit en fait d'une causalité purement mécanique. En effet, on peut voir apparaître spontanément une forme d'organisation spontanée là où il n'y avait que désordre et turbulence quelques instants avant.
La principale caractéristique d'un système complexe est sa causalité circulaire, c'est-à-dire l'existence de rétroactions des comportements collectifs et des propriétés émergentes (macroscopiques) sur le comportement des éléments (microscopiques). Dans ce système, connaître les propriétés et le comportement des éléments isolés n'est pas suffisant pour prédire le comportement global du système.
Le système poursuit une forme d'auto-émergence. Par ailleurs, dans les systèmes complexes un ordre établi et stable depuis un long temps d'observation, peut se rompre de lui-même, sans intervention d'un événement particulièrement significatif. Plus rarement, deux situations identiques, dans lesquelles on aurait été tenté de trouver une certaine forme de causalité, semblent rapidement produire dans un environnement apparemment identique, des itinéraires qui n'ont plus rien d'analogue.
Edgar Morin, estime que l'articulation de la connaissance de l'homme à la connaissance biologique et celle-ci à la connaissance physico-chimique ne signifie pas la réduction de l'humain au biologique et le vivant au physico-chimique ; c'est au contraire « complexifier » ces connaissances. Il considère également qu'on peut enraciner la production du savoir scientifique dans la production culturelle, sans pourtant réduire ce savoir à une idéologie. Cet auteur nous dit également dans *pensée globale* que « La pensée complexe met en lumière ce qui est aujourd'hui signifié par ce mot étrange : l'émergence ».
On ne peut pas en fait anticiper les phénomènes biologiques, à partir des seules lois physico-chimiques connues. La stricte réduction du vivant à la physique semble hors de portée. Un groupe de biologistes et de philosophes britanniques ont proposé

autour des années 1920, une « voie moyenne » entre le réductionnisme et le vitalisme (pour lequel le vivant n'est pas réductible aux lois physico-chimiques), qui n'est autre que l'émergence, ici appliquée aux êtres vivants.
Les émergentistes britanniques considèrent que rien d'autre qu'une base physico-chimique d'atomes, n'intervient dans le domaine biologique, mais soulignent que des systèmes complexes, de relations entre éléments de cette base, sont susceptibles de faire surgir des propriétés et des lois inédites.
Les êtres vivants défient les lois de la physique, en particulier celles de la thermodynamique. Leur développement, qui les porte à une organisation croissante est en contradiction avec le second principe de la thermodynamique. Ce principe, qui impose aux systèmes physiques une tendance à l'ordre décroissant (augmentation de l'entropie qui mesure le désordre d'un système), postule en effet qu'un système évolue vers la perte d'information, vers le désordre maximal. C'est ainsi que la chaleur va toujours du chaud vers le froid et pas dans le sens inverse.
Par ailleurs, le comportement intentionnel des êtres vivants dirigé vers un but est étranger aux lois causales. L'entropie mesure en fait le désordre global de l'univers et doit rester constante, à mesure que le temps passe. Il est impossible d'aller à son encontre, comme c'est le cas de toute loi physique. En principe, la vie et la conscience forme suprême de l'ordre sur Terre, doivent être par conséquent contrebalancées par un plus grand désordre ailleurs.
Tous les problèmes concernant des phénomènes complexes, qui se posent actuellement, sont pour certains difficiles à aborder avec les approches strictement analytiques de la science du début du vingtième siècle. On a estimé que la libre intuition associée à des méthodes mathématiques et informatiques puissantes sera l'arme de la science de ce siècle.
Complexité n'est pas synonyme de complication. La complication désigne un empilement et une imbrication d'entités et de dispositifs de tous ordres. Des fusées, des centrales nucléaires, des systèmes de pilotage automatique d'avions, des réseaux de télécommunications, relèvent de la complication. Ils sont constitués d'un enchevêtrement d'interactions multiples, mais

déterministes. La complication ne peut rien créer, elle est seulement destinée à être contrôlée.
La complexité, en revanche, correspond au défi de chercher à comprendre un réel dont l'appréhension totale est impossible, en grande partie, en raison de l'incomplétude de notre connaissance. L'expression « pensée complexe » cherche à désigner les nouveaux champs conceptuels, qui permettent de progresser dans l'intelligibilité du complexe. Ainsi, la complexité est porteuse de tous les devenirs, de toutes les inventions.

IV- APPROCHE HISTORIQUE DU TRAITEMENT MÉDICAL

A- Les origines

La notion de médicament est quasiment aussi ancienne que l'origine de l'humanité. Des recherches récentes laissent supposer que les plantes médicinales étaient utilisées depuis 60000 ans. Certains archéologues pensent que les hommes de Neandertal se soignaient déjà avec des plantes. En effet, des traces de plantes non nutritives furent retrouvées dans le tartre de leurs dents. Avant le début des civilisations, le remède se lie intimement à la notion de magie, de chamanisme, qui persiste toujours dans certaines cultures. Ainsi le médicament primitif faisait partie intégrante d'un rite où l'on utilisait des drogues afin d'entrer en transe, de contacter les Esprits ou les Dieux.
Des religions structurées s'organisent avec les débuts de la civilisation et le médicament devient un instrument de guérison divine ou d'exorcisme.
C'est aujourd'hui la tablette sumérienne de Nippur, gravée durant le troisième millénaire avant notre ère, qui est considérée comme étant la prescription la plus ancienne. Elle comporte la liste des médicaments utilisés à cette époque, parmi lesquelles figure déjà l'opium. La traduction des hiéroglyphes a montré que les Egyptiens employaient de nombreuses drogues de valeur. Le papyrus d'Eber, écrit à Thèbes vers 1600 avant J.-C., cite plus de sept cents noms de drogues.

B- L'antiquité gréco-latine

La médecine grecque s'identifie d'abord à un personnage de légende : Esculape, dieu de la médecine. Ses prêtres, les asclépiades, étaient aussi médecins et leur emblème, le serpent, orne encore notre caducée. La mythologie attribue aux plantes médicinales des origines divines. C'est en Grèce que naquit vraiment la médecine occidentale sous l'impulsion d'Hippocrate

qui vécut vers l'an 400 avant J.-C. Son ouvrage, le « Corpus hippocraticum », paru cent ans après sa mort est frappant par la justesse des réflexions. L'utilisation des poisons et des philtres était courante à cette époque et la mort de Socrate fut sans doute adoucie par l'opium additionné à la ciguë.
L'œuvre d'Hippocrate fut élargie quelques siècles plus tard par Dioscoride qui inventoria plus de cinq cents drogues dans un livre écrit en 77 après J.-C., puis traduit en latin au Ve siècle, sous le titre de « Materia medica ». Ce traité vaut à son auteur d'être considéré comme le père de la pharmacognosie (en France "matière médicale"), en souvenir du titre de l'ouvrage.
La médecine romaine, avec Galien, s'intéresse particulièrement aux formes pharmaceutiques. Ce médecin a étudié les formes sous lesquelles les médicaments doivent être présentés et administrés. Il est considéré à juste titre comme le fondateur de la "pharmacie galénique", ou pharmacotechnie.

C- Le Moyen Age

1- En Europe

Durant la longue période d'obscurantisme médiéval, après la chute de l'Empire romain, la science médicale et pharmaceutique se réfugie en Occident dans les couvents. L'école médicale de Salerne, créée sous l'impulsion, de Charlemagne fut le seul centre d'Occident renommé durant tout le Moyen Age.
L'histoire du Moyen Age est riche d'exemples d'ensorcellement et de possession. On sait aujourd'hui que certains états pathologiques, appelés par les auteurs de cette époque "Mal des ardents", ou " Feu de Saint-Antoine ", n'étaient que le signe d'une intoxication par l'ergot de seigle, consécutive à l'ingestion de farine contaminée.

2- L'apport du monde arabe

Au Moyen Âge, la médecine et la pharmacie connaissent chez les Arabes, une époque brillante. L'école arabe vit le jour en partie sous l'influence des Nestoriens, communautés chrétiennes réfugiées en Perse après l'hérésie de Nestorius au Ve siècle. Ces communautés ont transmis les traditions médicales de l'Antiquité au peuple arabe, qui assimila ensuite, la médecine de l'Inde, de la Perse. Les Arabes ont inventé l'alambic et grâce à lui la distillation conduisant à la découverte de l'alcool et de l'acide acétique.

La pharmacie galénique s'enrichit de formes nouvelles, dont les eaux-de-vie, les sirops, les élixirs, qui sont encore en usage aujourd'hui. Avicenne, vers l'an 1000, invente la dorure des pilules. Les premières espèces minérales chimiquement définies voient le jour avec les sels et oxydes de mercure, les acides nitrique et chlorhydrique. Bien plus, le monde arabe contribue à l'organisation de la pharmacie en discipline autonome et lui confère ses premiers règlements. Ceux-ci sont repris en Occident lorsque les croisades ouvrent l'Europe à l'influence arabe : en 1258, Saint Louis, qui est décédé en Tunisie, donne un statut aux apothicaires, dont l'apanage est la préparation et la vente des médicaments.

Les deux traités majeurs de médecine arabe : le "al canoun fi attib" ou "canon de la médecine" d'Ibn Sina (Avicenne) et le "el hawi" ou "continens" d'Al-Razi (Rhazes) font une place particulièrement importante aux médicaments et aux traitements médicaux. On trouve dans le canon d'Avicenne certains principes de l'évaluation clinique des médicaments qui restent valables aujourd'hui.

lbn Al Baïtar (1197-1248) rédige un traité de matière médicale dans lequel il mentionne des plantes d'Extrême-Orient.

Ibn Al Jazzar auteur du célèbre "Zad el Musafar" ou viatique du voyageur qu'on peut considérer comme un véritable manuel de traitement médical, a également rédigé un livre sur les médicaments "al-itimad fil-adwiya al-mufrada». Ce médecin tunisien traite dans ce livre de 280 médicaments qu'il classe en quatre groupes selon leur force. Depuis, plusieurs auteurs ont repris le titre du livre en répertoriant les médicaments de leur époque. C'est le cas du médecin tunisien Ahmed Essikilli qui a vécu près de six siècles après Ibn Al Jazzar. Cette sélection des médicaments essentiels est un problème d'actualité puisqu'elle a été initiée par l'OMS en 1977.

Dans le domaine de la thérapeutique chirurgicale, Aboul Kassim al Zahrawi, dit Aboulcassis (936-1013) s'impose, pour l'époque,

comme un excellent chirurgien. Même si son œuvre en trente volumes "At-Tarsif" s'inspire de Paul d'Égine, il innove en de nombreux domaines. On peut ainsi le considérer comme l'un des vrais créateurs de la chirurgie. Des futurs chirurgiens comme Guy de Chauliac ou Ambroise Paré le copieront sans scrupules et ne reconnaîtront que rarement ce qu'ils lui doivent.
Les Arabes ont posé aussi le problème essentiel qui préoccupe toujours les croyants de notre siècle : comment concilier une vérité révélée, avec le réel et le rationnel. Ce débat magistralement inauguré par le médecin et philosophe arabe d'Andalousie Ibn Rochd (Averroès) est encore d'actualité. À la fin du XXe siècle, médecins et religieux ne s'accordent toujours pas sur ce problème. L'Insuline humaine obtenue par hémisynthèse à partir de l'Insuline de Porc de laquelle elle ne diffère que par un seul acide aminé doit-elle être considérée comme une substance interdite pour les musulmans ?
Les relations arabo-latines perdent de leur intensité à partir du XIVe siècle, quand l'immigration grecque de Constantinople vers les pays chrétiens se développera, apportant avec elle la littérature antique, scientifique et philosophique sous sa forme originale. Mais entre-temps, les Arabes avaient enrichi ce savoir millénaire et en avaient fait profiter l'Occident.

D- La Renaissance et les Temps modernes

La Renaissance fut l'ère des idées nouvelles. Un médecin suisse éminent, Paracelsius ou Paracelse (1493-1541) de son vrai nom Theophrastus Bombastus von Hohenheim, exerça à cette époque une influence déterminante sur l'orientation de la thérapeutique. Il eut le premier l'idée de rechercher le "principe actif «. La distillation lui semblait particulièrement propice pour extraire cette subtile "quintessence ».
En France, l'enseignement pharmaceutique s'organise. Nicolas Houel, fonde en 1580 un jardin des plantes médicinales, qui fut à l'origine de la faculté de pharmacie de Paris. En 1691 paraît la première édition de la Pharmacopée universelle de Lémery. À cette époque Albertini, puis Lancisi, Malpighi, Baglivi, en Italie, Vieussens à Montpellier (1641-1715), Wepfer en Suisse et Lower, vont faire considérablement avancer la médecine. Ils établissent la

correspondance entre certaines manifestations cliniques et les observations découlant des autopsies. Parmi eux Richard Lower (1631-1691) continuateur de Harvey (qui a découvert la circulation sanguine plusieurs siècles après la découverte de la petite circulation par l'égyptien Ibn Ennafis), prouve la justification et l'efficacité de la saignée dans les grandes défaillances du ventricule gauche. Ce traitement de l'œdème aigu du poumon est encore appliqué de nos jours dans certains cas.
Dans la lutte contre la variole, la dernière décennie du XVIIIe siècle franchit un pas décisif grâce à Jenner. La première vaccination selon sa méthode a lieu en France en 1799.
On a assisté également à cette époque à la naissance de l'homéopathie. Christian Samuel Hahnemann (1755-1843). De nos jours bon nombre de nos médecins sont adeptes de l'homéopathie et la pratiquent quotidiennement.

E- Du XIXème au début du XXIème

Berthelot fait progresser la chimie organique, dans laquelle sont en germe les immenses progrès de la pharmacie contemporaine et Chevreul élucide la constitution des corps gras.
Enfin, les progrès de la physiologie donnent naissance à la pharmacodynamie et les expériences de Claude Bernard, sur le mode d'action des curares par exemple, ouvrent une ère nouvelle dans le domaine de l'expérimentation médicale. L'administration des médicaments par la voie parentérale (injections) est réalisée par Lafargue en 1838, puis facilitée par la mise au point de la seringue hypodermique de Pravaz. Stanislas Limousin qui invente en 1886 l'ampoule de verre.
Les travaux de Pasteur permettent de supprimer par la stérilisation tous les risques de contamination microbienne. Sérums et vaccins sont découverts et on enregistre avec eux les premiers succès dans la lutte contre les malades contagieuses. Ainsi en 1921, un grand espoir naît avec la mise au point par Albert Calmette (1863-1933) et Camille Guérin (1872-1961) d'un vaccin contre la tuberculose à partir d'un bacille ovin : le B.C.G. ou bacille de Calmette et Guérin.
L'origine des sulfamides antibactériens est d'abord allemande. Ehrlich, qui a coloré avec ingéniosité puis classifié les différentes

cellules circulantes du sang, établit que les substances qui colorent certaines bactéries au microscope doivent avoir des affinités chimiques avec leur membrane, affinités qui pourraient être utilisées. Quelques décennies plus tard, Gerhard Domagk (1895-1964) met en effet au point plusieurs colorants de la famille des sulfamides.

Tandis que les sulfamides retiennent l'attention des chercheurs français et allemands, Alexander Fleming (1881-1955), en Angleterre, remarque dès 1928 que certaines cultures microbiennes meurent quand elles sont polluées par des champignons (*Penicillium notatum)*. Il parvient à extraire une « pénicilline » qui révélera des pouvoirs bactéricides aussi bien au laboratoire qu'en clinique. En 1942, l'industrie commence à fabriquer cette substance.

Il faut laisser une place particulière à un grand nom qui a rayonné à la fin du XIXe siècle : Louis Pasteur (1822-1895). Le succès le plus connu, de Pasteur est sans doute celui qu'il remporta en vaccinant en 1885 un jeune berger mordu par un chien enragé.

Karl Landsteiner (1868-1943) parvient à distinguer dans l'espèce humaine quatre grands groupes sanguins ce qui a permis la transfusion sanguine.

En résumé, la médecine fit des avancées énormes en diagnostic et en thérapeutique dans la deuxième moitié du XIXe siècle : stéthoscope, endoscopes (à tubes rigides), tests de laboratoire, rayons X (1895), essor de la chirurgie opératoire moderne grâce à l'anesthésie.

D'autres progrès ont été notés au début du XXe siècle : traitement par le sérum anti-diphtérique avant la première guerre mondiale, hormones sexuelles et insuline dont l'effet a été démontré en 1922 par Banting et Best, antibiotiques et cortisone après la seconde guerre mondiale.

À partir de 1945, un très grand nombre de molécules est découvert, dans tous les domaines de la médecine. On peut citer essentiellement : en cancérologie, le méthotrexate (1964), comme antimitotique ; en cardiologie : le propranolol (1964) comme bêtabloquant, le vérapamil comme inhibiteur calcique (1974), le captopril (1983) comme inhibiteur de l'enzyme de conversion, la lovastatine (1987) comme hypocholestérolémiant ; en gynécologie les contraceptifs de synthèse (1960) ; en gastrologie la cimétidine

(1972) comme antagoniste ds récepteurs H2 de l'histamine et antisécrétoire utilisé dans le traitement des ulcères gastro-duodénaux ; en immunopathologie, la ciclosporine utilisée comme immunosuppresseur (1983) ; en infectiologie l'isoniazide (1951) comme antituberculeux majeur ; en néphrologie, le furosémide (1965) comme diurétique de l'anse ; en psychiatrie : le lithium (1949) pour le traitement de la maladie bipolaire, le méprobamate (1950) et le diazépam (1963) comme anxiolytiques ; la chlor-promazine (1954) et le halopéridol (1958) comme neuroleptiques, l'imipramine (1955) comme antidépresseur ; en neurologie L-DOPA (1967) comme antiparkinsonien et le paracétamol (1951) comme antalgique ; en pneumologie, le salbutamol (1971) comme bronchodilatateur bêta 2 stimulant.

À partir de 1980 apparaissent les biotechnologies, issues des protéines recombinantes ou des anticorps monoclonaux. Le nombre de ces médicaments ne fait que croître et de plus en plus d'industries s'intéressent à ces procédés de production.

En 1997 les premiers anticorps monoclonaux ont été mis sur le marché.

Fin mars 2008, 107 médicaments biologiques étaient commer-cialisés en France,

Découverte en 2012 de l'outil CRISPR-Cas9 pour (CRISPR associated protein 9) qui associe un ARN jouant le rôle de guide à une enzyme découpeuse d'ADN pour substituer, un gène à un autre.

F- Statistiques et naissance de l'évaluation des traitements

Les statistiques médicales sont l'outil de base pour l'évaluation rationnelle des traitements médicaux. Elles ont permis à la thérapeutique d'acquérir le statut de savoir quantifiable et pour paraphraser Karl Popper de données falsifiables.

Les statistiques trouvent leurs racines dans les travaux de Pascal qui établit en 1654 les fondements du calcul des probabilités. Bernoulli fera du calcul des probabilités une discipline mathématique à part entière (1708).

Cabanis (Paris 1804), dans coup d'œil sur les révolutions et la réforme de la médecine, considère que le fait de fixer une synthèse et d'établir une forme cohérente du discours, est l'élément essentiel pour aboutir à une sorte de science accomplie plutôt que d'établir un calcul pour aller du probable au certain. Le calcul des probabilités reste un élément parmi d'autres dans la construction de l'édifice médical, mais il n'est pas pour lui le plus important. On voit que Cabanis insiste sur la cohérence du discours scientifique. Il n'a pas le souci de la vérité absolue probablement parce qu'il l'estime inabordable. C'est plutôt un souci de pédagogue qu'il exprime.

Laplace, en 1812, avec son traité monumental sur la théorie analytique des probabilités opère, malgré quelques obscurités dans ses démonstrations, une véritable synthèse de tous les travaux en probabilités depuis 1774.

L'usage des statistiques en médecine remonte à la fin du XVIIIème siècle. On le doit principalement aux médecins français Philippe Pinel et Pierre-Charles Alexandre Louis. Pinel a développé une méthode de recueil des observations cliniques qui fait école, parce qu'elle permet de comparer les cas, de les classer, d'évaluer la possibilité de guérison.

Gavaret publia en 1840 son remarquable ouvrage intitulé "Principes généraux de statistique médicale». Il est ainsi le précurseur d'une approche complètement nouvelle de la médecine clinique, qui allait avoir de très grandes conséquences plus d'un siècle plus tard. Gavaret était en avance sur son temps et son influence parmi ses contemporains a été très limitée.

Quelques médecins à la fois en France et à l'étranger tentèrent d'agir selon ses idées et le plus fameux d'entre eux, Pierre Charles Alexandre Louis (1787-1872), s'engagea personnellement dans une campagne contre ceux de ses collègues qui traitaient leurs patients par des saignées et des applications de sangsues. Dans ses "*Recherches sur les effets de la saignée*", il parvint à montrer au moyen de considérations statistiques que les saignées n'avaient pas les effets bénéfiques escomptés et, graduellement, cette très vieille thérapeutique fut abandonnée. Comme la saignée était alors d'usage courant, notamment pratiquée en cas de pneumonie, les critiques commençaient alors à pleuvoir à l'Académie de Médecine, suite aux travaux de Louis. Les opposants prétendaient qu'un médecin expérimenté était un meilleur juge de l'efficacité d'un traitement qu'une statistique analysant les résultats d'essais, faits sur des groupes de malades, dont chaque membre était différent. Par compromis, on a fini par admettre que les statistiques étaient utiles pour l'hygiène et la santé publique, mais pas pour la vraie médecine clinique où elles mèneraient à une routine ennuyeuse en tuant « l'intelligence médicale », selon une phrase du grand clinicien parisien Armand Trousseau dans les années 1860.

Après la seconde guerre mondiale, la combinaison d'une connaissance scientifique, en pleine expansion, de technologies récentes et d'intérêts commerciaux importants, a entraîné un développement explosif de nouvelles thérapeutiques et de nouvelles possibilités diagnostiques. Par la suite, plusieurs chercheurs ont continué dans cette nouvelle voie.

Le développement du test statistique (Neyman et Pearson) a eu lieu en 1926-33. En 1933, on assiste à la publication de « *Design of experiments* » où Fischer insiste sur le rôle du tirage au sort. Ce même auteur publie avec Yates en 1938 « *Statistical tables for biological, agricultural and medical research* ». Par conséquent les plans expérimentaux qu'on utilise aujourd'hui dans la recherche biomédicale ont été mis au point dans les années 1930 pour les essais en agriculture. En 1948 a eu lieu le premier essai thérapeutique rigoureux, avec l'évaluation de la streptomycine dans la tuberculose pulmonaire « *Medical Research Council* », avec un groupe placebo et une stratégie en double aveugle, comportait pour la première fois l'affectation, par tirage au sort des sujets dans les groupes. En 1959 on a organisé à Vienne, la conférence européenne sur les essais thérapeutiques. Une équipe britannique en expose les principes à des représentants de plusieurs pays. Trois ans plus tard, le premier essai avec tirage au sort a eu lieu en France. De nos jours les tests statistiques, inventés par ces auteurs sont indispensables pour démontrer l'efficacité et l'utilité de tout nouveau traitement.

À partir des années 1970, l'écossais Archibald Cochrane, l'Américain Alvan Feinstein et le Canadien David Sackett développèrent l'« épidémiologie clinique ». Il faut surtout insister à ce sujet sur le livre d'Archibald Cochrane *Effectiveness and Efficiency (1972)*. On est ainsi passé concernant le traitement médical de l'« opinion » à la « preuve scientifique », dont on verra plus loin les limites.

G- Essai de synthèse

On va essayer de montrer ici, comment le savoir thérapeutique a progressé du mythe vers la naissance de la « médecine scientifique ».
L'histoire de la médecine nous apprend qu'on a tour à tour construit des causes intrinsèques pour les maladies (altération de l'équilibre des quatre humeurs) ou mythiques (sorcellerie, croyances). Le mythe est considéré comme une façon illusoire d'appréhender la réalité. C'est l'irrationnel. Il est lié à la notion de croyance qui se place à un niveau plus élevé que la preuve, car elle n'a pas besoin pour s'ériger en vérité absolue de s'affranchir d'une logique hypothético-déductive. Bien au contraire, elle plie la logique à ses affirmations, qui ne sont point des démonstrations scientifiques, mais plutôt des montages de causalités érigés en vérité. À la pensée mythique s'oppose la pensée scientifique, mais le développement scientifique n'a pas aboli pour autant la pensée mythique. À quoi correspond par conséquent la notion de démythification ? Au VIème siècle avant J.-C. surgit un tournant, traduisant le passage d'un monde où le mythe mêlant des éléments subjectifs et religieux, est dominant à un monde plus rationnel où la science grecque, avec surtout l'avènement des mathématiques a commencé à s'imposer. Il s'est produit à cette époque un clivage qui a permis la distinction entre magie et science, au moment où la géométrie grecque a fait prendre conscience, du fait que l'espace était quelque chose de fixe et qu'on ne pouvait pas modifier les distances, par des actions magiques. Le sociologue Max Weber a désigné cette transformation par le terme « désenchantement du monde ».
La médecine antique et la médecine médiévale, capables pourtant de mesurer certaines variables biologiques, n'ont pas mesuré le corps vivant. C'est Nicolas de Cuse (1401-1464)) qui fit entrer la mesure dans les sciences de la vie et c'est Santorio Santorio ou Sanctorius (1561-1636) qui a transformé la maladie en données mesurables : poids du corps au cours de la journée et de la nuit, poids et volume des urines et des fèces, température.
L'aire de la chimie à la fin du XIXème siècle a inauguré le début d'une ère rationaliste de la médecine, ayant permis d'établir des relations entre certains symptômes et certains paramètres

biologiques quantifiables. Ces paramètres pouvaient être décrits comme des anomalies de certaines fonctions qu'on commençait à connaître. L'aire biochimique a rendu possible une approche physiopathologique et par conséquent hypothético-déductive des phénomènes pathologiques ; mais elle n'a pas pour autant éliminé définitivement les résidus d'un constructivisme, aux racines mythiques.

Les traitements médicaux étaient encore dans une large mesure, basés sur les théories hippocratiques, jusqu'au milieu du dix-neuvième siècle et un certain découragement existait chez les cliniciens dans les années 1830, bien exprimé dans la citation suivante extraite de la revue Danish Medical Journal et citée dans l'ouvrage *invitation à la philosophie de la médecine*, édité par Sauramps : « Le Newton de la médecine n'est pas encore apparu et malheureusement nous pouvons craindre que nous ne verrons jamais le génie qui apportera à la médecine ce que la physique a trouvé dans l'algèbre et ce que la chimie a trouvé dans une paire de balances. La médecine est encore ce que ces sciences étaient, il y a une centaine d'années, c'est-à-dire une collection de thèses sans relations ».

L'étape expérimentale pour évaluer les thérapeutiques (l'essai thérapeutique) est venue plus tardivement. En clinique, cette étape a coïncidé avec la notion de quantification de l'effet thérapeutique, qui devait non seulement attendre l'avènement de la chimie à la fin du XIXe siècle, mais également celui des tests statistiques, pour prétendre au statut de la rationalité. En fait, les cliniciens d'esprit critique commençaient à suspecter dès le début du XIXe siècle que la plupart des actes qu'ils infligeaient à leurs patients n'étaient d'aucune utilité. On est ainsi passé au fil du temps de la dimension mythique de la thérapeutique à son argumentation scientifique. Mais la thérapeutique n'a pas acquis pour autant le statut de science. Il existe partout une autre médecine parallèle à la médecine officielle, qui n'est jamais sortie des pratiques irrationnelles. Le calcul statistique allait fournir une ébauche de réponse à ces préoccupations. La méthodologie des essais cliniques se généralisa en médecine à partir des années 1960.

H- Relativisme cognitif et recherche translationnelle

On parle aujourd'hui de relativisme cognitif quand il est question du savoir, de la vérité en général. Il est nécessaire de réfléchir aux processus d'élaboration des savoirs en médecine, conduisant à des pratiques professionnelles et à l'élaboration des référentiels.

La recherche biomédicale est indispensable au progrès en médecine, mais il convient également d'effectuer le transfert des connaissances nouvelles à la pratique. La notion en vogue de recherche translationnelle fait précisément allusion aux allers-retours qui devraient s'instaurer entre le travail de laboratoire et l'observation clinique, afin de se féconder l'un l'autre. Partant d'observations cliniques et/ou fondamentales, sans lien apparent, ce type d'approche permet de faire le pont entre le laboratoire et l'application au lit du malade. Pour être efficace, la recherche translationnelle nécessite une étroite collaboration entre le monde des fondamentalistes et celui des cliniciens. Souvent sous-estimées par ces deux groupes, qui ont tendance à évoluer parallèlement sans vision d'intégration, de telles collaborations devraient être plus soutenues afin de favoriser des synergies bénéfiques pour tous.

On observe actuellement une dissociation entre la recherche de laboratoire et sa mise en œuvre clinique. En effet, si dans le domaine de la recherche, on semble optimiste par principe, on ne peut ignorer que l'application clinique de nombreuses découvertes peuvent mettre plusieurs décennies pour voir le jour.

Il faut rappeler que très souvent, les recherches de type fondamental ont suivi la découverte empirique d'un effet bénéfique pour l'expliquer a posteriori, comme le montre l'histoire de la psychopharmacologie ou bien l'exemple de plusieurs médicaments dont on a découvert fortuitement l'effet thérapeutique. C'est le cas de l'amantadine commercialisée initialement comme antigrippal et qui s'est avérée être utile dans le syndrome parkinsonien.

V- APPROCHE PHYSICO-MATHÉMATIQUE DU TRAITEMENT MÉDICAL

A- Préambule

On a vu que pour évaluer, puis mettre au point de nouveaux traitements, le test statistique qui utilise l'arithmétique comme moyen de quantification est nécessaire et l'entité morbide visée par le traitement est une entité physique. Par ailleurs beaucoup d'auteurs considèrent que de nouveaux progrès en mathématiques et en microphysique ouvriraient des perspectives majeures à la biologie en général et à la médecine en particulier.
C'est depuis la révolution scientifique du dix-septième siècle qu'on a fait des mathématiques, un instrument essentiel pour comprendre le réel, et agir sur la nature. La modélisation est la forme moderne et originale de cette mathématisation du réel. Cette modélisation étend ainsi le champ de la mathématisation aux sciences non physiques, de la biologie à l'économie.

1- Mathématiques et entités biologiques

a- Le mystère de l'adéquation physico-mathématique

L'adéquation des mathématiques au réel n'est pas mystérieuse quand on traduit les relations entre paramètres par des équations mathématiques, car la mathématisation de résultats d'expériences ne signifie pas que l'univers soit « arithmétisable ». C'est un simple procédé d'induction. Les lois déductives, comme celles de Newton, ne sont pas non plus mystérieuses. Le véritable problème de l'adéquation des mathématiques au réel apparaît lorsqu'on cherche à construire une théorie, rendant compte des réalités physiques déjà connues, mais aussi capables de prédire de nouveaux faits, et de vérifier l'adéquation de ceux-ci avec l'expérience. La question que l'on se pose alors est de savoir comment une théorie abstraite, créée de toute pièce, convient si bien au réel. Ce problème nous ramène au vieux problème ontologique et des rapports entre la substance et l'esprit.

Cette question a été clairement résumée par Daniel Parrochia dans son ouvrage *Sciences exactes et sciences de l'homme.* Cet auteur a consacré plusieurs années à élaborer une pensée mathématique du monde. Il attire l'attention sur le fait que les théories mathématiques les plus formelles sont capables d'annoncer l'existence de nouvelles entités physiques.
Daniel Parrochia attire également l'attention sur le fait que : « Vers le milieu du XXe siècle, la biologie entre, elle aussi dans le corpusculaire. Il aura fallu, pour cela, franchir bien des obstacles, et notamment lever cette image du vivant comme belle totalité intangible, si répandue parmi les philosophes après Bergson. Goldstein et Merleau-Ponty ».
Alain Connes (médaille Fields) est persuadé (interview dans *les dossiers de la recherche* n° 20 août 2005) que la réalité matérielle se situe à l'intérieur de la réalité mathématique. Pour lui, il existe une « réalité mathématique archaïque », qui est a priori non organisée, comme la réalité du monde extérieur mais résiste à l'exploration et révèle une cohérence. S'agissant d'une réalité non matérielle, elle se situe hors de l'espace-temps. Ce credo d'Alain Connes nous entraîne dans une réflexion sur le sens profond du théorème de Gödel, détaillé ci-dessous.
On peut se demander également, si par le biais d'instruments mathématiques puissants, en s'aidant éventuellement par l'informatique, on peut espérer un jour, aboutir à des découvertes biologiques révolutionnaires.
Le mystère de l'adéquation physico-mathématique est né avec la théorie électronique de la matière élaborée par Lorentz (1813-1928) qui a pu construire une théorie physico-mathématique avant toute expérience capable de prévoir de nouveaux événements. Lorentz se servit des lois de Maxwell décrivant tous les phénomènes électromagnétiques connus par un système d'équations traduisant des résultats expérimentaux.
Il y a un vieux problème ontologique derrière la question : la mathématisation des entités naturelles, est-elle une description ou une réduction de ces entités ? C'est celui de la substance et des rapports entre l'esprit et la matière. Parrochia rappelle que plusieurs approches ont été tentées, en abordant cette question : le monisme de Spinoza, le dualisme de Descartes et la théorie de l'harmonie préétablie de Leibniz.

b- Mathématiques et progrès de la biologie

Le mathématicien Stewart Ian considère par ailleurs que la biologie a connu cinq révolutions : le microscope, la classification de Linné, la théorie de l'évolution, les découvertes du gène et de la structure de l'ADN. Une sixième révolution est en marche selon lui et on la doit aux mathématiques. Il considère que grâce à elles, la biologie n'à jamais, été aussi près d'élucider les mystères du vivant. Cet auteur nous dit à ce propos dans son ouvrage *les mathématiques du vivant* : « La biologie est le grand territoire à conquérir des mathématiques du XXIe siècle… Les mathématiques abordées emprunteront à de nombreuses spécialités : les probabilités, les systèmes dynamiques, la théorie du chaos…, la théorie des graphes, la mécanique, l'élasticité… Elles permettront d'éclairer des problématiques biologiques de première importance ».
Evelyn fox Keller professeur d'histoire et de philosophie des sciences au *Massachusetts Institute of technology*, considère que les systèmes biologiques sont des systèmes physiques, mais la physique a bien du chemin à parcourir avant d'expliquer, ou même de seulement décrire, les systèmes biologiques en termes physiques. Elle nous dit dans une interview publiée dans La *recherche* (n° 407 avril 2007 page 61) : « Si l'on considère cette branche particulière qu'est la «biologie mathématique», il est clair qu'elle acquiert aujourd'hui une importance qu'elle n'a jamais eue par le passé. Pourquoi ? Parce que pour la première fois, la biologie expérimentale a besoin de modèles mathématiques, pour tâcher de donner un sens à l'abondance des données issues de la génomique… Enfin, les physiciens et les mathématiciens commencent à réellement percevoir la nature même des questionnements de la biologie et à y trouver leur propre intérêt ».
Notre conception de l'espace et de l'espace-temps s'est enrichie considérablement au cours des trois dernières décennies, sur le plan conceptuel et elle a connu des changements profonds grâce à l'introduction de plusieurs nouvelles structures mathématiques non ponctuelles, non linéaires et non commutatives. Ces structures forment aujourd'hui ce qu'on appelle la *géométrie quantique,* une géométrie aux propriétés fort différentes par rapport aux

propriétés qui caractérisent la géométrie euclidienne mais aussi la géométrie riemannienne.
La théorie des supercordes propose de considérer nos espaces à trois et à quatre dimensions comme des objets géométriques « vivant » dans un espace particulier qui comporte plusieurs dimensions supplémentaires : six dimensions spatiales qui s'ajoutent aux trois dimensions de notre espace usuel et à la dimension temporelle de la relativité.

2- Approche physique des entités biologiques

Erwin Schrödinger dans son ouvrage *Qu'est-ce que la vie ?*, insiste sur le fait qu'un maniement intelligent des concepts de la science physique peut engendrer une compréhension nouvelle des phénomènes biologiques.
Par contre, la thèse principale de Canguilhem est que le vivant ne saurait être déduit des lois physico-chimiques ; il considère qu'il faut partir du vivant lui-même, pour comprendre la vie. L'objet d'étude de la biologie est donc selon cet auteur, irréductible à l'analyse et à la décomposition logicomathématique. Et pourtant, force est de constater que les mathématiques, le raisonnement logique et la physique sont les ingrédients par lesquels sont constituées les bases sur lesquelles se fondent la conception, l'évaluation et la pratique de la clinique et des traitements médicaux, qui visent des entités naturelles et dont la rationalité est synonyme de quantification.
Les théories scientifiques actuelles ont tracé les limites de notre connaissance, concernant le temps, l'espace et la matière, limites qui s'imposent également à notre approche des entités morbides et à ce que la physique, les mathématiques et la logique nous offrent comme moyens d'investigations. Ces limites, conditionnement forcément le futur des acquis cliniques, physiopathologiques et thérapeutiques.
À l'échelle de l'infiniment petit, ce qui est à définir, c'est la notion d'information à laquelle certains assimilent le processus quantique. On est confronté également au problème de la décohérence (passage du quantique au macroscopique et de l'émergence (acquisition de nouvelles propriétés du tout, différentes de celles des parties) sur laquelle on reviendra.

Dagognet nous dit dans la conclusion de son ouvrage *la raison et les remèdes* : « nous pouvons témoigner du matérialisme créateur de la pharmacologie et de ses médicaments, lesquels inspirent « des conduites d'emploi » élaborées… Le remède se différencie, joue du temps et de l'espace varie avec les quantités : il échappe aux règles d'un matérialisme élémentaire ». Nous verrons dans ce qui suit les limites de ces opinions et les nuances qu'il faut leur apporter.

Parmi les citations du mathématicien, René Thom, réunies par Porte Michèle, on peut mentionner les deux suivantes ; la première : « Il ne faut pas oublier que l'être essentiel de la biologie n'est pas l'individu isolé, mais la figure continue de l'espace-temps qui relie l'individu parent à ses descendants » et la deuxième : « L'hypothèse réductionniste devra peut-être un jour être retournée : ce sont les phénomènes vitaux qui pourront nous expliquer certaines énigmes de la structure de la matière ou de l'énergie. Après tout, n'oublions pas que le principe de la conservation de l'énergie a été exprimé pour la première fois par von Mayer, un médecin ».

On considère aujourd'hui que la forme que prend la réalité est inextricablement liée à notre présence. L'homme est devenu un acteur à part entière et non plus un spectateur passif devant le monde des atomes. Ainsi, un nouveau couplage a été introduit par la mécanique quantique entre d'une part le monde physique fait de matière, d'énergie et d'information, et d'autre part la conscience.

C'est l'interaction de notre conscience avec le monde physique à l'échelle atomique et subatomique qui semble déterminer les propriétés de ce dernier. Mais cela n'est plus vrai à l'échelle macroscopique.

3- L'entité biolopathologique aux frontières de la métaphysique

Dans une interview récente Etienne Klein physicien et philosophe des sciences, ne semble pas d'accord avec les idées de René Thom, en tenant les propos suivants : « la physique est devenue puissante parce qu'elle a limité ses ambitions. Le physicien ne s'occupe pas de l'humain, il s'occupe des lois physiques. Il a simplifié le monde pour pouvoir le décrire. … Quel est son statut ? Est-ce que les lois physiques engendrent les lois biologiques ou est-ce que les lois biologiques ont une autonomie par rapport aux lois physiques et existent indépendamment des lois physiques ? »

Il convient de parler ici du principe anthropique qui possède deux versions, l'une « forte » et l'autre « faible ». Sa version faible, acceptée par presque tous les chercheurs, équivaut à énoncer une tautologie : l'univers se trouve avoir exactement les propriétés nécessaires pour que nous existions.

Le principe anthropique fort affirme qu'en réalité les formes les plus complexes qu'a prises le cosmos (molécules géantes, êtres biologiques, cerveaux mammifères, humanités conscientes) étaient potentiellement déjà là dès le Big Bang, contenues en germe dans la soupe primordiale. Ainsi, selon ce principe la vie biologique et même la conscience, donc l'humanité, existaient déjà, en *puissance*, dès le début de l'univers. La vie et la conscience seraient en quelque sorte des états inévitables, que l'univers se trouvait dans l'obligation de laisser émerger, ici ou là, à un moment ou à un autre. Le principe anthropique fort s'appuie sur un impressionnant calcul de probabilités. Les ordinateurs modernes permettent en effet de calculer ce que serait devenu l'univers tout entier si l'on avait changé, ne fût-ce que d'un milliardième de iota, l'un des paramètres de départ (constante de Planck, vitesse de la lumière, densité, température, pression, etc.). Selon le principe anthropique fort, il y avait une chance sur 10^{42} soit $1/10^{42}$ pour que nous existions !

Le principe anthropique fort, permet-il de concevoir l'existence en puissance de l'entité morbide dès le début de l'univers comme entité inévitable et si l'on accepte ce principe qu'en est-il de ses remèdes possibles ? L'homme n'a pas toujours été présent dans l'univers qui a 13,7 milliards d'années. Ce qui signifie que ce dernier a passé le plus clair de son temps sans l'homme.

Peut-on en tenant compte de tout cela, espérer un jour avoir une connaissance totale et précise de l'entité morbide et la prévenir ou la corriger par un traitement adéquat ?

La mécanique quantique et la théorie du chaos ont introduit les notions d'incertitude, d'indétermination et d'imprédictibilité dans la science. Encore plus, le mathématicien autrichien Kurt Gödel a démontré en 1931, avec le théorème qui porte son nom que l'incomplétude est une affaire de logique. En effet, on sait aujourd'hui qu'il existe des limites à la connaissance. Toutes ces données seront détaillées dans cet ouvrage.

B- Mathématiques, paradoxes et limites du raisonnement logique

Toute décision thérapeutique suppose un raisonnement logique. Paradoxes et limites du raisonnement logique ont forcément des implications sur la décision médicale. Plusieurs auteurs ont discuté avec intérêt les théories actuelles de la décision médicale (Abecassis, Alperovittch) et se sont interrogés sur quelques enseignements de la théorie des jeux et sur l'interaction médecin malade (Abecassis). Le médecin peut être considéré comme un expert, soucieux de prendre la meilleure décision thérapeutique pour son patient, compte tenu de l'état actuel des connaissances et de ses savoirs. Plusieurs obstacles sont ainsi érigés devant cette décision selon Abecassis. Il s'agit essentiellement de l'incertitude du savoir et souvent de l'imperfection de l'information thérapeutique, sur laquelle on a mis l'accent à la fin de l'ouvrage.

1- Théories de la décision et médecine

Tout acte médical implique une décision, y compris le fait de ne rien faire. La décision médicale est un acte intellectuel qui consiste à faire un choix, entre plusieurs possibilités. Cette décision à l'échelle du malade concerne aussi bien la démarche du diagnostic, que la prise en charge thérapeutique.
Aristote a déjà théorisé la décision dans l'*éthique à Nicomaque* et en a fait l'aboutissement de la délibération. Plusieurs approches du concept de la décision co-existent aujourd'hui. Ils divergent sur beaucoup d'aspects et ne sont pas réconciliables. Ainsi, le sujet continue à être un concept clé de la philosophie (philosophie de l'action), ainsi qu'en sociologie. La décision fait par ailleurs l'objet de modélisations, en mathématiques, avec notamment la théorie des jeux et la théorie de l'action. On admet actuellement que l'incertitude médicale fait ressortir l'existence d'un réalisme cognitif des acteurs, qui ne peuvent être assimilés, comme le fait

la théorie des jeux, à des calculateurs complets prévoyant, en toutes circonstances, l'ensemble des conséquences de leurs choix.
La théorie des jeux, récompensée par trois prix Nobel et que certains considèrent comme étant à l'origine du paradoxe de Newcombe qu'on va détailler, se propose d'étudier des situations appelées « jeux » où des individus, les « joueurs », prennent des décisions, chacun étant conscient que le résultat de son propre choix (ses « gains ») dépend de celui des autres.
Alain Leplège dans *l'émergence de la médecine scientifique* relève les faits suivants : « l'incertitude est une caractéristique fondamentale et permanente de la connaissance médicale et donc du contexte dans lequel sont prises les multiples décisions, qui concernent le diagnostic, les soins individuels, ainsi que l'élaboration des politiques de santé publique. Les sources de cette incertitude sont multiples : la liberté inhérente au sujet malade, la variabilité naturelle, les erreurs de mesures ou de raisonnement et enfin le caractère inévitablement incertain des inférences inductives ».
La mathématisation des essais cliniques par le biais des méthodes statistiques est devenue la source du savoir thérapeutique, étayé par des « preuves » et impliquant par induction, une décision médicale. Cette approche statistique de la décision s'intègre dans une théorie plus vaste, à savoir la théorie de la décision statistique ou théorie de la décision en situation d'incertitude. Ajoutons ici, que l'arithmétique d'après le théorème de Gödel, détaillé ci-dessous est un système incomplet faisant aboutir à la conclusion que vérité n'est pas synonyme de prouvabilité. Le Larousse de philosophie définit la vérité comme la conformité de ce qu'on dit avec ce qui est. Le vrai ne serait qu'une des formes du possible.
En fait, les modèles de prise de décision, fondés sur une approche quantitative, ont montré leur limite. En effet, les sources d'inspiration des théories de la décision, comme la théorie des jeux, cèdent la place, actuellement, à d'autres conceptions, faisant intervenir par exemple, la mémoire des cas passés, qui apparaît mieux adaptée au contexte médical, par une sollicitation des expériences individuelles et communautaires. Ainsi, à une approche « de la meilleure preuve » fondée exclusivement sur le quantitatif, certains essaient de redonner une juste place à l'expérience acquise par le médecin, mais il est difficile pour cette

conception de tenir la route, face à l'ambition de ce qu'on appelle aujourd'hui, médecine par la preuve ou EBM, du terme anglais « evidence based medicine », détaillée plus loin. L'EBM prétend en effet, appliquer au malade l'expérience universelle. On verra l'apport et les limites de ce concept. Le champ de l'EBM est largement dominé par l'évaluation des traitements médicamenteux, ciblant la prise en charge d'une pathologie unique, reproductible et quantifiable.

2- Décision et paradoxes

a- Paradoxes et raisonnement logique

Les paradoxes tracent une limite à tout raisonnement logique. Un paradoxe est une idée ou une proposition à première vue surprenante ou choquante, c'est-à-dire allant contre le sens commun.

Dans le neuvième dictionnaire de l'Académie française, le paradoxe est venu désigner une proposition qui contient ou semble contenir une contradiction logique ou un raisonnement qui, bien que sans faille apparente, aboutit à une absurdité. Le paradoxe est souvent utilisé par les philosophes, pour nous révéler la complexité inattendue de la réalité ou parfois les limites de tel ou tel outil conceptuel. Des paradoxes basés sur des concepts simples ont permis de faire des découvertes en science ou en philosophie ainsi qu'en mathématiques et en biochimie.

Le paradoxe des ensembles de Bertrand Russel, découvert vers 1901 et publié en 1903 par cet auteur, provoqua une crise dans le fondement des mathématiques. On a appelé « crise des fondements » en mathématique, ce qui remet en question la cohérence logique de la théorie des ensembles, à partir de la découverte que cette théorie semble bel et bien reposer sur l'existence d'un ensemble de tous les ensembles qui ne peut pas exister. On peut formuler le paradoxe des ensembles de la façon suivante : l'ensemble des ensembles n'appartenant pas à eux-mêmes appartient-il à lui-même ? Si on répond oui, alors, comme par définition les membres de cet ensemble n'appartiennent pas à eux-mêmes, il n'appartient pas à lui-même, d'où la contradiction. Mais si on répond non, alors il a la propriété requise pour appartenir à

lui-même, d'où une nouvelle contradiction. On a donc une contradiction dans les deux cas, ce qui rend l'existence d'un tel ensemble paradoxale.
Le paradoxe utilise très peu de propriétés de l'appartenance, alors qu'une relation binaire suffit, ce qui a permis à Berrand Russel de l'illustrer sous une forme plus imagée (1919), mais qui a la même structure, le paradoxe du barbier. Il s'agit du paradoxe suivant : un barbier qui rase toutes les personnes qui ne se rasent pas elles-mêmes se rase-t-il lui-même ? Que l'on suppose qu'il se rase lui-même, ou son contraire, dans les deux cas, on arrive à une contradiction.
Le théorème de Gödel a mis fin au paradoxe du menteur, connu depuis l'antiquité sous le nom du paradoxe d'Epiménide le menteur : « un Crétois affirme que tous les Crétois sont des menteurs ». Cet énoncé est-il vrai ou faux ? Sous une forme encore plus concise : l'énoncé « je mens » est-il vrai ou faux ? Car si je dis « je mens » alors je suis en train de mentir et donc de dire le contraire de la vérité ; la vérité est alors le contraire de ce que je dis donc « je ne mens pas » or je viens de dire le contraire donc je mens

b- Le paradoxe de Newcomb

Le paradoxe de Newcomb est une expérience de pensée, faisant intervenir un jeu entre deux joueurs, l'un d'entre eux, étant supposé capable de prédire l'avenir (devin ou medium). Le paradoxe tire son nom de William Newcomb, de l'université de Californie. Cette expérience et le paradoxe qui en découle ont été analysés pour la première fois et publiés par le philosophe américain Robert Nozick en 1969. Détaillons ce paradoxe.
On dispose deux boîtes A et B où A contient mille euros et B soit un million d'euro soit rien. Un joueur, face au medium, a la possibilité de choisir soit A et B soit B tout seul. Ces deux boîtes ont été disposées par le medium, capable de prévoir les comportements humains de façon infaillible. Nous savons en outre que, si le joueur face au medium choisit A et B, le medium prévoit le comportement du joueur et ne met rien en B, tandis que, si le joueur choisit B tout seul, prévoyant aussi ce choix, le medium y place le million. Ce devin, en fait, ne fait pas autre chose que jouer le rôle d'une loi déterministe prédictive parfaite.

Et la question est alors : placé devant ces deux boîtes fermées et connaissant cette loi, que va choisir le joueur face au devin ? Pour la plupart, la réponse immédiate est évidente : on choisit B tout seul, puisque cela revient à choisir un million assuré, au lieu de courir le risque de n'avoir que mille euros. Mais, en faisant cela, on oublie que l'argent se trouve déjà ou non dans la boîte B avant que le joueur choisisse et que le choix ne va pas modifier l'état de la boîte. À quoi on peut rétorquer que, si la loi est parfaite, elle a prévu notre choix quel qu'il soit... et ainsi de suite. On a fait remarquer que la différence entre les deux attitudes implique en fait une différence quant à la perception du temps. Pour certains, qui choisissent la boîte B, tout se passe comme si le temps n'existait pas : la succession des événements ne peut rien apporter de nouveau par rapport au déterminisme strict et à la connaissance a priori que nous en avons. Pour les autres, au contraire, le temps a une existence propre, qui permet le changement réel, donc l'irruption du véritablement nouveau, de l'indéterminé, donc de ce qui était a priori porteur d'incertitude.
Dans un article de 1969, le philosophe Robert Nozick écrivit que face à ce problème, les gens semblent toujours se diviser en deux parties assez égales, chaque moitié estimant que la solution est évidente et que les partisans de l'autre stratégie sont simplement des imbéciles. Ce problème illustre les conséquences paradoxales pour la décision humaine (y compris la décision médicale), d'un découplage possible entre l'indépendance causale et l'indépendance probabiliste des événements. Le problème du paradoxe de Newcomb est très débattu dans la branche philosophique de la théorie de la décision, ainsi que lors de discussions sur la causalité et la temporalité. Ce paradoxe vient de ce que deux raisonnements apparemment logiques conduisent à des résultats contradictoires. Le paradoxe de Newcomb est en fait un paradoxe de la rationalité, qui repose sur le contraste dans un contexte imaginaire, entre l'évaluation des meilleures conséquences et une approche de la décision fondée sur les relations de causalité.
En médecine, le raisonnement physiopathologique engendre des décisions fondées sur les relations de causalité, réelles ou supposées. L'évaluation des meilleures conséquences pour le malade issue des données actuelles de la recherche clinique est une approche stochastique, consistant par exemple en médecine à

appliquer un schéma thérapeutique à un malade, en se basant sur les résultats toujours probabilistes, d'un essai clinique, procédant ainsi d'un raisonnement inductif. On verra plus loin qu'une approche physiopathologique d'un traitement médical peut être démentie par une étude clinique basée sur l'approche stochastique.

3- Le théorème de Gödel

Une définition imposée par les positivistes, aujourd'hui largement admise, de la logique et des mathématiques, considère ces dernières comme des sciences formelles, parce que, étant entièrement a priori, elles ne contiennent aucune information sur le monde et sont une syntaxe qui permet d'organiser les connaissances, mais non d'en produire. Suite à l'invention des géométries non euclidiennes, les mathématiciens ont été contraints à faire reposer les mathématiques sur des conventions et non plus sur des vérités absolues. Il apparaît en définitive que les mathématiques comme la logique n'ont pour objet qu'une étude formelle : celle de la cohérence du raisonnement. Russell et Whitehead avaient tenté de fonder l'ensemble de la logique sur une base axiomatique dans leur ouvrage en trois tomes *Principia mathematica,* qui a été publié à compte d'auteur. Denis Vernant a résumé dans son ouvrage *La Philosophie mathématique de Russell,* ce travail. Il fallait en fait attendre le théorème d'incomplétude de Gödel, pour voir l'épistémologie des mathématiques connaître une véritable révolution. Gödel a démontré en effet avec son théorème, quel que soit le nombre (fini) des axiomes retenus pour fonder un système logique, il existe des propositions, dont on ne peut démontrer ni la véracité ni la fausseté. Il a établi par son théorème que la non-contradiction d'un système d'axiomes ne pouvait être prouvée par une formalisation qui restât intérieure au système. Un système est dit syntaxiquement complet, quand l'adjonction, comme axiome, d'une formule qui n'est pas une thèse, le rend contradictoire.
Le théorème de Gödel nous apprend par conséquent que dans un système axiomatique fini comme l'arithmétique, il y aura toujours une proposition indécidable, dont on ne saura jamais si elle est vraie ou fausse. Pour opérer une telle démonstration, on doit

nécessairement avoir recours à une théorie plus puissante. D'où l'impossibilité de prouver la non-contradiction d'un système contenant l'arithmétique fini. L'une des conséquences fondamentales du théorème de Gödel est qu'il existe des vérités que l'on ne peut pas démontrer et qui de ce fait, échappent à la preuve formelle, tout comme il peut exister du faux, que l'on ne peut pas réfuter. En démontrant l'incomplétude des énoncés formels, Gödel a porté un coup fatal à la rigueur des mathématiques, inscrivant son théorème dans le courant de la philosophie faillibiliste. Le théorème de Gödel montre par conséquent que tout système logique est inéluctablement incomplet. Il indique également que la conscience a des limites et qu'elle ne peut pas accéder à la vérité absolue. Faut-il pour autant renoncer à ce qu'un discours mathématique ait une valeur de vérité universelle ? Sur quoi se fonder pour savoir s'il est cohérent, puisqu'il semble que l'on ne puisse y arriver par des moyens purement internes aux mathématiques ? Le théorème de Gödel ne donne pas de réponse mais permet d'écarter celles qui sont trop simples. Il est considéré par certains comme l'une des trois grandes découvertes du siècle dernier avec la théorie de la relativité d'Einstein et le principe d'incertitude ou d'indéterminisme de Heisenberg.

4- Le problème P = NP

Si P = NP, l'intelligence peut remplacer la chance. Cette affirmation s'appliquerait à la pratique médicale. Détaillons la question.

Parmi les problèmes mathématiques difficiles ou impossibles à résoudre, on a distingué plusieurs catégories. Tout d'abord les problèmes de type E, dont la résolution pourrait prendre des millions ou des milliards d'années de calculs. Ensuite ceux de type P, que l'utilisation d'un ordinateur, un peu puissant devrait permettre de résoudre et enfin les NP, considérés comme intermédiaires. Il est extrêmement difficile de résumer la différence entre la catégorie P et la catégorie NP.

Le problème P = NP est un problème non résolu, considéré comme la principale énigme des mathématiques d'aujourd'hui. L'institut Clay des mathématiques a inclus ce problème dans sa

liste des 7 problèmes du millénaire et offre à ce titre 1 000 000 $ à quiconque sera en mesure de prouver P = NP ou P ≠ NP.
Très schématiquement, il s'agit de déterminer si le fait de pouvoir vérifier rapidement une solution à un problème implique de pouvoir la trouver rapidement. D'où le résumé approximatif du problème : peut-on trouver tout ce qu'on peut prouver ? Une autre formulation est : « Tout ce que l'on peut vérifier facilement, peut-il être découvert aisément ? ». Le problème, semble aussi être le seul dont la résolution aurait des conséquences pratiques et une grande portée philosophique. P = NP signifie que ce que nous pouvons trouver rapidement, lorsque nous avons de la chance, peut être trouvé aussi vite par un calcul intelligent. Très sommairement, les conséquences pourraient être considérables, dans de nombreux domaines. On imagine ce que seraient les implications dans le domaine biomédical. Les implications de la solution pouvant rendre la résolution des autres problèmes du millénaire triviale. S'il est au contraire avéré que P ≠ NP, cela signifierait qu'une large classe de problèmes, sont presque sûrement, définitivement hors d'atteinte du calcul, dans un temps raisonnable (ou nécessite le développement d'architectures différentes de celles des machines de Turing). Certains spécialistes pensent que nous n'aurons pas la solution du problème avant plusieurs dizaines d'années et par l'introduction d'idées radicalement nouvelles.

5- La logique floue

La logique floue est une extension de la logique classique aux raisonnements approchés. Par ses aspects numériques, elle s'oppose aux logiques modales. Elle est fondée sur la théorie des ensembles et non sur le calcul statistique. LA Zadeh auteur de ce concept, présente la théorie des ensembles flous comme une généralisation de la théorie des ensembles.
Les variables quantitatives continues dites mesurables qui s'expriment par un nombre, comme la glycémie ou la cholestérolémie, peuvent prendre toutes les valeurs comprises dans l'intervalle des variations. Et, entre deux valeurs de la glycémie, par exemple, aussi proches soient-elles, il existe une infinité de valeurs. À partir de quel chiffre précis parle-t-on d'hyperglycémie ou

d'hypercholestérolémie ? Un paramètre biologique considéré comme anormal en raison d'une augmentation ou d'une diminution de sa valeur rejoint certaines préoccupations de la logique floue, considérée actuellement comme une approche possible pour certains diagnostics : un élément x dans la théorie des ensembles appartient ou n'appartient pas à un ensemble E. Dans la théorie des ensembles flous, une fonction caractéristique assigne à x un degré d'appartenance à l'ensemble E, par exemple une glycémie à jeun à 1,2 g est une hyperglycémie au degré 0,6. D'où la possibilité de représenter par exemple les paramètres biologiques comme une transition du normal vers l'anormal.

C- Lois physiques, entités morbides et implications

1- La réalité physique entre le déterminisme et l'aléatoire

L'entité morbide en tant que matière est forcément régie par des lois physiques. Une appréhension moléculaire de cette entité, risque de sombrer dans le biologisme, qui engendre le réductionnisme, dont l'idéologie est positiviste. Ainsi, le biologisme aboutit à l'incorporation de toutes les lois de l'existence humaine, dans les lois de la physique, ce qui caractérise le physicalisme. Ce dernier est par conséquent la doctrine, considérant que toutes les connaissances, y compris les sciences humaines et sociales, ainsi que les sciences de la nature sont réductibles, au moins théoriquement, aux énoncés de la physique.
La doctrine physicaliste soutient par ailleurs, l'idée selon laquelle, il n'existe pas de savoir philosophique constitué de thèses qui lui soient propres, qui soient distinctes et indépendantes des thèses scientifiques. Elle conçoit ainsi l'activité philosophique dans le prolongement de l'activité scientifique, d'abord comme une recherche sur les structures du savoir, puis comme un exercice de clarification et d'interprétation des connaissances scientifiques.
Or, du point de vue de la physique, l'appréhension de l'entité morbide est confrontée au problème de la décohérence, à savoir l'impossibilité de retrouver au niveau quantique de l'infiniment petit, la cohérence du monde macroscopique. Il faut en plus tenir compte du fait que cette appréhension n'est qu'une déduction, tributaire du risque d'erreur dans la mesure, parfois de l'hypothèse

de départ et du problème de l'observateur, qui est d'actualité en microphysique et qui nous apprend qu'à cette échelle, toute tentative d'explorer le réel le modifie. On ne peut pas savoir par conséquent comment aurait été la réalité si le physicien ne l'avait pas modifiée. Mais en même temps il faut bien explorer et mesurer pour tenter de comprendre les mécanismes biologiques et biopathologiques.

En 1687, la physique connaît l'un de ses bouleversements les plus importants. Isaac Newton publie cette année-là, son ouvrage *Principes mathématiques de la philosophie naturelle*, introduisant sa théorie du mouvement et de la gravitation. La mécanique newtonienne est une branche de la physique souvent qualifiée de mécanique classique, dont les postulats sont les suivants :

1. le temps s'écoule indépendamment de l'espace ce qui permet de définir un temps universel (isochronisme des horloges).
2. Notre espace est un espace euclidien à trois dimensions.
3. Le temps et l'espace sont continus.
4. Notion de point matériel et de trajectoire. On appelle point matériel un système dont l'état mécanique peut être défini à l'aide de 3 coordonnées de l'espace et d'une coordonnée de temps. L'évolution de la position du point au cours du temps donne la trajectoire.

Trois théories au 20ème siècle ont bouleversé la physique classique : la théorie de la relativité restreinte qui conduit à abandonner l'hypothèse d'isochronisme des horloges, la relativité générale, menant, elle, à l'abandon de l'espace euclidien et enfin, la mécanique quantique qui conduit à oublier la notion de trajectoire.

La physique classique est déterministe, descriptive, localement causale. Pour cette physique, le monde est constitué d'objets possédant des propriétés propres situés dans un cadre spatio-temporel soumis à des lois causales. Cette physique se veut réaliste, en ce sens qu'elle croit à l'existence d'un monde extérieur mais également à la possibilité pour l'esprit humain de le connaître tel qu'il est.

Par contre, la physique quantique ou mécanique quantique, pour laquelle on utilisera également le terme de microphysique, se présente comme simplement probabiliste et holiste. Elle relance la question du réalisme et de la représentation du monde extérieur.

Elle substitue à la notion d'objet, celle d'état (représenté par une fonction d'onde ou un vecteur d'état) ; à celle de causalité locale, elle substitue la causalité « élargie », c'est-à-dire pouvant agir à distance (phénomène d'intrication quantique). Elle introduit enfin des propriétés tout à fait nouvelles, comme la superposition d'états probables ou l'effet tunnel.
Une caractéristique fondamentale de la mécanique quantique réside dans son étant statistique, qui n'exprime que la probabilité avec laquelle une certaine configuration peut se produire. Ainsi, le même type de mesure, réalisée sur deux systèmes identiques en bonne approximation, peut conduire à des résultats différents. C'est à ce propos qu'Albert Einstein, a prononcé la fameuse phrase « Dieu ne joue pas aux dés », parce que fermement convaincu que toute théorie physique, pour être complète, doit être en mesure de décrire tous les éléments de réalité et donc la mécanique quantique devait être remplacée par une théorie plus fondamentale et déterministe. Ainsi, Einstein, avec deux de ses collaborateurs, Boris Podolsky et Nathan Rosen, dans l'article sans doute le plus cité de toute la littérature scientifique (article dit EPR), paru en 1935, sous forme d'expérience de pensée, a voulu montrer l'incomplétude de la théorie quantique et a préconisé l'existence de « variables cachées » qui permettraient, si elles étaient connues, de donner de la réalité une description complète.
Relativité et mécanique quantique constituent le cadre conceptuel dans lequel se développe la physique actuelle, née au début du XXe siècle. L'union de la théorie quantique et de la relativité générale est explosive. Certains problèmes physiques, pourtant correctement posés, conduisent à des résultats aberrants quand on applique ces deux théories, dont l'incompatibilité est le problème central de la physique théorique moderne, ce qui attire notre attention sur une carence fondamentale de notre compréhension de la Nature.
La théorie quantique est en fait un cadre conceptuel qui permet de comprendre les propriétés microscopiques de la Nature. La relativité restreinte et la relativité générale imposent, quant à elles, un changement radical de point de vue, lorsque les objets se déplacent extrêmement vite ou sont très massifs.
Mais les domaines d'application de ces théories sont si différents que, dans la plupart des cas, on doit utiliser l'une ou l'autre

théorie, mécanique quantique ou relativité générale, mais pas les deux. Une révision fondamentale de la physique du macroscopique, ainsi que de la physique de l'infiniment petit, serait nécessaire pour une explication unitaire de la nature et particulièrement de l'inanimé et du biologique.

2- Mécanique quantique et représentation des entités naturelles

a- Principes

La mécanique quantique ne donne pas une description de l'objet quantique en soi, mais propose un calcul des observations possibles. Par exemple, pour l'atome d'hydrogène, on calcule la probabilité de trouver l'électron dans les différentes positions de l'espace, autour du noyau. En pénétrant dans le monde subatomique, nous atteignons un certain point où l'image de la Nature se brouille.

En mécanique quantique, à tout processus physique correspond une amplitude de probabilité, une fonction mathématique complexe, dont le carré donne la probabilité d'obtenir un événement physique, caractérisé par un ensemble de nombres : position d'un atome, quantité de mouvement d'un électron, émission d'un rayon bêta par désintégration radioactive d'un noyau ou polarisation d'un photon, etc.Chaque amplitude est décrite mathématiquement par un vecteur dans un espace vectoriel donné. La somme de ces amplitudes correspond au vecteur d'état d'un système physique considéré. Cela conduit à une révision radicale des concepts d'évolutions dans le temps et l'espace de toutes les grandeurs physiques possibles. Ce qui rappelle les propos du philosophe empiriste Berkeley, qui a théorisé, l'immatérialisme ou idéalisme empirique, en disant : « Comment puis-je être sûr que mon bureau existe, quand je ne suis pas dans la pièce pour l'observer ? ». En tant que physique de l'infiniment petit, la microphysique est sensée décrire ce dont en théorie, toute chose est constituée. De ce point de vue, elle est au fondement de l'édifice scientifique et toute autre science pourrait en découler. Ainsi, pour la première fois, la théorie quantique semble séparer de manière inconciliable, le modèle physique de la réalité qu'elle propose et la façon dont il se manifeste à nous, à travers la pratique expérimentale. Avec l'avènement de cette théorie, certains pensent qu'il faut faire table rase de tout ce que nous croyons savoir sur la notion de « réalité objective » et sur la façon dont nous construisons sa représentation. D'après la mécanique quantique, à l'échelle de l'infiniment petit, un objet n'existe pas au sens classique, tant qu'il n'est pas soumis à une observation, une mesure par un observateur macroscopique (pas nécessairement humain initialement). Dans la fameuse expérience des fentes d'Young avec un électron, celui-ci n'existe en tant que particule qu'au moment de l'impact avec un écran, entre-temps, il passe simultanément sous forme d'ondes à travers les deux fentes, mais ne peut être considéré malgré tout, comme une charge continuellement étalée dans l'espace. Toute tentative d'observation de sa trajectoire le projettera effectivement dans un état classique.

Onde ou particule n'a plus de sens en mécanique quantique, car il existe une troisième solution possible, consistant à considérer un électron par exemple, à la fois comme une onde et comme une particule, alors que, classiquement, une proposition est ou bien vraie ou bien fausse, selon le principe du tiers exclu. Ainsi, il fallait attendre la mécanique quantique, pour que soit énoncé le principe de complémentarité impliquant la négation du tiers exclu, qui passait depuis Aristote, pour une des bases de tout raisonnement et qui conserve un caractère d'extrême évidence, au regard du sens commun.

La métaphore du cylindre est l'exemple classique d'un objet qui semble avoir des propriétés apparemment inconciliables : une projection suivant l'axe du cylindre donne un cercle et une projection perpendiculairement à cet axe donne un rectangle. Par analogie on peut considérer que « onde » et « corpuscule » sont des manières de voir les choses et non les choses en elles-mêmes dans le domaine quantique. C'est par conséquent l'absence d'équivalent macroscopique, sur quoi nous pourrions nous référer, qui nous oblige à penser les objets quantiques comme possédant des attributs contradictoires. Il est en effet impossible, de se faire une représentation mentale, intuitive, des phénomènes à l'échelle de l'infiniment petit.

b- La microphysique défie le sens commun

Doit-on aller jusqu'au fin fond de l'infiniment petit pour comprendre l'entité morbide ?

Richard Feynman, physicien connu pour ses travaux sur l'électrodynamique quantique relativiste, pense que personne ne comprend la mécanique quantique, dont les principes fondamentaux semblent défier le sens commun. Et pourtant, ces principes sont vérifiés expérimentalement et la mécanique quantique s'est révélée être très féconde en résultats et en applications diverses. Bien que les lois de cette mécanique représentent une description de la structure la plus élémentaire de la matière, on n'en tient pas compte actuellement dans l'approche moléculaire des phénomènes biopathologiques, en dehors de certaines théories émises par quelques auteurs. Nous envisagerons dans ce qui suit, successivement, le phénomène de l'intrication quantique, l'effet tunnel, la superposition d'états ainsi que le principe d'indéterminisme de Heisenberg, qui nous permettront de comprendre ce qui va suivre.

L'intrication quantique est un phénomène troublant, avec lequel, la physique aborde pour la première fois une question métaphysique. Elle montre que la nature n'obéit pas au principe du « réalisme local ». C'et à travers de ce que l'on appelle « intrication quantique » que se manifeste la non-localité. Ce concept exprime une corrélation entre deux parties d'un système quantique composé, qui se manifeste indépendamment de la distance qui les sépare. Tout se passe comme si l'une des composantes « savait » instantanément ce qui est en train d'arriver à l'autre. Toute mesure sur l'un des systèmes affecte l'autre, et ce, quelle que soit la distance les séparant, même à des années-lumière. Or la relativité d'Einstein interdit toute communication instantanée et plus généralement à une vitesse supérieure à celle de la lumière. Le phénomène d'intrication est l'un des phénomènes les plus troublants en mécanique quantique, dont la vérification expérimentale a été réalisée. On a aujourd'hui de plus en plus tendance à considérer que la théorie quantique ne nous parle pas d'une réalité matérielle qui existe en soi, dans l'espace et dans le temps, mais des informations que l'on peut obtenir sur elle.

Parlons maintenant de l'effet tunnel. Une balle lancée contre un mur va rebondir. Il n'y a aucune chance qu'elle traverse le mur comme par magie. Avec les ondes (par exemple les ondes sonores), c'est différent. Certes, le son sera atténué par le mur, mais une petite partie passera quand même. Dans le cas d'un électron qui arrive sur un obstacle (une sorte de mur microscopique), si l'électron est décrit par une onde, comme pour le son, il y a une petite partie cette onde qui va passer de l'autre côté de l'obstacle.
Cette onde décrit une probabilité de trouver l'électron à un endroit donné, ce qui veut dire qu'il y a une petite probabilité que l'électron traverse l'obstacle. Tout se passe comme si une fois de temps en temps, un petit tunnel se créait dans le mur pour laisser passer l'électron. L'effet tunnel qui permet également d'expliquer le principe de la radioactivité est un autre exemple de ces données qui sont constatées dans le monde quantique, mais pas dans le monde macroscopique.
Pour comprendre la superposition d'états, il faut rappeler que pour des objets du quotidien, telle qu'une balle de tennis par exemple, on considère des quantités bien définies : sa vitesse, sa position, sa vitesse de rotation ou son énergie. Même si on ne sait pas forcément mesurer très exactement ces quantités, on sait qu'elles existent et qu'elles ont des valeurs précises. Ainsi dans le monde macroscopique, la balle est dans un état bien défini à un instant donné dans le cas de la mécanique dite "classique ». Mais pour les objets microscopiques, tout change. Une particule microscopique peut être dans un mélange de plusieurs états. Cela veut dire qu'un électron peut par exemple posséder à la fois deux vitesses, ou être à deux endroits différents à la fois. Pour désigner ce fait, on parle du principe de superposition en mécanique quantique.
Le principe d'indéterminisme du physicien allemand Heisenberg est appelé parfois à tort « principe d'incertitude » de Heisenberg. Il montre que notre connaissance du réel à l'échelle la plus élémentaire de la matière n'est pas possible. Ce principe mène à concevoir la causalité sous une forme non classique. Il est en général résumé ainsi : « on ne peut connaître simultanément la position et la vitesse d'une particule ». Cette formulation sous-entend qu'il existe une position exacte et une vitesse exacte de

ladite particule, mais que nous serions incapables de les connaître simultanément. Ce qui est faux.
En physique quantique, une particule n'est pas représentée comme une bille microscopique qui aurait à la fois une position et une vitesse déterminées. Prises ensemble, ces deux propriétés ne peuvent jamais être affectées au même moment, à une particule donnée.
Avec Heisenberg, nous découvrons qu'il existe une limite inférieure que nous ne franchirons jamais sans nous aventurer dans l'incertitude. Ainsi, au niveau de l'infiniment petit, l'acte d'observation modifie l'état de la particule. On ne pourra donc jamais observer quelque chose sans y apporter une modification.
Une autre conséquence surprenante de la relation d'Heisenberg est qu'on ne peut parler des propriétés d'une particule quantique sans spécifier très précisément le dispositif expérimental avec lequel on pratique la mesure : la réalité quantique est en partie une réalité créée par l'observateur.
On ne peut prétendre caractériser une particule par les mêmes attributs qu'un corpuscule classique. Il y a tout simplement, une manifestation d'une présence, qui ne peut jamais être connue comme une chose. II est également impossible d'attribuer à une particule quantique, un chemin ou une trajectoire bien définie, qui suppose qu'en chacun de ses points soient connues la vitesse et la position de la particule. En définitive, le principe d'indéterminisme met en évidence notre impuissance définitive et sans appel à pénétrer « l'être » des choses, le dedans de l'univers et par conséquent notre impuissance à pénétrer l'aspect le plus élémentaire de l'entité morbide. Plus on tente de cerner le réel, plus il semble nous fuir. Si l'on ne fait pas de mesure sur une particule, celle-ci n'a ni position ni vitesse bien définies. Même si cela peut sembler incroyable, c'est la mesure elle-même qui oblige la particule à avoir une vitesse, s'il s'agit d'une mesure de vitesse ou une position s'il s'agit d'une mesure de position.
En fait, même si ces obstacles sont levés (recueil achevé et connaissance précise et simultanée de la situation et de la force), il faudrait encore embrasser toutes ces données dans une formule qui serait la formule de toutes les formules. Or, un théorème interdit que l'on puisse valider toutes les propositions vraies d'un système mathématique un tant soit peu complexe (incluant

l'arithmétique) selon le théorème de Gödel (1931) qu'on a déjà abordé.

3- L'entité morbide entre l'infiniment petit et le macroscopique

La théorie de la décohérence quantique propose d'expliquer la transition entre les règles physiques quantiques et les règles physiques classiques, telles que nous les connaissons, à un niveau macroscopique. Plus spécifiquement, elle apporte une réponse, considérée comme étant la plus complète à ce jour, au paradoxe du chat de Schrödinger (sur lequel on reviendra) et au problème de la mesure quantique.
Le prix Nobel de physique 2012 a été attribué à l'Américain David J. Wineland et au Français Serge Haroche qui ont pu observer le passage des photons d'un état atypique du monde quantique à un état correspondant parfaitement à la physique classique (décohérence) qui s'est déroulé sous leurs yeux.
Haroche et ses collègues ont imaginé des méthodes expérimentales novatrices qui ont permis d'isoler, de mesurer et de « manipuler » les photons. Pour cela, on les piège dans une « boîte à photon » faite de deux miroirs supraconducteurs pendant un dixième de seconde, un temps exceptionnel pour des particules qui se propagent à la vitesse de la lumière.
Les physiciens ont réagi de deux manières différentes à la théorie quantique. Une première attitude a consisté à appliquer cette théorie aux phénomènes naturels, ce qui a permis le développement de la théorie quantique des solides, de la théorie quantique des champs et de la physique nucléaire. La seconde orientation, plus philosophique, concerne les problèmes d'interprétation de la théorie.
La microphysique nous facilite-t-elle la compréhension du « pathologique » ? Alors que pour la mécanique newtonienne classique, sur laquelle s'appuient toutes les approches biopathologiques actuelles (y compris le modélisme moléculaire pour la conception de nouveaux médicaments), la causalité s'inscrit dans l'espace temps, notre sens commun de la causalité spatio-temporelle ne semble pas correspondre à la « réalité quantique ». Les particules se comportent à ce niveau comme s'il n'y a pas de

distance entre elles et la dépendance entre événements ne correspond à aucun ordre temporel. Une révision fondamentale de la physique du macroscopique, et de la physique de l'infiniment petit, serait nécessaire pour une explication unitaire de la nature et particulièrement de l'inanimé et du biologique.

4- L'interprétation de Copenhague et le chat de Schrödinger

La majorité des physiciens en exercice croient fermement à l'interprétation de Copenhague de la mécanique quantique. Cette interprétation due à Heisenberg et à Bohr dans les années 1924-1927, est sommairement la suivante : la réalité quantique est statistique et non pas certaine. Par conséquent, parler des propriétés physiques d'un objet quantique, sans spécifier très précisément le dispositif expérimental grâce auquel nous souhaitons le mesurer n'a pas de sens. La réalité quantique est en partie une réalité créée par l'observateur. Les tenants de l'école de Copenhague considèrent que l'on n'a jamais observé quoi que ce soit, indépendamment d'une mesure (soit par les cinq sens, soit à travers les appareils de mesure qui en sont le prolongement), et que parler de l'évolution d'un système entre des mesures n'a pas de sens.
Cette interprétation proposée par Werner Heisenberg, Niehls Bohr et d'autres porte le nom de Copenhague, car l'institut de physique, que dirigeait Bohr et où Heisenberg et Pauli étaient de fréquents visiteurs, était situé dans cette ville. Ainsi, l'école de Copenhague est un courant de pensée qui a donné une interprétation cohérente de la mécanique quantique. Cette interprétation considère que le caractère probabiliste de cette mécanique et les relations d'incertitude de Heisenberg proviennent de l'interaction entre l'appareil de mesure et ce qui est mesuré. D'autre part, elle considère que parler d'objets, indépendamment de toute mesure, n'a pas de sens et en particulier, on ne peut pas connaître l'évolution d'un système entre deux mesures. Il n'existe pas en fait une interprétation de Copenhague unifiée. Ce qui est désigné par ce nom est essentiellement une reconstitution réalisée par Werner Heisenberg tardivement et qui ne traduit pas nécessairement le point de vue précis des autres physiciens, supposés appartenir à cette école, en particulier Niels Bohr. Le fait

que l'objet « en soi » soit inaccessible à notre connaissance et que nous intervenions de façon active dans tout acte de connaissance, était déjà au centre de la philosophie d'Emmanuel Kant qui fait de la chose en-soi, un idéal inaccessible, une hypothèse métaphysique.
La fonction d'onde est une représentation relative à un observateur. Comme on a pu le dire, ce n'est pas la description d'une chose « en-soi », mais d'une chose « vue par ». Ceci va dans le même sens que l'interprétation relationnelle de la physique quantique -proposée par le physicien Carlo Rovelli- qui a un lien avec la philosophie de Kant ; notre expérience se limitant au phénomène, à savoir la relation entre notre entendement et le monde. Toute connaissance ne serait qu'une connaissance de cette relation et dans ce sens elle n'est qu'une représentation.
Albert Einstein était opposé à l'interprétation de Copenhague et considérait qu'elle ne nous décrit pas ce qui se passe, alors qu'indépendamment des observations, ou pendant l'intervalle entre elles, il faut bien qu'il se passe quelque chose. Le physicien doit postuler qu'il étudie un monde qu'il n'a pas fabriqué lui-même et qui est présent, essentiellement inchangé, si le scientifique est lui-même absent.
Heisenberg répond que l'on voit facilement que ce qu'exige cette critique, c'est encore une fois la vieille ontologie matérialiste. Mais quelle peut être la réponse du point de vue de l'interprétation de Copenhague ? Demander que l'on « décrive ce qui se passe » dans le processus quantique entre deux observations successives est une contradiction, puisque le mot « décrire » se réfère à l'emploi des concepts classiques, alors que ces concepts ne peuvent être appliqués dans l'intervalle séparant deux observations. L'ontologie du matérialisme reposait sur l'illusion que le Monde qui nous entoure pouvait s'extrapoler jusqu'à l'ordre de grandeur de l'atome. Or, cette extrapolation est impossible.
On est maintenant convaincu de l'indéterminisme fondamental qui caractérise le monde quantique. Les propositions développées par l'interprétation de Copenhague ont provoqué une véritable révolution dans la physique en particulier et dans la philosophie des sciences en général. Elles posent en principe incontournable, l'existence d'une frontière entre le monde ordinaire, régi par les lois déterministes, héritées de Newton et non contredites par la

relativité et un monde quantique sous-jacent, dit microscopique, dont les « objets » sont marqués par l'incertitude de certaines de leurs propriétés et dont les entités décrites par la physique quantique ne peuvent pas être considérées comme des particules ordinaires, dont on pourrait à la fois mesurer, par exemple, la position et la vitesse. Elles sont représentées par une équation complexe, la fonction d'onde, qui n'en donne qu'une description probabiliste.

Le chat de Schrödinger (à la fois mort et vivant) est une expérience de pensée imaginée en 1935 par le physicien Erwin Schrödinger, afin de mettre en évidence des lacunes supposées de l'interprétation de Copenhague et particulièrement le problème de la mesure en mécanique quantique. Ce qui s'applique au chat s'applique en fait à n'importe quel objet macroscopique, qui se retrouvait malgré tout soumis aux règles étranges du monde microscopique de la mécanique quantique, ceci afin d'illustrer les difficultés à connecter le monde quantique avec le monde classique. Le problème de la mesure en mécanique quantique consiste en fait en un ensemble de problèmes, qui mettent en évidence des difficultés de corrélation entre les postulats de la mécanique quantique et le monde macroscopique tel qu'il nous apparaît ou tel qu'il est mesuré.

Par extension, on appelle parfois chat de Schrödinger un ensemble de particules quantiques intriquées se rapprochant d'un objet macroscopique et utilisé à la place du chat dans une expérience analogue à celle proposée par Schrödinger.

Il ne faut cependant pas se faire d'illusions, il reste encore bien des mystères en mécanique quantique. La solution du problème de la mesure et du passage quantique/classique n'est toujours pas complète.

5- Implications philosophiques de l'interprétation de Copenhague

Les propositions de Copenhague ont toujours été vérifiées depuis, par la physique expérimentale. Plusieurs conséquences philosophiques avaient été tirées de cette interprétation. Le concept d'un réel en soi existant en dehors de l'observateur et obéissant à des lois susceptibles d'être découvertes par celui-ci n'était plus recevable, tout au moins au niveau microscopique. Ces thèses ne pouvaient que heurter les déterministes, héritiers du mathématicien français Laplace. On est loin aujourd'hui des idées de Cabanis, médecin et philosophe qui pensait au XIXe siècle que la médecine aurait un jour le même statut épistémologique que la physique laplacienne. On a vu les limites de cette conception en tenant compte des théories scientifiques actuelles, ce qui a réconforté tous ceux qui comme Prigogine, refusaient de voir dans le monde, le produit de déterminismes rigoureux, ne laissant pas de place pour une hypothétique liberté. La plupart des physiciens admettent actuellement que de nombreux phénomènes ne peuvent pas être décrits ni prévus par la science. Le concept récent d'émergence (quelquefois dite forte) est de plus en plus utilisé pour signaler la limite que la science ne se sent pas capable de dépasser, non pas faute de moyens matériels ou de calcul, mais pour des raisons fondamentales.

Michel Bitbol, dans son ouvrage *la pratique des possibles ; une lecture pragmatique et modale de la mécanique quantique*, estime que donner un sens à la mécanique quantique exige de remonter à l'origine de la connaissance et que rien ne doit être considéré comme allant de soi, pas même que des choses stables existent ou que des événements sont réellement arrivés. Dès la mise à l'épreuve de ces deux « évidences » du sens commun, la plupart des paradoxes quantiques se dissolvent.

6- Phénomènes quantiques et biologie

Certains auteurs ont insisté sur le fait que les neurosciences contemporaines sont fondées sur la biologie et la physique classique et ignorent la physique quantique, alors que le cerveau composé de molécules, puis d'atomes et donc de particules est nécessairement le siège de phénomènes quantiques. Il existe de nombreuses théories qui tentent de relier le fonctionnement de notre conscience à des structures moléculaires et même aux effets si particuliers de la physique de l'infiniment petit.

Par ailleurs, beaucoup de biochimistes sont persuadés qu'une part du succès des enzymes est liée à un effet purement quantique : l'effet tunnel, qui autorise une particule à jouer les passe murailles en traversant un mur a priori infranchissable.

Enfin, support de l'information génétique, propre à chaque organisme vivant, l'ADN est la molécule centrale de la biologie moderne. Or, d'après les calculs réalisés par un groupe de physiciens, il se pourrait qu'elle doive la stabilité de sa structure en double hélice à l'une des plus mystérieuses propriétés quantiques : l'intrication qui est la possibilité pour des objets a priori distincts d'exister dans un état tel qu'il n'est plus possible de les décrire séparément.

D- Entité morbide, ordre, désordre, chaos et catastrophes

1- Position du problème

Georges Canguilhem considère que le pathologique n'est pas l'anormal. Il s'efforce de montrer que c'est le vivant lui-même, qui se révèle être le centre de la normativité, qui confère leur valeur à la normalité et au pathologique. Il estime par ailleurs que le processus de normalisation ne présuppose pas l'existence d'une norme ; au contraire, les normes sont le résultat de processus de normalisation.

De toute façon, l'entité morbide qui n'est pas forcément synonyme de plainte pose particulièrement le problème de l'émergence (propriétés d'un ensemble qui ne peut pas être réductible à celles de ses parties) et de l'ordre. Le processus morbide serait-il, un retour à un désordre spatio-temporel, à partir de l'ordre biologique, tout en sachant que la théorie des structures dissipatives a proposé une approche de la manière dont l'ordre biologique naît du désordre ?

La théorie du chaos et la théorie des catastrophes, détaillées ci-dessous, qui font partie du même courant de pensée, peuvent-elles modéliser mathématiquement le phénomène pathologique, en rendant particulièrement compte de son emballement à partir de certains processus initiaux, ainsi que de l'apparition d'accidents discontinus au sein de milieux continus ?

2- L'auto-organisation, propriété fondamentale du vivant

Jean-Marie Lehn, Prix Nobel de chimie 1987, estime dans une conférence prononcée en 2012 que « L'évolution de l'univers a généré des formes de plus en plus complexes de la matière, jusqu'à la matière vivante et pensante, par auto-organisation. Il s'agit d'un phénomène de mise en ordre croissant, et allant en sens inverse de l'augmentation de l'entropie ; au prix d'une dissipation d'énergie qui servira à maintenir la structure auto-organisée. Les organismes vivants ainsi que les matériaux sont formés de molécules et d'ensembles organisés résultant de l'interaction des molécules entre elles. Le champ de la chimie est l'univers de toutes les espèces moléculaires et de toutes les transformations possibles de la matière. Celles effectivement réalisées dans la nature ne forment qu'un seul monde parmi tous les mondes possibles en attente d'être créés ».

L'auto-organisation (ou autoconservation) ne concerne pas uniquement la vie, car c'est une propriété partagée par de nombreux systèmes non vivants (par exemple une tornade ou une flamme ou même un modèle informatique). Mais les êtres vivants mettent en œuvre cette organisation, pour l'accomplissement d'actions adaptatives. Ainsi, le vivant est auto-organisé et se construit lui-même à la différence d'une machine.

On a constaté que l'auto-organisation d'un système demeure aléatoire, si l'environnement est homogène. Mais s'il existe des signaux externes localisés, le cytosquelette d'une cellule, par exemple, s'assemble de façon préférentielle, vers la source des signaux et la cellule se déplace dans cette direction. L'ensemble du système se comporte alors de façon déterministe, contrastant avec les mécanismes moléculaires sous-jacents qui sont aléatoires. Un système auto-organisé s'organise par conséquent, lorsqu'il rencontre des perturbations qui n'étaient pas prévues, au lieu de se détruire. C'est le hasard qui préside alors à son organisation. Ici, le hasard, a été également appelé « bruit », parce qu'il n'est pas l'absence de causes ; c'est ce qui n'est pas programmé par le système et c'est ce que rencontre le système et qui n'était pas prévu.

On a considéré que ce comportement provient du fait que les molécules biologiques, qui ont des propriétés d'auto-organisation, leur conférant un comportement partiellement déterministe, fonctionnent dans un environnement gouverné par les lois du hasard, puisque ces molécules sont soumises au mouvement brownien.

Le mouvement brownien, ou processus de Wiener correspond à un phénomène naturel. Il s'agit d'un mouvement désordonné de particules en suspension dans un liquide. Ce mouvement décrit un phénomène mis en évidence au début du XIXe siècle par le botaniste écossais Robert Brown. C'est une description mathématique du mouvement aléatoire d'une « grosse » particule qui n'est soumise à aucune autre interaction, que des chocs avec les « petites » molécules du fluide environnant. Mathématiquement, il est conçu comme un processus gaussien, dont la variance des accroissements est égale au temps écoulé. Wiener, qui l'a défini en 1923, l'appelait « the fundamental random function ». Sa caractéristique principale est son caractère aléatoire : son évolution à un instant donné est indépendante de son histoire passée. En fait, si au niveau microscopique les molécules des systèmes physiques sont soumises au hasard brownien, il y va autrement à notre niveau macroscopique, puisque les mêmes systèmes sont décrits dans ce cas par des lois déterministes. L'explication est en rapport avec le nombre immense de particules impliquées dans ces systèmes, auquel s'applique la loi des grands nombres : la variabilité devenant négligeable, le système semble se comporter d'une façon déterministe, alors que les lois sous-jacentes sont probabilistes. La physique statistique a justement pour but d'expliquer le comportement et l'évolution de systèmes physiques, comportant un grand nombre de particules (systèmes macroscopiques), à partir des caractéristiques de leurs constituants microscopiques (les particules) et des interactions que ces derniers peuvent avoir, selon les descriptions de la mécanique quantique.

La croissance neuronale ou la migration des cellules au cours du développement répondent au principe de l'auto-organisation.

Henri Atlan, biophysicien et philosophe des sciences, a abordé à différentes occasions le problème de l'auto-organisation. Cet auteur est un mécaniste qui combat toute forme d'animisme et de vitalisme. Il est par ailleurs héritier de la cybernétique, en admettant la réduction d'un organisme ou d'une cellule à une machine. Il ne fait pas de distinction de nature, entre les systèmes auto-organisés, que ceux-ci soient naturels ou artificiels. Son but est d'expliquer le vivant sans faire appel à la vie et la pensée sans faire appel au sujet conscient.

3- Structures dissipatives et théorie du chaos

La théorie des structures dissipatives de Prigogine (Nobel de chimie) a proposé une explication de la manière dont l'ordre biologique naît du désordre.
Un système dissipatif (ou structure dissipative) est un système ouvert qui opère dans un environnement avec lequel il échange de l'énergie ou de la matière (par conséquent loin de l'équilibre thermodynamique) et qui peut quelquefois résulter en une structure complexe chaotique. L'étude des systèmes chaotiques et des "structures dissipatives" indique que sous certaines conditions, réalisées d'ailleurs par les systèmes biologiques, l'indétermination peut conduire, en dérogation aux principes classiques de la thermodynamique, vers l'émergence de formes nouvelles par auto-organisation.
La théorie du chaos décrit la façon dont une forme organisée peut naître de mouvements chaotiques aléatoires et se stabiliser. Le « chaos » n'a pas ici le sens courant d'« absence complète d'ordre », mais il signifie une « absence de prédictibilité ». Ainsi, selon la théorie du chaos, il peut exister un ordre caché dans le désordre apparent de certains phénomènes d'allure aléatoire.
Dans un système constitué de nombreux éléments en interaction (molécules, humains, etc.), les fluctuations autour de l'état d'équilibre peuvent s'amplifier et devenir des oscillations plus régulières, donnant naissance à des bifurcations évolutives. Les amplifications successives peuvent conduire certains sous-ensembles du système à se constituer en structures autonomes organisées, dites « dissipatives ». Ces structures qui ont valu le prix Nobel à Ilya Prigogine sont capables d'optimiser le flux d'énergie qui les traverse et de se maintenir dans le temps, voire d'accélérer la formation de nouvelles structures par des processus analogues à une forme de reproduction. C'est ainsi que s'explique l'émergence de nouvelles structures, fonctions, réseaux ou systèmes.
En mathématiques, la théorie du chaos étudie le comportement des systèmes dynamiques qui sont très sensibles aux conditions initiales. C'est depuis les travaux de Poincaré que l'on peut véritablement parler de système dynamique, expression qui désigne tout processus d'évolution temporelle dans lequel le futur

dépend d'une manière déterministe du passé. Les phénomènes « chaotiques » sont ceux dans lesquels de très petites différences dans les causes sont capables de provoquer de grandes différences dans les effets. Certaines désignations relatives au « chaos » sont un peu ambiguës et hésitent entre « l'ordre chaotique » et le « chaos déterministe ». Pour certains physiciens, la théorie du chaos est l'une des plus grandes découvertes du vingtième siècle, qui a montré que le monde n'avait pas une prédictibilité déterministe, contrairement à ce que pensent Laplace et d'autres déterministes. Par conséquent, cette théorie qui a bouleversé nos conceptions classiques du hasard est une approche de la nature des phénomènes aléatoires.

La théorie du chaos peut-elle modéliser l'entité morbide ? L'application de cette théorie à la médecine apporte une meilleure compréhension de certains phénomènes physiologiques ou physiopathologiques, comme la fibrillation ventriculaire, l'épilepsie, ou encore la dynamique des épidémies.

Sous le désordre apparent du système chaotique se cache un ordre très strict, obéissant aux principes physiques qui s'appliquent à tous les autres systèmes. Bien que le hasard n'y ait aucune place, des systèmes entièrement déterministes peuvent présenter des comportements complexes d'aspect aléatoire. Mais il est impossible de prévoir le comportement du système sur le long terme, de même qu'il est impossible de savoir quel était précisément son état dans le passé. C'est pour cette raison qu'on parle de « sensibilité aux conditions initiales ».

Cette sensibilité aux conditions initiales, phénomène fondamental d'instabilité, explique le fait que pour un système chaotique, une modification infime des conditions initiales peut entraîner des résultats imprévisibles sur le long terme. Ce résultat est souvent vulgarisé sous le nom « d'effet papillon », exprimé parfois à l'aide d'une question : « Un simple battement d'ailes d'un papillon peut-il déclencher une tornade à l'autre bout du monde ? »

Prigogine préconise une « nouvelle alliance » entre l'homme et la nature, une nature ouverte à la pensée créatrice de l'homme, une nature essentiellement indéterministe. Les théories de cet auteur impliquent un changement quasiment révolutionnaire, dans notre mode de pensée sur l'univers physique, en renversant complète-

ment la manière classique de voir les choses. Selon lui, l'aléatoire doit être incorporé dans la description fondamentale de la nature.
Pour Prigogine, tous les rythmes particuliers à l'être humain (rythme cardiaque, rythme hormonal, rythme des ondes cérébrales, division cellulaire) ne sont possibles que parce que l'être vivant est loin de l'équilibre. Le non-équilibre serait la voie inventée par la nature pour coordonner les phénomènes et pour rendre possibles des phénomènes complexes. Les phénomènes de non-équilibre étant notre accès vers la complexité.
Des concepts comme l'auto-organisation loin de l'équilibre, ou celui de structure dissipative, sont aujourd'hui des lieux communs qui sont appliqués dans des nombreux domaines, non seulement de la physique, mais de la sociologie, de l'économie et jusqu'à l'anthropologie et la linguistique.

4- Théorie des catastrophes, cassures et discontinuité

Contrairement à Prigogine, le mathématicien René Thom (médaille Fields) père de la célèbre théorie des catastrophes (qui est une théorie mathématique) est un partisan résolu du déterminisme. La théorie du chaos a supplanté la théorie des catastrophes, dans l'imaginaire scientifique et collectif. Cette théorie et celle du chaos font partie du même courant de pensée, qui a découvert les phénomènes non linéaires et leur richesse. Ce sera sans doute la grande contribution du XXe siècle aux mathématiques. Selon René Thom, la théorie des catastrophes, se propose d'expliquer l'apparition d'accidents discontinus au sein de milieux continus. Cet auteur dit avoir remplacé le terme de « discontinuité » par celui de « catastrophe », pour suggérer l'idée d'une dynamique sous-jacente. Rendre compte d'une discontinuité, c'était, traditionnellement, la rattacher à la discontinuité précédente qui la causait. La théorie des catastrophes tente de décrire un discontinu émergeant, sans cause, brutalement, comme le morceau de glace qui apparaît dans une eau refroidie. La chute d'une falaise, l'éclatement, d'un tuyau, le déferlement d'une vague sont des discontinuités, des « saillies » qui surgissent sur un fond indifférencié, selon René Thom. Cet auteur, s'intéresse à la fois aux comportements psychologiques (les rapports fond/forme}, psychopathologiques (les conflits générateurs de

l'anorexie), à l'éthologie (l'ambivalence comportements de fuite et d'attaque). Ses théories ont une grande importance dans l'analyse sociologique des prises de décision. Il s'oppose à l'idée de la doxa, idée de Parménide selon laquelle le changement n'est qu'apparence, idée reprise par la relativité d'Einstein et selon laquelle le changement n'est pas dans les choses, il est simplement dans le changement de repère de l'observateur.
L'anomalie physiopathologique, générant l'entité morbide, s'apparente probablement à un genre de cassure, dans la genèse de laquelle le déterminisme génétique et l'interaction avec l'environnement jouent un rôle fondamental, abordables en termes de phénomènes chaotiques et de « catastrophes ».
Foucault, quant à lui, considère que les phénomènes morbides sont à comprendre à partir du texte même de la vie et non d'une essence nosologique. Il préconise de voir les maladies comme une série de phénomènes dépendant tous les uns des autres et tendant le plus souvent à une fin déterminée plutôt que comme un désordre. Il est intéressant de citer ici ce que F. Nietzsche, écrit dans *la volonté de puissance*, considérant que le désordre est inscrit dans la nature des choses : « Le préjugé foncier est de croire que l'ordre, la clarté, la méthode doivent tenir à l'être vrai des choses, alors qu'au contraire, le désordre, le chaos, l'imprévu, n'apparaissent que dans un monde faux ou insuffisamment connu… c'est là un préjugé moral, qui vient de ce que l'homme sincère, digne de confiance, est un homme d'ordre de principes et a coutume d'être somme toute, un être prévisible et pédantesque. Mais il est tout à fait impossible de démontrer que "l'en soi" des choses se comporte selon cette définition du fonctionnaire modèle ».

VI- Approche stochastique du traitement médical

A- Position du problème

On ne peut pas prévoir aujourd'hui, l'efficacité d'un traitement et l'appliquer aux malades, sans sa quantification, dans le cadre de l'essai clinique, par le test statistique, instrument de l'épidémiologie médicale. Cette dernière est le recours méthodologique de l'approche stochastique en médecine, synonyme d'aléatoire. L'énoncé qu'un traitement médical apporte un bénéfice, doit être basé par conséquent, sur les résultats de la confrontation de cette hypothèse à la réalité, par une étude clinique, obéissant à une méthodologie précise, à partir de laquelle, on va proposer par induction une conduite thérapeutique. L'analyse objective, des paramètres cliniques étudiés et de leur éventuelle amélioration, par la quantification des résultats, est par conséquent malgré ses limites, la source du savoir thérapeutique, de la médecine moderne, dont on ne peut plus se passer. L'expression « ce traitement est efficace d'après mon expérience » n'est plus valable aujourd'hui, car seule l'expérience universelle publiée dans les revues spécialisées compte pour guider le médecin dans la prise d'une décision thérapeutique relative à un malade donné et la prise en charge de ce patient.

B- L'épidémiologie médicale et ses objectifs

L'épidémiologie est l'étude de l'état de santé de la population et des facteurs influant sur la santé des populations humaines. On peut de ce fait, considérer l'épidémiologie médicale comme un raisonnement et une méthode propres au travail objectif, appliqués à la description des phénomènes de santé. L'épidémiologie descriptive est une partie de l'épidémiologie, qui a pour objet de décrire la fréquence et la répartition de phénomènes de santé ou de déterminants de santé dans les populations. Les études épidémiologiques contribuent de ce fait à enrichir la connaissance clinique.

Il existe trois types d'études en épidémiologie, qui répondent à trois questions différentes : tout d'abord, les études descriptives qui cherchent à décrire l'état de santé de la population, ensuite les études analytiques, qui cherchent à comprendre le lien entre un facteur de risque et la survenue d'une maladie et enfin les études évaluatives, qui cherchent à déterminer l'intervention ou le traitement le plus efficace parmi plusieurs stratégies. Les deux premiers types d'études n'entraînent pas de modification dans la prise en charge des patients. On parle d'études observationnelles. Le troisième type d'études modifie la prise en charge des patients. Il correspond par conséquent à des études interventionnelles qualifiées d'études expérimentales, car l'expérimentateur contrôle l'administration de l'intervention évaluée, à l'opposé des études observationnelles où l'on n'observe seulement le facteur d'exposition étudié, sans le contrôler.
La survenue d'un événement clinique chez un patient est en partie imprévisible et s'apparente donc à un phénomène aléatoire. Il est impossible de prévoir à coup sûr pour un sujet donné, la survenue ou non d'un événement. Seule une différence observée entre deux groupes de sujets peut être soit la conséquence directe d'une réelle différence, soit uniquement due au hasard et en réalité elle n'existe pas. Aucune conclusion et aucune décision ne seraient possibles en pratique clinique, s'il n'existait aucun moyen de faire la part des choses entre ces deux possibilités. L'outil de l'épidémiologie est représenté par les méthodes statistiques. Elles définissent des comportements moyens et deviennent d'autant plus efficaces que le nombre d'individus est plus grand. C'est grosso modo le contenu de la loi des grands nombres.

C- Facteurs de risque et marqueurs de risque

Il ne faut pas confondre entre facteur de risque et marqueur de risque dans les études épidémiologiques.
Rappelons qu'une corrélation n'implique en soi aucune relation causale. À l'inverse un effet est en corrélation naturelle avec sa cause.
Un facteur de risque est défini comme une condition associée à une augmentation de l'incidence de la maladie, avec un lien supposé causal, contrairement au marqueur de risque qui est une

condition associée à la maladie mais sans nécessairement de lien causal.
Ainsi, le facteur de risque est partiellement responsable du risque. Maîtriser ce facteur revient donc à diminuer significativement le risque. Dans le cas d'un marqueur de risque, il existe une simple corrélation entre le « marqueur » et le risque et diminuer artificiellement ce marqueur ne change en rien le risque final.

1- Cas de l'athérosclérose

Les complications de l'athérosclérose représentent la première cause de mortalité et de morbidité dans les pays à haut niveau de vie. La correction de ses facteurs de risque est actuellement le meilleur moyen de lutter contre ce fléau. Il existe cinq facteurs de risque cardiovasculaire (RCV) majeurs qui ont un effet multiplicateur du RCV indépendamment des autres facteurs de risque : tabagisme ; hypertension artérielle, dyslipidémie (élévation du cholestérol total et/ou élévation du LDL-c et/ou diminution du HDL-c) ; diabète de type 2 ; âge : homme de 50 ans ou plus, femme de 60 ans ou plus. Les facteurs de risque prédisposant, potentialisent le risque cardiovasculaire lorsqu'ils sont associés aux facteurs de risques majeurs. Il s'agit des facteurs suivant : obésité androïde, sédentarité, antécédents familiaux de maladie coronarienne précoce (homme<55 ans, femme <65 ans), origine géographique, précarité, ménopause. Le cholestérol élevé est un facteur de risque cardiovasculaire, car on sait d'après les études cliniques que la baisse du cholestérol apporte un certain bénéfice concernant le risque cardiovasculaire. L'hypertension artérielle est également un facteur de risque, car il a été démontré dans des études randomisées que les médicaments antihypertenseurs : les diurétiques, les β-bloquants (probablement pas tous), les antagonistes du calcium, les inhibiteurs de l'enzyme de conversion et les sartans diminuent la morbidité et/ou la mortalité chez les patients hypertendus. Il ressort également de certaines méta-analyses que pour une même diminution de la pression artérielle, ces médicaments entraînent une réduction comparable de la morbidité et/ou de la mortalité cardio-vasculaire. Par contre, il faut considérer la glycémie plus comme marqueur que comme facteur car la baisse de la glycémie par les médicaments antidiabétiques

ne modifie en rien le pronostic cardiovasculaire au sens de conséquences de l'athérosclérose (macro-angiopathie).
Le problème du diabète est encore plus compliqué, car toutes les études concernant les médicaments du diabète sont basées sur la modification de critères biologiques (glycémie, hémoglobine glyquée) alors que ce qui compte ce sont les conséquences cliniques de l'affection.
Les études d'intervention récentes dans cette affection ont en effet montré que le contrôle strict de la glycémie (un maintien de l'hémoglobine glyquée entre 6,5 et 7 % versus 9 % dans le groupe contrôle) permet une réduction importante des complications microvasculaires : réduction de 76 % du risque de rétinopathie, de 50 % de la progression de la rétinopathie et des résultats similaires pour la néphropathie et la neuropathie. Mais, attention, on vient de démontrer (et on y reviendra), qu'un traitement intensif du diabète de type 2, à base d'antidiabétiques oraux ou d'insuline (utilisés isolément ou en association), visant à obtenir une valeur d'hémoglobine glyquée inférieure à 6, s'est accompagné d'une augmentation de la mortalité sans diminution de l'incidence des complications cardiovasculaires.

D- Principaux types d'études épidémiologiques

1- Définition des termes

-Étude prospective (*prospective study*) : étude concernant l'avenir. Un essai clinique doit être obligatoirement prospectif.
-Étude rétrospective (*retrospective study*) : étude concernant le passé. En pharmaco-épidémiologie, parfois utilisé pour désigner une étude cas-témoins. En pharmacologie clinique, un essai clinique ne doit pas être rétrospectif mais toujours prospectif.
-Étude transversale (*cross-sectional study*) : étude, en général observationnelle, mesurant la prévalence (voir ce terme) d'une exposition, d'un événement, d'une maladie, dans une population à un instant donné (synonyme : étude de prévalence). En pharmaco-épidémiologie, les études transversales sont surtout utilisées pour mesurer la prévalence d'une maladie ou d'un événement dans une population ;

2- Étude cas-témoin (*case-control study*)

L'étude "cas-témoin" englobe les études dites transversales (cross-sectional studies) et celles de prévalence. Dans une étude cas-témoin, on compare un groupe de sujets (les cas) atteints d'une maladie donnée (et susceptible d'être un effet indésirable médicamenteux) et un autre groupe indemne (les témoins) par rapport à leur exposition antérieure à un facteur de risque donné comme la prise d'un médicament. Les études cas-témoins sont toujours rétrospectives (à la différence des études de cohorte qui peuvent être prospectives) et bien que critiquées, ces études sont les seules utilisables pour évaluer les événements rares ou lorsque le délai entre l'exposition et la survenue de l'événement est long. Par ailleurs, la plupart des études de cohortes sont en fait analysées en sous-groupes, à travers un schéma d'analyse cas-témoin. L'avantage du cas-témoin, par rapport à la cohorte, découle d'une part du moindre nombre nécessaire de sujets et d'autre part d'une réponse parfois plus rapide à la question posée, du fait que la recherche est rétrospective. Le rapport des cotes d'exposition (odds ratio) au facteur étudié chez les cas et les témoins fournit une estimation de la force de l'association (sans préjuger d'une relation causale) entre l'exposition et la survenue de l'événement. En pharmaco-épidémiologie, une étude cas témoins permet de mesurer l'association entre un médicament et un événement (recherché ou fâcheux) non décelable au cours des essais cliniques, notamment les événements rares ou d'apparition retardée. Les études qui suivent une cohorte, au contraire, permettent d'étudier un événement médicamenteux de fréquence élevée.

3- Étude de cohorte (*cohort study*)

Les études de cohorte sont des études de type longitudinal, prospectives ou rétrospectives (par opposition aux études cas-témoin qui sont rétrospectives. Les études de cohorte s'utilisent pour un événement de fréquence élevée. Une cohorte est un groupe de sujets sélectionnés en fonction d'une (ou plusieurs) caractéristique(s) et suivis dans le temps pour identifier, mieux connaître ou quantifier un phénomène. L'étude de cohorte

consiste à identifier une population et à la suivre pendant un temps donné. Les sujets de cette population sont considérés comme exposés à des facteurs de risque, parmi lesquels le médicament représente en pharmaco-épidémiologie, le "facteur risque" d'intérêt numéro un. Certains de ces sujets développeront un effet (désirable ou non) au cours du suivi, tandis que d'autres ne le développeront pas. Il faut garder à l'esprit que le nombre nécessaire de sujets à inclure dans une étude de cohorte devient très important dès que l'on s'intéresse à des événements rares. Une autre limite des cohortes concerne la détection des événements inattendus. En pharmacovigilance, domaine d'étude des effets indésirables des médicaments, les sujets sont généralement identifiés en fonction de leur exposition à un médicament et le phénomène étudié est le plus souvent un événement indésirable. Par exemple, pour étudier les hémorragies digestives, sous anti-inflammatoires non stéroïdiens, on comparera la fréquence de survenue des hémorragies digestives dans un groupe de sujets " exposés " (prenant ces médicaments et celle dans un autre groupe de sujets " non exposés " (ne les prenant pas).
Une étude de cohorte imposerait le suivi prolongé d'un très grand nombre de sujets.

E- Développement clinique des médicaments

1- Principes

Certains principes de l'évaluation rationnelle des effets thérapeutiques des médicaments ont été déjà énoncés par Avicenne dans son célèbre *Canon de la médecine.* François Magendie démontra que l'essentiel des connaissances médicales du XVIIIème siècle et du début du XIXème siècle, était fondé sur des opinions et non des démonstrations, s'insurgeant ainsi contre les théories réductrices du vitalisme issues de l'école de Montpellier. Le raisonnement et l'imaginaire étaient selon lui les maux falsificateurs de la réalité expérimentale.
Les essais cliniques des médicaments en vue de tester l'efficacité et la nocivité d'une nouvelle substance chimique (candidat au statut de médicaments) sont à la fois techniquement nécessaires et nécessairement immoraux. Mais comme les médicaments déjà

commercialisés sont considérés comme étant en phase IV des essais cliniques, chacun d'entre nous est en puissance, un cobaye ou un élément statistique et d'autre part chaque individu peut bénéficier des connaissances acquises, grâce à tous les malades qui l'ont précédé.
Il existe différentes phases du développement clinique des médicaments

a- Essai clinique de Phase I (*Phase I clinical trial*)

Il s'agit du premier essai d'un nouveau principe actif chez l'homme.
Ce type d'essai, généralement mené dans des structures autorisées (Services hospitaliers de Pharmacologie Clinique ou Centres d'investigation Clinique) pendant des périodes courtes (quelques jours) sur un faible nombre (quelques dizaines) de volontaires sains, permet l'évaluation des effets (pharmacodynamiques, secondaires et indésirables), en fonction de la dose et de réaliser les premières études de pharmacocinétique (relatives au devenir du médicament dans l'organisme). Il n'a aucun objectif d'efficacité thérapeutique.

b- Essai clinique de Phase II (*Phase II clinical trial*)

Ce type d'essai concerne la première administration d'un nouveau produit à une population sélectionnée de sujets malades. Il permet de mettre en évidence l'activité et d'évaluer la sécurité d'emploi à court terme du principe actif, chez des patients souffrant d'une maladie ou atteints d'une affection que le principe actif est supposé traiter. Les essais sont effectués chez un nombre limité de personnes (quelques centaines) et souvent, à la fin de cette phase, selon un protocole comparatif (par exemple : contre placebo). On cherche également durant cette phase à déterminer les doses et posologies appropriées et surtout, à faire apparaître clairement les relations dose/réponse afin de fournir une base optimale pour la réalisation d'essais sur un plus grand nombre de patients, c'est-à-dire les essais de phase III.

c- Essai clinique de Phase III (*Phase III clinical trial*)

Les essais cliniques de phase III sont des essais comparatifs, portant sur un grand nombre de sujets. Ils sont menés sur des groupes de patients plus importants qu'en phase I ou II et, si possible, diversifiés afin de déterminer le rapport sécurité d'emploi/efficacité à court et à long terme. Ils doivent permettre d'étudier le type et le profil des effets indésirables les plus fréquents, ainsi que les interactions médicamenteuses ayant une importance clinique. De façon générale, les conditions lors des essais de Phase III doivent être aussi proches que possible des conditions normales d'utilisation.

d- Essai, étude de Phase IV (*Phase IV trial, Phase IV study*)

Il s'agit d'un essai réalisé après la mise sur le marché d'un médicament. Tout essai réalisé dans l'indication accordée par l'autorisation de mise sur le marché (AMM) et après celle-ci est un essai de phase IV. Par contre, tout essai réalisé après l'obtention de l'AMM dont l'objectif est d'obtenir une extension de celle-ci (nouvelle indication, nouvelle posologie, etc.) est un essai de phase II ou III. Il faut alors considérer le produit comme un nouveau médicament. Les essais de phase IV peuvent permettre de préciser l'activité d'un médicament dans un groupe de sujets (personnes âgées, enfants…), l'efficacité, certains effets indésirables rares, les modalités de prescription et d'utilisation, les caractéristiques pharmaco-économiques ou pharmacogénétiques.

2- Fondements de l'essai thérapeutique

Il correspond aux trois premières phases du développement clinique des médicaments.

a- Principes

Un essai consiste à comparer sur deux groupes (ou plus) de patients, les effets de deux (ou plus) traitements mesurés par un critère de jugement précisément défini. Le but de l'essai thérapeutique est d'établir l'existence d'une relation entre une modification d'un fait clinique et l'administration d'un traitement. En d'autres termes, un essai thérapeutique vise à préciser l'efficacité, la tolérance et la place dans l'arsenal thérapeutique d'un nouveau médicament, d'une nouvelle indication ou d'une nouvelle stratégie thérapeutique comparativement à l'absence de traitement ou au traitement de référence.

Un critère de jugement précis (« endpoint » ou « outcome ») permettant une quantification, va être utilisé pour mettre en évidence « numériquement » l'effet d'un traitement. Les critères de jugement sont des variables qui permettront donc par leur modification de mettre en évidence un effet du traitement étudié. Ces critères peuvent être de nature très variée : durée d'une maladie, fréquence de survenue d'un événement, taux de mortalité, score clinique, etc. Toutes les autres variables doivent être « égales par ailleurs ». Il est nécessaire que les phénomènes puissent être observés à l'aide d'indicateurs traductibles en variables quantitatives, d'où la dénomination de « recherche clinique quantitative » pour ce type d'études, par opposition à la recherche qualitative sur laquelle nous reviendrons. Ainsi, le but de l'essai thérapeutique est d'établir qu'il existe une relation entre une modification d'un fait clinique et l'administration d'un traitement.

b- Considérations pratiques

Les protocoles de recherche des études cliniques sont donc de type expérimental et cherchent à vérifier si une variable dite indépendante, par exemple la prescription d'une statine qui est un traitement hypocholestérolémiant, affecte quantitativement une autre variable dite dépendante, par exemple la survenue d'une insuffisance coronarienne aiguë, en tant que complication de l'hypercholestérolémie. La méthodologie de l'essai thérapeutique repose ainsi sur trois principes :

-comparaison : l'évaluation du nouveau produit nécessite un cadre de comparaison (un groupe témoin et un traitement de référence ou un placebo) ;

-signification : la différence observée peut-elle résulter des seules fluctuations d'échantillonnage ou au contraire est-elle bien réelle ? C'est le calcul statistique qui permettra de conclure.

-causalité : la différence est-elle imputable au traitement ?

Par conséquent, un essai clinique de bonne qualité est :

-comparatif (ou contrôlé) : un groupe témoin et un groupe traitement.

-randomisé : attribution des traitements au hasard.

-en double aveugle : patient et médecin ne connaissent pas la nature exacte du traitement administré.

Ainsi, la méthodologie de l'essai thérapeutique (groupe contrôle, randomisation, double aveugle) garantit que s'il existe une différence entre deux groupes à la fin de l'essai, cette différence est due au traitement étudié et non au hasard. L'essai clinique contrôlé et randomisé (ECR) est considéré actuellement comme le « gold standard », pour l'évaluation des interventions thérapeutiques.

F- Pharmaco-épidémiologie

La pharmaco-épidémiologie est une fusion du terme pharmacologie et du terme épidémiologie. Cette discipline évalue, généralement sur de grandes populations, l'efficacité, le risque, le bénéfice et l'usage des médicaments, en vie réelle. Les limites des essais thérapeutiques poussent aux études de pharmaco-épidémiologie. En effet les essais thérapeutiques sont des études expérimentales, respectant des critères d'inclusion et d'exclusion précis. Aussi, leurs conclusions sont uniquement vraies pour les patients inclus dans l'essai. On insiste actuellement sur le concept de « vraie vie » provenant du terme anglais « real life » qui tient compte de l'hétérogénéité des malades, des différentes formes cliniques de la maladie, des différences entre médecins, pays ou populations traitées. Il est par ailleurs très difficile, voire impossible, d'étudier l'incidence et la causalité d'un effet indésirable médicamenteux rare, par un essai clinique prospectif, comparatif avec tirage au sort (il faudrait alors plusieurs milliers de patients ce qui est, en pratique, le plus souvent impossible). Le bénéfice à long terme sera, le plus souvent, analysé par les méthodes pharmaco-épidémiologiques (type cohortes ou cas-témoin) qu'on va détailler. J. Montastruc a résumé ces données en parlant des « 5 trop » des essais cliniques : (a) les essais cliniques incluent un trop petit nombre de patients (b) ils sont trop simples (excluant les patients souffrant de polypathologies ou recevant plusieurs médicaments) ; (c) ils concernent trop souvent les âges médians (excluant les sujets très jeunes et âgés) ; (d) ils sont trop étroits (respectant des indications très précises et bien définies) ; (e) et enfin trop brefs (quelques mois seulement pour une maladie chronique !). Désormais, il apparaît donc indispensable d'étudier le médicament en situation réelle, dans un souci à la fois médical, social mais aussi économique et de santé publique, tel est l'objectif de la pharmaco-épidémiologie.

G- Méta-analyses d'essais cliniques

Une méta-analyse en médecine est une démarche statistique combinant les résultats d'une série d'études cliniques indépendantes sur un problème donné. Elle permet une analyse plus précise des données par l'augmentation du nombre de cas étudiés et de tirer une conclusion globale. C'est une démarche largement utilisée en médecine pour l'interprétation globale d'études cliniques parfois contradictoires. Elle permet aussi de détecter les biais de méthode des études analysées. Ainsi, les méta-analyses sont particulièrement utiles quand les essais sont de trop petite taille pour donner des résultats fiables, quand la réalisation d'un essai de grande taille est impossible ou irréalisable, quand les essais ont été réalisés mais donnent des résultats discordants ou non concluants ou quand les résultats d'un essai définitif sont attendus.

H- Les résultats des essais cliniques ne sont pas des certitudes

1- Risque et signification statistiques

Toute comparaison implique la notion de risque statistique. On distingue :

a- Le risque alpha ou erreur de première espèce

C'est le risque de conclure que les traitements sont différents, alors qu'ils ne le sont pas, quand on compare deux traitements. C'est également le risque quand on compare un traitement à un placebo, de conclure que le médicament est efficace alors qu'il ne l'est pas. Ce risque est donné par les calculs statistiques effectués sur les résultats. On accepte en général 0,05 (5 %), comme valeur maximum de ce risque. Le seul moyen de maintenir le risque d'erreur alpha au niveau choisi est de ne faire qu'une seule comparaison. Pour cela, un critère de jugement est privilégié a priori : c'est le critère de jugement principal. La conclusion sur l'efficacité du traitement sera prise uniquement d'après cette comparaison.

b- Le risque bêta ou erreur de deuxième espèce

C'est le risque de conclure à l'égalité des traitements alors qu'ils sont différents. C'est également le risque quand on compare un traitement à un placebo, de conclure que le médicament est inefficace alors qu'il l'est. Pour un essai déjà réalisé. La valeur de 1-β est appelée la puissance de l'essai.

c- Signification statistique : p ou degré de signification

Devant une différence observée, entre par exemple deux groupes de malades comparés pour tester l'efficacité d'un traitement par rapport à un placebo, le test statistique permet de calculer la probabilité que l'on aurait d'observer ce résultat si, en réalité, il n'y avait pas de différence entre les deux groupes. Cette probabilité est appelée « p ». Elle correspond à la probabilité que la différence observée soit due uniquement au hasard. Lorsque $p \leq 5\ \%$, dans une étude clinique, la différence en médecine est dite « statistiquement significative », c'est-à-dire que la probabilité qu'elle soit un artefact dû uniquement au hasard est inférieure au seuil préalablement choisi de 5 % (seuil de la signification statistique). Un résultat statistiquement significatif signifie seulement que le risque d'erreur alpha est faible, il ne signifie pas qu'il n'y a aucun risque d'erreur et que la conclusion que l'on fait est une certitude. Avec un seuil de 5 %, il reste encore 5 % de risque de se tromper. Quand $p>5\ \%$, la différence n'est pas statistiquement significative. Elle n'est pas suffisamment importante par rapport aux fluctuations aléatoires, pour pouvoir raisonnablement exclure qu'elle soit un artefact dû au hasard. Une différence non significative n'est pas synonyme d'absence d'effet. La comparaison est peut-être insuffisamment puissante pour mettre en évidence la différence qui existe. Ainsi l'absence de preuve n'est pas la preuve de l'absence. On le sait depuis le théorème de Gödel dont on a déjà parlé. La valeur de p doit être replacée dans son contexte, en rappelant que statistiquement significatif n'est pas synonyme de cliniquement pertinent. La pertinence clinique d'un résultat doit être envisagée selon l'amplitude de la différence observée.

Il est impératif de distinguer signification statistique et signification clinique : l'une et l'autre ont un sens et des applications distinctes. La signification statistique appartient au domaine de la « vérité scientifique ». Elle offre une connaissance d'ordre scientifique. Elle exprime la probabilité d'un « risque » d'erreur de classement par rapport à une limite jugée « acceptable ». La signification clinique est celle qui justifie son application concrète pour les prescriptions. Elle est de l'ordre de la décision clinique, diagnostique, pronostique ou thérapeutique. La différence entre deux mesures thérapeutiques est cliniquement significative lorsqu'elle a une incidence propre sur la décision médicale. Elle doit alors légitimer une modification du comportement clinique.

2- Principaux types d'analyse des résultats

a- Analyse en intention de traiter (intention to treat analysis)

Ce type d'analyse prend en compte non seulement les patients ayant arrêté leur traitement (quelle qu'en soit la raison) mais aussi les perdus de vue. Il s'agit d'une procédure d'analyse correspondant à la vie réelle où l'on prend en compte tous les malades, jusqu'à la fin de la période de surveillance prévue même si leur traitement a été arrêté (pour n'importe quelle raison). Ce que l'on compare, c'est l'intention de traiter avec un médicament A et l'intention de traiter avec un médicament B. Il ne faut retenir que les essais de supériorité avec l'analyse en intention de traiter qui est fortement recommandée pour les essais de supériorité.

b- Analyse en per protocole (per protocol analysis)

Seuls les malades ayant suivi correctement et complètement le protocole d'étude font l'objet de l'analyse finale de l'essai. Cette analyse en sélectionnant a posteriori certains patients, crée un biais majeur d'interprétation, surestimant l'effet favorable du médicament testé. Les essais utilisant cette analyse conduisent donc à des conclusions fausses. Par contre, l'analyse en per protocole est fortement recommandée pour les essais de non-infériorité ou d'équivalence.

c- Analyse intermédiaire (intermediate analysis)

C'est une analyse réalisée avant la fin d'un essai clinique, afin de s'assurer de l'absence (ou de l'existence) de différence majeure, dans l'efficacité ou les effets indésirables de l'un ou l'autre des bras de l'étude. En cas de différence importante (efficacité très supérieure dans l'un des deux groupes, ou excès de mortalité dans l'un des deux groupes par exemple), l'essai sera prématurément arrêté.

d- Analyse en sous-groupes (sub-group analysis)

Opération consistant à refaire l'analyse des données d'un essai clinique en découpant l'échantillon de l'essai en groupes plus petits définis selon une ou plusieurs caractéristiques. Une analyse en sous-groupes ne peut avoir de valeur que si elle a été préalablement prévue lors de la rédaction du protocole (et si la puissance est suffisante). Sinon, comme c'est trop souvent le cas, cette analyse ne permet aucune conclusion. Une telle analyse peut, par exemple, définir les patients répondeurs (ou non répondeurs) et/ou vérifier des hypothèses physiopathologiques.

3- Biais et études cliniques

Le biais est défini comme un écart systématique des résultats de l'étude par rapport aux résultats réels, dû à la façon dont l'étude a été conçue ou réalisée.
Si l'essai clinique randomisé est considéré actuellement comme la norme pour l'évaluation des interventions thérapeutiques, c'est essentiellement par ses potentialités à ne pas générer des biais ou des erreurs systématiques. Les études par cohorte ou cas-témoin peuvent être entachées de différents types de biais. Les principaux types de biais sont les suivants :
-Le biais de sélection correspond à une attribution subjective des traitements aux malades.
-Les biais de confusion regroupent les conséquences des différents « facteurs confondants » connus sous les termes d'évolution spontanée de la maladie, d'effet placebo (effet patient, effet médecin) et de phénomène de régression à la moyenne.

- Le biais de suivi est possible, si en dehors du traitement, il existe des différences de prise en charge entre les deux groupes de traitement. Ainsi, on peut être amené (si on est convaincu que notre hypothèse est valide et inconsciemment ou non) à modifier le suivi de nos patients en prescrivant plus souvent un autre traitement utile.

-Le biais de détection ou biais d'évaluation revient à enregistrer plus d'échecs au traitement dans un groupe que dans l'autre, uniquement par connaissance de la nature du traitement.

-Le biais d'attrition correspond, comme son nom l'indique, à l'attrition (diminution) de l'effectif des patients au cours de l'étude du fait du retrait de certains patients dans l'analyse, tels : les perdus de vue, les patients exclus pour violation majeure au protocole de l'étude, les patients non évaluables. Le biais d'attrition peut être contrôlé en partie en réalisant une analyse en intention de traiter (ITT), qui revient à considérer dans l'étude tous les patients randomisés, quelle que soit la façon dont ils ont reçu le traitement alloué, par opposition aux analyses per protocole (PP), consistant à exclure de l'analyse les patients non évaluables ou présentant des violations majeures au protocole (comme la non-prise du traitement alloué). Les deux types d'analyse sont détaillés plus loin. S'il peut paraître illogique de garder dans un groupe, un malade qui n'a pas reçu le traitement de ce groupe, c'est pourtant la seule façon de conserver la comparabilité initiale des groupes. De plus, si malgré tout, les résultats de l'analyse en ITT restent favorables au traitement, on sera d'autant plus convaincu de l'efficacité de ce traitement. Dans ce cas, l'analyse PP permettra d'affiner l'estimation de l'effet du traitement. Toutefois, la meilleure solution est d'abord de tout mettre en œuvre pour limiter ces données manquantes, d'une part par une réalisation la plus parfaite possible du protocole (monitoring) et d'autre part de privilégier l'utilisation de critères d'évaluation non invasifs.

I- Critères intermédiaires et évaluation des traitements

Les critères cliniques sont les seuls critères qui permettent de juger d'un effet thérapeutique. Il s'agit le plus souvent des critères suivants : morbidité, taux de mortalité, qualité de vie, incidence du traitement sur certains événements cliniques. Pour évaluer l'efficacité des médicaments, les critères non cliniques ou « intermédiaires » ont été parfois utilisés. C'est le cas du taux de CD4 dans le sida ou la tension artérielle (critère physiologique) en pathologie cardiovasculaire. Un critère intermédiaire est utilisé pour évaluer un médicament, dans une maladie et accélérer la mise sur le marché des médicaments, quand son effet clinique sur la maladie est trop long à obtenir. Si l'effet des médicaments sur un critère intermédiaire est le même que sur la maladie elle-même, ce critère est un critère de substitution. Ainsi, quand on évalue un antidiabétique, l'hémoglobine glyquée est un critère intermédiaire mais n'est pas un critère de substitution. Les médicaments peuvent en effet abaisser l'hémoglobine glyquée (qui reflète l'équilibre glycémique d'une façon plus précise que la glycémie) mais pas le risque d'insuffisance coronarienne aiguë, conséquence de la macro-angiopathie du diabète. Il est difficile de valider un critère intermédiaire comme critère de substitution. Les exemples dramatiques comme celui de la Flecaïnide anti-arythmique de la classe Ic qui a montré un effet délétère dans le post-infarctus sur le critère clinique (augmentation de la mortalité) alors qu'il montrait un effet bénéfique sur le critère intermédiaire (arythmie ventriculaire) semblent cependant rares. La prescription des médicaments qui n'ont pas montré leur efficacité sur un critère clinique comporte des risques. Malheureusement, une thérapeutique qui a été largement diffusée à partir d'essais cliniques sur un critère intermédiaire subit rarement le test d'essais randomisés sur le critère clinique. Nous sous-estimons donc certainement le danger de la prescription des médicaments qui n'ont pas montré leur efficacité sur un critère clinique. La complexité de la relation entre le critère intermédiaire, le critère clinique et l'action du médicament est un obstacle important à la validation de la substitution. Lors de l'évaluation des thérapeutiques, les critères cliniques doivent être systématiquement privilégiés. Les critères intermédiaires gardent néanmoins leur intérêt pour mieux connaître la physiopathologie et le mécanisme d'action du médicament lors des phases précoces d'évaluation. Le BMJ de septembre 2010 publie deux articles méthodologiques de l'équipe Cochrane du Danemark. Dans l'un, les auteurs ont analysé six journaux (JAMA, NEJM, Lancet, BMJ,

Annals, PLoS Medicine) ayant publié en 2005 et 2006, plus de 600 essais cliniques randomisés. 20 % des essais ont utilisé un critère de substitution comme critère principal. Seulement 38 % des publications discutaient correctement la validité du critère de substitution. Il faut dans tous les cas éviter des conclusions trompeuses et l'acceptation de nouvelles thérapeutiques sans esprit critique.

VII- APPROCHE MÉCANISTE ET FUTUR DU TRAITEMENT MÉDICAL

A- Position du problème

On a vu dans ce qui a précédé, le détail de l'approche mathématique dans la genèse du savoir thérapeutique, de laquelle découlent l'approche stochastique et ses limites, pour évaluer les traitements et concevoir de nouveaux remèdes.
Ici, on va aborder l'entité morbide en tant qu'anomalie inscrite dans l'espace-temps, ainsi que les moyens moléculaires et/ou cellulaires, proposés comme traitements ou envisageables comme tels, pour la corriger. Cette démarche, comme on le verra, va se heurter aux limites du réductionnisme en médecine, à celui de la matérialité de la conscience et d'une façon générale à l'incomplétude de nos connaissances concernant certains mécanismes biologiques fondamentaux, qui resteront probablement, toujours liés aux limites de la connaissance, tant au niveau de l'évaluation et de la décision (paradoxes, théorème d'incomplétude de Gödel, problème P=N) qu'à celui de l'approche du réel et partant de l'entité morbide (principe d'indétermination de Heisenberg, théorie du chaos), rendant pratiquement impossible une approche réellement causale, visant l'« intimité » de l'entité morbide et sa correction. L'idée de certains physiciens contemporains selon lesquelles l'espace-temps émergerait de l'intrication quantique par le processus de décohérence rend les choses encore plus compliquées. Mais, il faut reconnaître qu'il est impossible aujourd'hui pour la thérapeutique médicamenteuse de progresser sans l'approche mécaniste et réductionniste, malgré ses limites.

B- Concepts de base et cibles de la thérapie

1- Cybernétique et concepts fondamentaux de la biologie

La cybernétique est la science qui utilise les résultats de la théorie du signal et de l'information, pour développer une méthode d'analyse et de synthèse des systèmes complexes, de leurs relations fonctionnelles et des mécanismes de contrôle, en

biologie, économie, informatique, etc. On a eu déjà l'occasion de voir que la cybernétique est très impliquée dans les systèmes complexes dont les régulations biologiques.
Dans la mesure où un processus commandé renvoie de l'information à celui qui le commande, il y a rétroaction (feed-back). Cette circularité de l'information et la nécessité de la contrôler sont le caractère fondamental du monde que projette la cybernétique. Heidegger estime que sous l'influence de la cybernétique, la biologie a vu ses concepts fondamentaux s'éloigner de ceux de la physique (« masse », « énergie », « force ») et adopter ceux de la science informatique (« information », « contrôle », « traduction » et « transmission », « codage » et « recodage », « autorégulation » et « rétroaction »).
L'homme serait ainsi un support d'information comme un autre. C'est probablement sur les sciences du vivant, de la biochimie et de la biophysique en particulier, que l'impact de la cybernétique a été le plus grand. Rappelons que cette dernière a permis d'élucider en partie certains mécanismes des systèmes dynamiques complexes.

2- ADN, protéines et information

Au sens large du terme, une théorie de l'information est une théorie visant à quantifier et qualifier la notion de contenu en information présent dans un ensemble de données. L'information est en fait un terme difficile à définir, car il désigne à la fois le message à communiquer et les symboles utilisés pour l'écrire. De nos jours, l'idée d'information, appliquée à la biologie cellulaire et ensuite, largement utilisée en génétique moléculaire, n'est plus considérée comme une simple métaphore.
Il ressort des données actuelles de la science que l'ADN a bel et bien les propriétés d'un vecteur d'information au sens de la théorie de l'information de Shannon (1916-2001). La théorie de l'information de Shannon est une théorie probabiliste permettant de quantifier le contenu moyen en information d'un ensemble de messages, dont le codage informatique satisfait une distribution statistique précise. Cette théorie est définie par l'auteur, dont elle porte le nom, comme un caractère binaire d'information, ou bit, d'un message. L'article fondateur de 1948, qui fournit une théorie

mathématique, contient deux théorèmes. Le premier, sur le « codage de source » traite de la compression de l'information ; le second sur le « codage de canal » nous dit comment transmettre cette information.
L'ADN est en effet une molécule séquentiellement définie, autoréplicative et porteuse d'un code, permettant la synthèse spécifique des molécules-outils, que sont les protéines cellulaires. D'ailleurs on considère aujourd'hui grâce à l'avancée des techniques de la génomique, qu'il devient possible d'utiliser l'ADN comme support numérique pour archiver des données sur le long terme.
Les événements génétiques les plus fondamentaux à l'intérieur de la cellule, tels que la réplication, la transcription, la recombinaison et la réparation, sont profondément liés à certains changements dans la conformation topologique et dans l'état dynamique de la molécule d'ADN en forme de double hélice. Les cellules peuvent moduler le degré de surenroulement, de nouement et de désenchevêtrement des brins d'ADN grâce à l'activité de plusieurs familles d'enzymes, les *topoisomérases.*
Or, pour arriver à une compréhension effective du fonctionnement du génome, le bon niveau à prendre en compte ne peut pas être celui de la simple description de la séquence linéaire de l'ADN. En effet, il est apparu de plus en plus clairement qu'il est essentiel d'étudier la manière dont le génome s'organise topologiquement et dynamiquement à l'intérieur de l'espace nucléaire des cellules, et en interaction avec l'activité des autres composants cellulaires.
D'après la même théorie de Shannon, on peut considérer les protéines, comme des molécules porteuses d'information au sens de signaux, de par leur structure tridimensionnelle qui conditionne l'activité enzymatique des protéines. Or, le repliement dans l'espace qui conditionne cette structure n'est pas réductible à la séquence d'acides aminés, donc ne se limite pas au code génétique (détaillé plus loin) qui détermine cette séquence.

3- Signalisation, communications cellulaires et transfert d'information

Les cellules ont besoin d'interagir avec leur environnement, au cours du développement embryonnaire et de la vie adulte, afin de

contrôler leur devenir ainsi que l'homéostasie tissulaire. Ces interactions mettent en jeu l'émission de signaux extracellulaires qui agissent à courte ou longue distance. Ces signaux sont interprétés par la cellule réceptrice via une cascade de modifications physiques et biochimiques.
Des anomalies de cette signalisation ont été incriminées à l'origine de certains phénomènes pathologiques et peuvent représenter de ce fait des cibles pour le traitement.

a- Le phénomène pathologique et les processus de communication cellulaire

Le « moléculaire » sous-jacent au « pathologique » est un processus complexe de signalisation et de communications cellulaires. Le corps humain contient différents types cellulaires programmés pour répondre à une série de signaux contrôlant la prolifération cellulaire, la différenciation cellulaire et la mort cellulaire programmée (apoptose). Vu sous l'angle de la communication cellulaire, le phénomène pathologique peut être conçu comme la transmission d'un message aberrant. La thérapeutique peut viser la correction de ce message ou de ses conséquences. L'altération des mécanismes impliqués dans les processus de communication cellulaire provoque des troubles pathologiques et en particulier des cancers. La cellule cancéreuse est caractérisée par sa capacité à ne plus communiquer avec son environnement, c'est-à-dire, d'échapper aux mécanismes de contrôle de la prolifération cellulaire et de perdre ses capacités d'adhérence aux autres cellules. Il y a de plus en plus d'études montrant une modification d'expression des canaux ioniques dans les tumeurs. L'implication des canaux ioniques dans les cancers est intéressante, car ce sont des cibles potentielles pour lesquelles la pharmacologie est souvent assez bien établie.
Deux types de molécules sont à la base de la communication cellulaire : la molécule informative (signal) qui est un messager et la molécule de réception : récepteur du messager qui est une structure protéique. Les molécules informatives peuvent être des neurotransmetteurs, des facteurs de croissance, des hormones, des cytokines, des anticorps, des médiateurs de l'inflammation. Le transport vésiculaire (Nobel de médecine 2013) implique des sacs minuscules dont la membrane enferme des composants tels que

des hormones ou des neurotransmetteurs, capables de livrer ce fret, comme autant de cargos ponctuels, au bon endroit et au bon moment. Trois classes de gènes contrôlent différentes facettes du transport par les vésicules et leur fusion avec d'autres membranes. Ce mécanisme de transport, quand il est défaillant, peut se traduire par des maladies neurologiques, du diabète ou des désordres immunitaires, implique plusieurs protéines, dont certaines sont présentes sur la vésicule et sur la membrane avec laquelle elle doit fusionner.

b- Les modalités de communication cellulaire

La communication cellulaire peut se faire par les jonctions communicantes (jonctions GAP) qui assurent un couplage métabolique et un couplage électrique entre les cellules. L'adhérence cellule-cellule implique les molécules appelées CAM (Cell Adhesion Molecules). Il existe plusieurs familles de CAM, les deux principales étant la superfamille des immunoglobulines et la famille des cadhérines, qui sont des glycoprotéines qui s'expriment à la surface cellulaire. Les molécules d'adhésion sont impliquées dans l'athérosclérose, dont les conséquences (infarctus du myocarde, accidents vasculaires cérébraux, etc.) représentent la première cause de mortalité.

La communication à distance, se fait par l'intermédiaire de molécules sécrétées. Ces molécules sécrétées peuvent être : des hormones (signalisation endocrine), des neurotransmetteurs (acides aminés ou dérivés des acides aminés) et des facteurs de croissance. Il existe deux types de cellules assurant la transmission de signaux à distance. Il s'agit d'une part des neurones, qui rentrent en contact avec les cellules cibles (parfois très éloignées) par l'intermédiaire de leurs axones. D'autre part, il s'agit des cellules endocrines, qui libèrent des molécules dans le sang (les hormones) et qui agissent sur les cellules cibles, situées dans tout l'organisme. (On parle alors de signalisation endocrine).

Dans la signalisation de proximité, les cellules émettrices et les cellules cibles sont proches. On distingue dans ce cas deux types de communication la communication paracrine et la communication autocrine. En cas de communication paracrine, les cellules émettrices et les cellules cibles appartiennent à deux types cellulaires différents. Les cellules cibles étant à proximité des cellules émettrices. Un des exemples de système paracrine est celui de la sécrétion par la cellule de molécules qui, en cas de processus cancéreux, ont une durée de vie très courte et ne diffusent pas vers les cellules éloignées mais seulement vers les cellules situées à proximité. Un autre exemple est celui du rôle endocrinien (hormonal) de l'adipocyte. Depuis 1994 dates à laquelle la leptine a été découverte par Zhang et ses collaborateurs, il est possible de parler de tissu adipeux en termes de glande paracrine et non plus comme un lieu de stockage simple dont les secrétions influencent le développement de certains cancers. Dans la communication autocrine, les cellules émettrices et cibles sont du même type cellulaire. Les cellules produisent un signal qui peut se fixer sur leurs propres récepteurs. Ce type de communication permet de coordonner l'action de groupe de cellules. Il est parfois impliqué dans les cancers. Dans certain cas, on parle de signalisation contact dépendant (juxtacrine) où les signaux sont transmis le long de la membrane plasmique, par l'intermédiaire de protéines ou de lipides, qui sont intégrées à la membrane et sont capables d'affecter la cellule émettrice et/ou la cellule immédiatement adjacente.

c- Récepteurs et transduction

Chaque récepteur est spécifique d'un ligand (un stimulant pouvant être un médicament) et possède une affinité pour celui-ci. Le récepteur change de conformation lors de la fixation du ligand et déclenche une réponse dans le cytoplasme. Ce changement de conformation est réversible et déclenche une réaction cellulaire, qui assure la transformation et la transmission de l'information (transduction) qui induira une réaction en cascade, généralement des cascades de phosphorylations, qui peuvent modifier le fonctionnement de tous les compartiments cellulaires sous la forme d'un signal intracellulaire (second messager). On parle de « transduction » car la nature du stimulus reçu par le récepteur à la surface cellulaire est totalement différente du signal induit à l'intérieur de la cellule. Il peut s'agir de l'ouverture d'un canal ionique, de la modification d'une activité enzymatique, de l'activation d'une cascade de réactions intracellulaires, de la modification de la transcription des gènes. Le second messager est

une molécule produite en réponse à la transduction d'un signal extracellulaire (le premier messager étant le ligand).
Différents types cellulaires peuvent présenter différents récepteurs pour le même ligand, chaque récepteur pouvant induire une réponse cellulaire différente. Par exemple la noradrénaline agit sur deux types de récepteurs adrénergiques alpha et bêta. Le même récepteur peut exister sur des types cellulaires différents et la liaison du même ligand peut induire des réponses différentes. L'activité d'un récepteur peut être modulée expérimentalement par des agonistes ou des antagonistes. Les agonistes sont des molécules qui miment les effets du ligand en se liant aux récepteurs et en induisant une réponse cellulaire. Les antagonistes sont des molécules qui se lient aux récepteurs sans induire l'effet du ligand (par exemple une hormone), il entre en compétition avec le ligand naturel.
Les principaux types de récepteurs sont les suivants :
-Récepteurs couplés aux protéines G
- Récepteurs dont la partie cytosolique possède une activité enzymatique, qui induit la phosphorylation de protéines intracellulaires. Par exemple récepteurs à activité Tyrosine Kinase.
-Récepteurs de type canaux ioniques dont la stimulation aboutit à un effet dans un délai de quelques millisecondes.

d- Récepteurs membranaires et récepteurs intracellulaires

La réception des signaux hydrosolubles implique la présence de récepteurs membranaires. La membrane plasmique est imperméable au matériel hydrosoluble (ions, petites molécules inorganiques, polypeptides, protéines). Pour exercer une action sur une cellule, toute molécule hydrophile doit réagir avec une protéine membranaire. L'interaction avec une protéine membranaire n'est pas nécessaire pour les molécules liposolubles, qui peuvent diffuser à travers la membrane plasmique jusqu'au cytoplasme où elles réagissent avec des protéines cibles (récepteurs intracellulaires). C'est le cas pour les hormones hydrophobes (hormones thyroïdiennes ; glucocorticoïdes).

4- Le cerveau communique avec l'environnement spatial

Certaines "cellules constituent un système de géoposition dans le cerveau" (prix Nobel de médecine 2014). Ce GPS interne au cerveau permet de s'orienter dans une pièce, démontrant le fondement cellulaire d'une fonction cognitive supérieure. Il permet de répondre à des questions simples telles que "Comment savons-nous où nous sommes ? Comment réussissons-nous à trouver le chemin d'un lieu à un autre ? Et comment stockons-nous cette information d'une manière telle que nous puissions immédiatement trouver le chemin la fois suivante où nous empruntons la même route ?

Cette découverte est à rapprocher de l'idéalité transcendantale de l'espace et du temps d'Emmanuel Kant qui argumente la thèse que l'espace et le temps sont bien des formes *a priori* qui tiennent "à la constitution subjective de notre esprit ». On ne peut jamais se représenter qu'il n'y ait pas d'espace, quoique l'on puisse bien penser qu'il n'y ait pas d'objets dans l'espace.

C- Réductionnisme et construction du savoir thérapeutique

1- Position du problème

D'un point de vue chimique, un médicament est une molécule, qui interagit avec une cible moléculaire. C'est par conséquent une structure figée, mais porteuse d'un projet thérapeutique qui s'inscrit dans le temps. Les interactions entre médicament et cible supposent une reconnaissance mutuelle des deux partenaires, qui peuvent alors interagir et former une ou plusieurs liaisons chimiques. La liaison du médicament modifie les propriétés de la cible, ce qui induit une réponse dynamique de la cellule. Cette réponse est à l'origine des effets bénéfiques du médicament, mais aussi, dans certains cas de ses effets indésirables.

Les cibles des médicaments actuels sont peu nombreuses, par rapport à la multiplicité des cibles potentielles connues. En effet, il existe aujourd'hui, environ 3000 substances utilisées comme médicaments, mais uniquement 500 cibles biologiques possibles dans l'organisme humain.

Faire correspondre l'effet thérapeutique du médicament, à son mécanisme d'action moléculaire, relève du réductionnisme qui connaît des limites. Le Larousse définit le réductionnisme comme la tendance qui consiste à réduire les phénomènes complexes à leurs composants plus simples et à considérer ces derniers, comme plus fondamentaux que les phénomènes observés. Le réductionnisme ontologique est une posture métaphysique, selon laquelle une certaine entité ou classe d'entités (par exemple, un organisme) est constituée par et réductible à, un autre genre d'entités (par exemple, les molécules) et leurs interactions. Le réductionnisme méthodologique soutient l'idée que la manière la plus fructueuse d'étudier le comportement d'un système consiste à le considérer en termes d'interactions entre ses composants. Enfin, le réductionnisme épistémique considère que la connaissance que l'on a dans un certain domaine (par exemple, sur les organismes) peut être réduite à la connaissance que l'on a dans un autre domaine (par exemple, sur les molécules et leurs interactions). C'est en biologie que la réflexion philosophique sur le réductionnisme a été particulièrement riche et développée. La question du réductionnisme se pose actuellement, surtout au sujet de la biologie moléculaire qui réduit « l'ensemble » des comportements et des propriétés des systèmes biologiques aux mécanismes moléculaires qui les composent.

Les idées de François Dagognet, à ce titre, concernant le tout et les parties en biologie, méritent d'être mentionnées. Cet auteur considère qu'un vivant est un tout indissociable, un ensemble parfaitement intégré, mais s'il n'y a pas étude des parties, il ne peut y avoir de sciences biologiques. D'un autre côté, si le biologiste se met à décomposer le vivant, il perd le tout.

Ce que l'on constate actuellement, c'est que les progrès réalisés aussi bien en neurosciences que dans le domaine de la génomique fonctionnelle ou de la protéomique sont de type mécanique, se basant sur une approche réductionniste, méconnaissant absolument les principes du vitalisme. Rappelons que le vitalisme est une tradition philosophique pour laquelle le vivant n'est pas réductible aux lois physico-chimiques et qui envisage la vie comme de la matière animée d'un principe ou force vitale, qui s'ajouterait pour les êtres vivants aux lois de la matière.

On va voir grâce à quelques exemples qu'il n'y a pas toujours de parallélisme entre les concepts moléculaires des phénomènes pathologiques et les données cliniques. Cette constatation, rejoint ce qui sera détaillé plus loin, à savoir le démenti possible en thérapeutique, par les essais cliniques (approche stochastique) d'une hypothèse physiopathologique (approche mécaniste), car le processus pathologique semble plus complexe que ce que pourrait laisser croire sa réduction à une échelle moléculaire apparente, comme par exemple la stimulation ou l'inhibition d'un récepteur ou d'une enzyme.
Il existe toujours pour toute pathologie, une phase infraclinique où le mal n'est pas ressenti comme tel et reste invisible au regard. Mais d'ores et déjà, il est en partie inscrit dans des interrelations du « moléculaire », dans le gène et peut-être ailleurs. Avant de s'offrir au regard, la maladie est une succession d'informations aberrantes, invisibles. Une connaissance immuable, totale et définitive des mécanismes physiopathologiques aboutissant à un traitement incontestable, suppose une connaissance précise de la chaîne causale qui aboutit au phénomène pathologique, à partir d'un processus initial ou des processus initiaux, qui devraient se situer au niveau le plus élémentaire de la matière. Mais le paradoxe apparent, c'est qu'à ce niveau, les propriétés d'une particule élémentaire sont les mêmes, qu'il s'agisse d'un corps humain malade ou d'une barre de fer. Il en est de même, des lois qui régissent les interactions moléculaires, y compris celles qui ont lieu entre une cible biochimique d'un organisme malade et une *molécule-médicament*. La cause étant un processus et non une chose ; certes des processus à l'origine des entités morbides existent, mais peut-on approcher leur « réalité », qui se heurte forcément aux limites de notre connaissance de la réalité physique ?

2- Réductionnisme et clarification des entités cliniques

Le réductionnisme peut clarifier certaines entités cliniques. Ainsi, on parle par exemple aujourd'hui de canalopathies. Il s'agit d'un ensemble de maladies en rapport avec un dysfonctionnement des canaux ioniques transmembranaires qui sont des structures protéiques.

Ce terme nouveau de canalopathies est apparu grâce aux progrès considérables qui ont permis de relier des manifestations cliniques anciennes, à des anomalies de la structure des protéines, par mutation du gène responsable de leur codage.
On peut citer également l'exemple des maladies lysosomales. Les lysosomes sont des organites du cytoplasme de 0,2 à 0,5 micron présent dans le cytosol de toutes les cellules animales, à l'exception des hématies. Ils effectuent la digestion intracellulaire grâce à des enzymes qu'ils contiennent. On dénombre une cinquantaine de maladies lysosomales, dont le point commun est une déficience génétique aboutissant au dysfonctionnement du lysosome. Depuis quelques années, de nouveaux espoirs thérapeutiques sont nés. Ils consistent essentiellement en l'administration par voie intraveineuse de l'équivalent normal de l'enzyme déficiente chez le patient, produit par l'industrie pharmaceutique grâce à une manipulation génétique. Ces traitements sont efficaces pour contrôler, par exemple, les douleurs dans la maladie de Fabry ou l'anémie et les douleurs osseuses dans la maladie de Gaucher. En fait les enzymopathies d'une façon générale sont connues depuis plusieurs décennies. C'est le cas des enzymopathies érythrocytaires. Depuis la découverte, en 1956 par Carson du déficit en glucose-6-phosphate-déhydrogénase (G6PD), plus de vingt enzymopathies héréditaires différentes ont été décrites, la majorité d'entre elles s'accompagnant d'anémie hémolytique.

3- Réductionnisme et nuances de certains traitements

Dans certains cas l'approche réductionniste enrichit le paradigme thérapeutique, en le nuançant devant une même entité clinique. On va citer deux exemples.

a- L'exemple de certaines hypertensions artérielles avec hypokaliémie

Certaines hypertensions artérielles sont accompagnées spontanément d'une hypokaliémie (diminution du taux de potassium dans le sang), avant tout traitement diurétique, pouvant lui-même provoquer une hypokaliémie. Ce type d'hypertension artérielle peut correspondre par exemple à un hyperaldostéronisme primaire, dû à une augmentation autonome de la sécrétion

d'aldostérone par la corticosurrénale ou à un syndrome de Liddle, caractérisé par une activation des canaux sodiques du tube collecteur cortical rénal.
Le traitement médical de ces hypertensions artérielles fait appel en premier lieu aux diurétiques épargneurs de potassium, dont on distingue les anti-aldostérones comme le spironolactone et les pseudo-antialdostérones dont l'amiloride. Les anti-aldostérones antagonisent l'effet de l'aldostérone au niveau du tube distal, par blocage des récepteurs de cette hormone, entraînant une augmentation de l'élimination du sodium dans le tube collecteur, avec rétention de potassium, tandis que les pseudo-anti-aldostérones, agissent en interférant avec le canal sodium impliqué dans le transport du sodium dans la membrane luminale, des cellules du tube contourné distal et du tube collecteur au niveau du rein, entraînant la sortie du potassium. Malgré des effets biologiquement similaires de ces médicaments, on comprend que seuls les pseudo anti-aldostérones soient actifs dans le syndrome de Liddle.

b- L'exemple de l'asthme

L'asthme est une affection inflammatoire chronique des voies aériennes, le plus souvent d'origine allergique ; mais pouvant être due (et c'est le cas de l'asthme à l'aspirine, décrit par Fernand Widal, en 1922) à une inhibition de la synthèse des prostaglandines. Les prostaglandines primaires sont des acides gras polyinsaturés à 20 atomes de carbone, dérivant de l'acide prostanoïque.
L'asthme allergique résulte de deux mécanismes : 1) inflammation chronique des bronches et des voies aériennes, faisant suite à des phénomènes allergiques, impliquant l'usage des anti-inflammatoires de type corticoïde et d'autres médicaments à visée anti-allergiques dans le traitement ; 2) hyperréactivité bronchique avec bronchospasme (contraction des bronches), faisant intervenir essentiellement le tonus cholinergique bronchoconstricteur et l'hypofonctionnement, voire le blocage des récepteurs bêta-2 adrénergiques bronchiques, dont la correction se base sur les bronchodilatateurs : surtout bêta-2-stimulants adrénergiques, mais également anticholinergiques).
La triade de Fernand Widal avec asthme-intolérance à l'aspirine-polypose nasale est étroitement liée à des perturbations du

métabolisme de l'acide arachidonique, précurseur des prostaglandines. Les patients affectés sont en fait des sujets intolérants à l'aspirine et à tous les anti-inflammatoires non stéroïdiens (AINS) ; qui inhibent tous la synthèse des prostaglandines, par inhibition de la cyclo-oxygénase, intervenant dans leur synthèse. Lorsque la cyclo-oxygénase est inhibée par les AINS, le métabolisme de l'acide arachidonique privilégie une voie alterne, impliquant la 5-lipoxygénase, d'où la libération excessive de leucotriènes qui ont en particulier une action bronchoconstrictrice. Les antileucotriènes (montelukast) sont aujourd'hui utilisés avec intérêt dans ce deuxième type d'asthme.

4- Implications communautaires de certains concepts moléculaires

a- Le cytochrome P450 et ses incidences communautaires

Le système enzymatique du cytochrome P-450 intervient dans le métabolisme de la phase I d'oxydation microsomiale. Ce système du cytochrome P-450 est une superfamille d'isoenzymes microsomiales qui transfèrent des électrons et par conséquent catalysent l'oxydation de nombreux médicaments. Les enzymes du cytochrome P-450 sont regroupées en 14 familles de gènes caractéristiques des mammifères. Elles sont désignées par le sigle commun CYP, suivi d'un nombre arabe qui indique la famille, d'une lettre qui indique la sous-famille et d'un autre nombre arabe qui indique le gène spécifique. Quatre de ces iso-enzymes sont impliquées dans le métabolisme d'environ 90 % des médicaments couramment utilisés : CYP 1A2, CYP 2C9, CYP 2D6 et CYP 3A4.

Ces enzymes sont inductibles c'est-à-dire qu'elles peuvent augmenter en quantité sous l'action de certaines substances chimiques (médicaments ou autres substances), appelées pour cette raison substances inductrices d'enzymes ou agents inducteurs. Ces agents inducteurs en stimulant de la sorte les biotransformations des médicaments peuvent diminuer ou annuler leur effet thérapeutique ou encore favoriser leur toxicité. Les médicaments inducteurs d'enzymes peuvent eux-mêmes engendrer certains effets indésirables en relation directe avec les effets inducteurs.

Les inducteurs d'enzymes semblent agir en augmentant la synthèse des enzymes microsomiales ainsi que le taux du cytochrome P450.
L'inhibition enzymatique est un phénomène plus dangereux car plus brutal que l'induction. Sachant que d'innombrables médicaments (imidazolés, macrolides, cimétidine, inhibiteurs calciques...) ou des composés alimentaires (jus de pamplemousse) sont susceptibles d'inhiber le CYP3A4, il convient de surveiller de près ce type d'interactions et ses conséquences cliniques, en cas d'administration simultanée d'un médicament métabolisé par un cytochrome donné et d'un inhibiteur de ce cytochrome.
Ainsi le système des cytochromes P450 est impliqué dans un grand nombre d'interactions médicamenteuses, à l'origine d'effets indésirables parfois graves, dont l'impact communautaire en fait un problème fondamental de pharmacovigilance. Les progrès actuels en pharmacogénomique peuvent contribuer à éviter ce type d'effets indésirables.

b- Réductionnisme, toxidromie et iatrogénie

La pathologie iatrogène et les syndromes toxiques peuvent imiter pratiquement toutes les maladies spontanées, rencontrées en clinique. On parle de toxidromie pour désigner les syndromes toxiques, quant à l'« iatrogénie » elle signifie tous les effets néfastes, induits par les moyens thérapeutiques utilisés, qui sont essentiellement médicamenteux ; elle concerne dans ce cas, les effets indésirables des médicaments qui sont le domaine d'études de la pharmacovigilance.
La toxidromie est liée à des toxiques non médicamenteux ou bien à des médicaments utilisés à des doses suprathérapeutiques (toxiques) par erreur, ou dans le but d'une tentative de suicide et qui se comportent alors comme des toxiques. Le terme de toxidromie désigne souvent les syndromes liés aux intoxications. Ainsi différentes entités cliniques sont décrites (syndrome cholinergique, syndrome adrénergique, syndrome sérotoninergique, etc.) et peuvent aider au diagnostic étiologique de l'intoxication en l'absence d'une anamnèse précise. L'entité morbide peut être ainsi reconstituée de toute pièce, par une substance chimique qui interagit avec des structures moléculaires de l'organisme. Mais cela ne veut pas dire que tout ce qui s'est

passé entre cette interaction et l'apparition des manifestations cliniques est complètement élucidé.
Cette pathologie provoquée peut contribuer à expliquer certains mécanismes physiopathologiques spontanés, observés en dehors de tout agent chimique extérieur. On peut la considérer de ce fait comme une sorte de pathologie expérimentale, involontaire chez l'être humain, mais inévitable, du fait qu'un médicament commercialisé même depuis plusieurs années, peut être considéré comme étant encore en phase d'expérimentation (phase 4 des essais cliniques).

c- Cas du traitement anti-agrégant plaquettaire

L'importance que ce traitement a acquise durant les deux dernières décennies tient à la place importante qu'il occupe dans la pharmacoprévention du risque cardiovasculaire, première cause de mortalité humaine et problème majeur de santé publique. L'agrégation plaquettaire participe à la formation possible d'une thrombose au contact d'une plaque d'athérome, pouvant engendrer l'occlusion d'une artère, avec comme conséquence possible la nécrose d'un territoire cardiaque ou cérébral, situé en aval de la thrombose, engendrant un infarctus du myocarde dans le premier cas ou un accident vasculaire cérébral dans le second. Le traitement anti-agrégant plaquettaire va nous mener d'un concept moléculaire à des perspectives communautaires. Les médicaments anti-agrégants, peuvent interagir avec différentes cibles, pour engendrer un même effet thérapeutique, pouvant résulter de mécanismes moléculaires différents, dont les plus importants sont les suivants : 1-inhibition des phosphodiestérases, comme c'est le cas du dipyridamole empêchant l'hydrolyse de l'AMPc, ce qui entraîne une augmentation de la concentration d'AMPc ; 2-inhibition de la cyclo-oxygénase, entraînant un blocage de la formation de tromboxane A_2, comme c'est le cas de l'acide acétylsalicylique (Aspirine) ; 3-agents qui inhibent la sous unité P2Y12 du récepteur de l'ADP, comme le Clopidogrel, ou le Prasugrel ou encore le Ticagrelor, entraînant une inhibition spécifique, non compétitive et irréversible de la liaison de l'ADP à son récepteur plaquettaire ; 4-médicaments inhibiteurs des récepteurs GPIIb/IIIa entraînant une inhibition de la liaison du fibrinogène à ces récepteurs étape essentielle de l'agrégation des

plaquettes, comme c'est le cas de l'Abciximab ou l'Eptifibatide. Mais attention pou une indication donnée, on ne peut que mentionner le médicament qui a bénéficié d'études cliniques concernant cette indication.
Ainsi, les indications actuelles des anti-agrégants plaquettaires selon les recommandations en 2012 de la haute autorité de santé (HAS) sont les suivantes :
En prévention primaire, une inhibition plaquettaire au long cours par aspirine seule (75-160 mg/j) est recommandée lorsque le risque cardio-vasculaire est élevé. En prévention secondaire, l'inhibition plaquettaire est recommandée : 1-en monothérapie par 75-325 mg/j d'aspirine (clopidogrel en cas de contre-indication à l'aspirine) après accident vasculaire cérébral ou accident ischémique transitoire ou en cas de maladie coronarienne stable (y compris après pontage) ou d'artériopathie oblitérante des membres inférieurs ; 2-en bithérapie (aspirine 75-160 mg/j + clopidogrel), après infarctus du myocarde (avec ou sans pose de stent) ou pose d'un stent hors contexte d'infarctus du myocarde ; 3-en bithérapie aspirine + prasugrel ou aspirine + ticagrelor dans les suites d'un syndrome coronarien aigu.

5- Limites de l'approche réductionniste en thérapeutique

Dans certains cas, l'approche réductionniste du traitement médicamenteux est à l'origine d'effets délétères, alors qu'on s'attendait à un effet positif. On citera ici quelques exemples qui montrent tous que des médicaments correcteurs de paramètres biologiques, considérés comme des facteurs de risque d'une pathologie donnée, aggravent parfois le problème. Cette constatation signifie également que nos connaissances concernant la succession des phénomènes causaux en pathologie, ne sont pas toujours complètes, voire même erronées et que de ce fait, l'établissement d'un lien immuable entre le mécanisme d'action supposé d'un médicament et son effet thérapeutique n'est pas toujours évident.

a- Exemple de l'augmentation du risque cardiovasculaire par des médicaments censés le diminuer

Le muraglitazar agoniste mixte des récepteurs PPARγ-PPARα, est un exemple de médicament abandonné, qui montre que tout montage physiopathologique de type mécaniste, n'est peut être qu'une simple hypothèse, une sorte de montage de relations causales, « falsifiables » pour paraphraser Popper et ne correspondant pas toujours à la réalité. Les PPAR (récepteurs activés par les proliférateurs de peroxisomes) contrôlent le métabolisme des lipides et du glucose. Leurs activateurs sont déjà utilisés en pratique médicale pour traiter les dyslipidémies (fibrates) et le diabète de type 2 non insulinodépendant (glitazones). Le muraglitazar s'est avéré plutôt exercer un effet délétère, en augmentant le risque cardiovasculaire, malgré tous ses effets métaboliques potentiellement favorables : amélioration de la sensibilité à l'insuline, de la tolérance du glucose et du profil lipidique.

Une autre controverse vient d'être réactivée suite à la publication intrigante, d'une méta-analyse, jetant le doute sur la sécurité coronarienne de la rosiglitazone (médicament retiré du commerce en France), une glitazone agoniste PPARγ qui était largement prescrite pour le traitement du diabète type 2. Cette observation est d'autant plus troublante que la rosiglitazone était censée exercer une protection cardiovasculaire dans cette population.

Un autre exemple similaire est le récent échec du développement du torcetrapib, un inhibiteur de la « cholesteryl ester transfer protein » ou (CETP) qui est la « Cholesterol Ester Transferase ». Ce nouvel hypolipémiant initialement prometteur entraîne une augmentation du cholestérol HDL (protecteur vasculaire) de 60 % et une baisse du cholestérol LDL (mauvais cholestérol) de 20 %, en addition à un traitement par une statine, l'atorvastatine. Cependant, la première étude clinique qui incluait des patients à haut risque de maladie coronarienne a dû être stoppée prématurément, après moins d'une année à cause d'un excès d'infarctus du myocarde, d'angines de poitrine, de décès et d'insuffisances cardiaques dans le groupe traité par torcetrapib.

b- Cas de l'insuffisance cardiaque

L'insuffisance cardiaque correspond à l'incapacité du cœur à fournir un débit adapté aux besoins de l'organisme. Le point de départ dans l'insuffisance cardiaque est l'altération de la performance ventriculaire, par diminution de la contractilité myocardique, dans l'insuffisance cardiaque systolique ou par diminution de la compliance ventriculaire dans l'insuffisance cardiaque diastolique, résultant d'une anomalie du remplissage du ventricule gauche (VG), sans altération de la fonction ventriculaire.
Certains médicaments ont révélé un effet délétère, avec augmentation de la mortalité dans l'insuffisance cardiaque chronique, alors qu'ils sont utilisés avec intérêt dans le traitement de courte durée de l'insuffisance cardiaque aiguë. C'est le cas des bêta stimulants (Dobutamine et Dopamine) et des inhibiteurs de la phosphodiéstérase III (Milrinone, Amrinone et Énoximone).
Plusieurs inhibiteurs calciques utilisés dans des essais de courte durée ont été à l'origine d'une augmentation de la mortalité, ainsi qu'une aggravation de l'insuffisance cardiaque. Le Vérapamil et, à un moindre degré le Diltiazem (deux inhibiteurs calciques), sont même contre-indiqués dans l'insuffisance cardiaque de type systolique en raison de leur effet inotrope négatif, alors que leur prescription est possible dans l'insuffisance cardiaque diastolique. Les nouveaux inhibiteurs calciques comme l'Amlodipine ou la Félodipine qui n'altèrent pas la contractilité, peuvent être prescrits pour une pathologie causale (angor, hypertension artérielle), mais ne sont pas un traitement de l'insuffisance cardiaque.

c- Le diabète entre l'approche réductionniste et l'approche constructiviste

Dans le diabète, faire correspondre une construction clinique à une entité naturelle précise est un pari difficile. En effet, cette maladie n'est pas uniquement la polyurie ou parfois l'amaigrissement chez un malade ayant une glycémie élevée à jeun. Ces signes ne sont que la traduction d'une entité morbide, qui est beaucoup plus complexe et jusqu'à maintenant largement méconnue, qu'il s'agisse des « causes » de la destruction des îlots de Langerhans dans le diabète de type 1, insulinodépendant ou des

« causes » expliquant les anomalies de la réponse à l'insuline, dans le diabète de type 2 non insulinodépendant.
Des implications complexes de certains récepteurs et d'autres molécules biologiques nous font comprendre particulièrement dans le type 2, que dans cet incendie, l'hyperglycémie n'est que la fumée traduisant le feu dans la forêt. On détaillera plus loin, comment le traitement confond parfois, entre éteindre le feu et faire disparaître la fumée. En effet les médicaments du diabète conçus initialement comme des hypoglycémiants ne diminuent pas l'incidence des complications cardiovasculaires, liés à la macro-angiopathie diabétique. Bien au contraire l'étude UGDP réalisée il y a quelques années a montré que les sulfamides hypoglycémiants qui sont des médicaments utilisés dans le traitement du diabète de type 2, non insulinodépendant, aggravent au contraire le risque cardiovasculaire.

D- Thérapie à visée psychiatrique et matérialité de l'esprit

1- Problématique de la matérialité de l'esprit

La question des bases biologiques de la conscience reste un problème d'actualité. Contrairement à ce qu'a déclaré René Descartes au XVIIe siècle, à savoir que le corps et l'esprit étaient entièrement séparés, la nouvelle conception est que tout ce qui se produit dans notre esprit, résulte de processus cérébraux.
Tout traitement pharmacologique en psychiatrie, postule en fait l'existence d'une base biologique (moléculaire) aux troubles mentaux. La question des limites d'une explication biologique de la conscience a été désignée par le terme « problème du fossé explicatif ». Certains pensent que ce fossé traduit l'irréductibilité des propriétés subjectives à des propriétés physiques et qu'il s'agit d'un fossé ontologique. Pour le matérialisme physicaliste, le mental est réductible au biologique qui est lui-même réductible à la physique. Ainsi, le physicalisme nie que l'esprit soit une substance et décrit la conscience comme une propriété d'un organisme, ensuite il essaie d'expliquer le comportement conscient par l'activité cérébrale. Une telle identification peut signifier entre autres qu'il n'y a pas de différence mentale par

exemple entre deux croyances, sans une différence entre les positions et les mouvements des particules qui composent les corps. Michel Bitbol, qui s'intéresse à la conscience dans un esprit phénoménologique, discute la possibilité de réduire la conscience à un processus neuronal dans son ouvrage *La conscience a-t-elle une origine ?*. Cette question majeure de l'épistémologie confronte la philosophie et les neurosciences. La thèse principale de Jean-Pierre Changeux, dans son ouvrage, *l'homme neuronal*, relève du réductionnisme matérialiste. Pour lui, l'homme n'a plus rien à faire de l'esprit, puisque la neurophysiologie enseigne chaque jour, avec plus de détail, que nous ne sommes que des entités neuronales. En fait, il y a eu une évolution importante dans la conception du mécanisme matérialiste, particulièrement en raison des progrès de la mécanique de l'infiniment petit. Actuellement, la thèse physicaliste ne peut être ni prouvée ni réfutée. Elle reste encore trop vague pour prétendre à la vérité scientifique et demeure cantonnée aujourd'hui, dans son statut métaphysique.

Les théories de « l'émergence » revendiquent quant à elles un physicalisme non réductionniste. Pour l'émergentisme, les entités mentales transcendent le physiologique, tout en émanant de lui. Le mental émerge de la « complexification » progressive des systèmes matériels, auxquels il est cependant irréductible. Dans cet ordre d'idées, Roger Penrose physicien et mathématicien anglais, a proposé une explication physique de la conscience. Il écrit dans *the Emperor's New Mind* : « c'est notre manque de compréhension des lois fondamentales de l'univers qui nous empêche de saisir la notion d'« esprit » en termes de physique ». Searle, quant à lui, admet parfaitement l'unité de nature, entre le cerveau et l'esprit, y compris pour ce qui relève des aspects les plus subjectifs de la conscience, à l'instar de la grande majorité des philosophes de l'esprit. Mais il se distingue par son naturalisme non réductionniste, qu'il qualifie de « biologique ». Dans *La redécouverte de l'esprit*, il développe pour la première fois cette conception, en défendant une position anti-réductionniste des états qualifiés d'« émergeants ». Il conçoit en fait l'émergence non pas seulement comme une différence de niveau de description, mais aussi comme un processus causal vertical, à la fois ascendant et descendant. La thèse centrale soutenue par Searle dans son ouvrage *la redécouverte de l'esprit* est que la conscience est la marque première de l'esprit et que l'intentionnalité ne caractérise que certains états conscients. L'intentionnalité étant un concept majeur de la philosophie de l'esprit du vingtième siècle, issu d'Aristote et de la philosophie médiévale. Pour Husserl, il s'agit de la caractéristique de la conscience d'être toujours dirigée vers un objet (toute conscience est conscience de quelque chose). La conception de Searle s'oppose à la conception représentationnelle de l'esprit. La thèse des représentationnalistes se concentre sur l'intentionnalité et sinon ignore la conscience, du moins l'explique en termes de représentation mentale. Searle apporte comme argument à ses idées, le fait qu'il existe dans la nature toutes sortes de propriétés émergentes ou holistiques, telles que la "liquidité" de l'eau ou la couleur du ciel, qui ne sont pas présentes à l'échelle des constituants des choses qu'elles caractérisent. Refusant le dualisme de Descartes, qui voudrait séparer l'esprit du corps, il considère que le physique peut être aussi mental et que la conscience se situe à un niveau supérieur aux processus neurophysiologiques, même si elle en dépend. Pour lui, il existe chez l'homme un niveau supérieur, irréductible aux gènes comme aux neurones, où apparaît la conscience, c'est-à-dire l'esprit et la possibilité d'une vie intellectuelle.

Les nouvelles techniques de neuroradiologie montrent qu'une certaine « matérialité » de la pensée est inscrite dans le cerveau. On compte aujourd'hui une vingtaine de laboratoires à travers le monde (aux Etats-Unis et en Europe) spécialisés dans l'analyse neuroradiologique des phénomènes psychiatriques, grâce au développement de deux techniques majeures de radiologie qui ont permis l'émergence de cette nouvelle discipline. Il s'agit de la "tomographie par émission de positons" (TEP), qui consiste à identifier et à quantifier différents éléments du métabolisme cérébral au moyen de certains isotopes produits par un cyclotron et de l'imagerie par résonance magnétique (IRM), surtout la résonance magnétique fonctionnelle (RMN), qui fournit les meilleures images, de la morphologie in vivo, des diverses structures cérébrales. La neuro-imagerie appliquée aux affections psychiatriques couvre différents domaines. On peut citer parmi eux, le développement cérébral, la pédopsychiatrie, l'étude des psychoses (particulièrement la schizophrénie et les phénomènes hallucinatoires), ainsi que l'analyse des effets des drogues licites et illicites et des thérapeutiques médicamenteuses (neuroleptiques et antidépresseurs). Des résultats laissent aujourd'hui clairement penser que l'autisme ainsi que certaines psychoses sont la conséquence directe d'un trouble de la maturation du cerveau durant la grossesse et le bas âge.

2- La thérapie à visée psychiatrique est une approche réductionniste

Le réductionnisme a montré ses limites en thérapeutique psychiatrique. Dagognet estime pourtant que les progrès de la pharmacodynamie ont réorienté et redéfini la maladie mentale, idée que ne semble pas partager Alain Ehrenberg, dans *La fatigue d'être soi, en écrivant* « La maîtrise de l'esprit humain par l'action pharmacologique n'est ni pour demain ni pour après-demain ».
C'est en fait sur la théorie mono-aminergique des troubles mentaux que se base la thérapie psychotrope. Mais bien que les médicaments psychotropes aient des effets moléculaires précis au niveau du cerveau, il n'y a pas toujours de parallélisme entre leurs effets moléculaires et leurs effets cliniques. Jusqu'à présent les effets moléculaires de ces médicaments se limitent à l'interférence avec des récepteurs ou les neurotransmetteurs centraux qui sont des mono-amines (noradrénaline, adrénaline, sérotonine, dopamine).
Commençons par aborder le problème des neuroleptiques ou antipsychotiques. Les conceptions modernes de la schizophrénie soulignent l'importance d'un déséquilibre du système dopaminergique entre le lobe frontal (voie méso-corticale) et les centres sous-corticaux (voie méso-limbique). Ce déséquilibre ne suffit pas à tout expliquer, mais il y a un consensus que cette dysfonction du système dopaminergique est souvent à la base du syndrome psychotique (hallucinations, idées délirantes, pensée désorganisée, comportement « catatonique ») et que tous les antipsychotiques ont un effet sur ce système. Ainsi, les neuroleptiques bloquent les récepteurs D2 et D3 de la Dopamine (récepteurs dopaminergiques). Comme tous les antipsychotiques sont des antagonistes dopaminergiques de type D2 au niveau du système nerveux

central. On a supposé que la schizophrénie est associée à une hyperactivité des voies mésolimbique/mésocorticale, dopaminergiques. Ce concept est actuellement très discuté, puisque les nouveaux neuroleptiques se sont avérés avoir des propriétés moléculaires différentes. C'est le cas de la Clozapine qui est un antagoniste des récepteurs sérotoninérgiques 5HT2A. Elle a une affinité pour les récepteurs D4 et son affinité pour les récepteurs D2 est faible.

En ce qui concerne les antidépresseurs, la cause de la dépression et les mécanismes d'action de ces médicaments sont inconnus. Les bases biochimiques de l'effet antidépresseur ne sont pas très précises. Elles découlent des hypothèses mono-aminergiques basées sur l'idée que la dépression résulterait d'une diminution de l'activité centrale des systèmes noradrénergique et/ou sérotoninergique centraux. Cette théorie pose de nombreuses questions, mais elle n'a pas pu être remplacée par une meilleure. Plus récemment, on s'est intéressé aux effets des antidépresseurs sur la régulation des récepteurs du cerveau.

L'objectif pharmacologique pour l'ensemble des médicaments proposés à ce jour, comme antidépresseurs aux cliniciens, était d'augmenter la concentration cérébrale en monoamines. Il s'agit essentiellement d'un mécanisme d'inhibition enzymatique de la dégradation des monoamines, pour les inhibiteurs de la monoamine oxydase ou d'un mécanisme de blocage du transporteur chargé de la recapture des monoamines, pour les inhibiteurs de la recapture qui peuvent être plus ou moins sélectifs, comme c'est le cas des inhibiteurs du recaptage de la sérotonine, dont la fluoxétine, commercialisée sous la dénomination (Prozac*). Sans entrer dans des détails techniques, « Les inhibiteurs du recaptage de la sérotonine ne font pas mieux qu'un placebo » était en 2008, la conclusion d'une étude, publiée dans la revue Plos, qui venait appuyer une publication de 2003 du « British medical Journal ». La suspicion montait immédiatement d'un cran supplémentaire à l'égard de cette nouvelle génération d'antidépresseurs.

Dans le domaine de l'anxiété, une théorie biologique de ce trouble, a été élaborée grâce à la connaissance des récepteurs aux benzodiazépines. La sérotonine semble également jouer un rôle qui n'est pas totalement élucidé dans l'anxiété. Le GABA est un neurotransmetteur inhibiteur majoritaire du système nerveux

central. Il active trois familles de récepteurs, les récepteurs-canaux ioniques $GABA_A$ et $GABA_C$ et les récepteurs $GABA_B$ couplés aux protéines G. L'occupation des sites benzodiazépines, médicaments anxiolytiques, par les agonistes (stimulants) des récepteurs des benzodiazépines, induit un changement de conformation du récepteur GABA qui est un canal anionique sélectif, faisant entrer du Cl^-. Ceci augmente l'affinité de la liaison au GABA et stimule les effets du GABA sur la conductance au Cl^- de la membrane neuronale, engendrant une hyperpolarisation.
Enfin la chimiothérapie a été d'un certain apport, dans la psychose maniaco-dépressive, appelée actuellement maladie bipolaire. Cette affection est caractérisée par des perturbations cycliques de l'humeur, sous forme d'épisodes de dépression mélancolique ou d'accès maniaque, avec un état habituel dans l'intervalle des accès, pouvant évoluer dans certains cas, sur un mode unipolaire. Les régulateurs de l'humeur utilisés dans le traitement de l'affection constituent une classe pharmacologique restreinte représentée par les sels de lithium, la carbamazépine et l'acide valproïque. Ces 3 substances sont utilisées das les différentes formes de la maladie bipolaire. Le lithium demeure le dérivé le plus classique et le plus puissant. Il est prescrit pour la prévention des rechutes de psychose maniaco-dépressive et le traitement des états d'excitation maniaque. Il traverse les membranes cellulaires par diffusion passive ou en empruntant les mécanismes de transports cellulaires actifs des ions sodium, potassium et calcium, sur lesquels il va agir, entraînant dès lors des modifications de l'équilibre hydroélectrolytique et membranaire. Son mécanisme d'action est inconnu. Cet exemple montre que parfois, une efficacité cliniquement prouvée ne va pas forcément de pair avec un mécanisme d'action connu.

E- Actualités et futur des traitements médicaux

1- Génomique et protéomique

a- Données de base

C'est en 1869 que le médecin suisse Miescher isola à partir de leucocytes de pus de plaies infectées, une substance organique

riche en phosphore qu'il baptisa nucléine. La nature chimique de cette substance fut élucidée par les travaux de Kossel à partir de 1882 jusqu'à ceux de Levene en 1927. Il s'agissait de l'acide désoxyribonucléique ou ADN, qui est un polymère d'unités dénommées nucléotides. Les polynucléotides biologiques qui exercent différentes fonctions sont l'ADN et l'ARN ou acide ribonucléique. L'ADN qui est une molécule géante se présente sous la forme d'une double hélice. Cet acide nucléique est le support moléculaire de l'information génétique (l'ARN l'est pour certains virus) et c'est par conséquent le support de l'hérédité et du codage des composés biologiques (les ARN et les protéines). L'ARN joue plusieurs rôles : il peut être le messager qui copie l'information génétique de l'ADN, il peut aussi jouer un rôle catalytique, ce qui est lié à sa capacité à former des structures complexes. Il est exporté du noyau par les pores nucléaires, pour fournir l'information et permettre la synthèse des protéines par les ribosomes.
L'ADN, que l'on trouve dans le noyau, contient le génome, nécessaire à la formation des protéines, mais ne peut sortir du noyau. Génome est le terme utilisé pour décrire l'ensemble des gènes portés par les chromosomes d'une cellule. Un gène peut être défini comme une portion d'ADN qui concourt à une fonction. Cet ADN est constitué d'un alphabet doté de 4 lettres correspondant à quatre bases azotées : l'adénine, la thymine, la cytosine et la guanine.
Une fois que le génome humain a été séquencé à la fin des années 1990, les biologistes se sont aperçus avec surprise que nous n'avions qu'environ 25000 gènes, nombre à peine plus grand que celui de la souris et bien inférieur à celui du riz. Par ailleurs, l'homme possède 75 % de gènes communs avec le tétrodon (un poisson asiatique) et 98 % de gènes communs avec le chimpanzé. Qu'est e qui fait que l'homme parle un langage articulé, possède un cerveau si puissant tandis que le chimpanzé résiste bien mieux à tant de maladies, du sida à certains cancers ? D'où vient alors notre particularité, si elle ne dépend pas du nombre de nos gènes et pourquoi les êtres humains ont-ils aussi peu de gènes ? La supériorité et la complexité de l'homme, doit être par conséquent recherchée dans quelques mutations subtiles, quoique déterminantes qui restent d'ailleurs très

largement inconnues. Comment ces gènes sont régulés et exprimés dans le détail est une question centrale de la biologie.
Les bases azotées, mentionnées plus haut, sont les composés essentiels de l'ADN et de l'ARN. Il s'agit des bases puriques et des bases pyrimidiques. Les bases puriques qui sont des dérivés de la purine, contenues dans l'ADN ou l'ARN sont principalement l'adénine (A) et la guanine (G). Les bases pyrimidiques, dérivées de la pyrimidine, contenues dans l'ADN sont la cytosine et la thymine (T) et dans l'ARN on trouve la cytosine (C). Les sucres en C5 ou pentoses (ribose dans l'ARN ou désoxyribose dans l'ADN) se lient aux bases azotées. Ce sont des liaisons N-osidiques. Un nucléoside est donc formé d'une base azotée et d'un sucre liés par une liaison N-osidique. La liaison d'un nucléoside avec un phosphate se fait par une estérification. L'ester obtenu est un nucléotide, qui est formé par conséquent d'une base azotée, liée par une liaison osidique avec un sucre, lui-même lié par une liaison ester avec un phosphate.
Les bases azotées s'apparient sous la forme de deux paires : A-T et C-G. C'est la combinaison de ces bases chimiques qui constitue les gènes, lesquels commandent chacun, la fabrication de protéines différentes, nécessaires à la survie de l'organisme.
Il convient de mentionner ici l'apport des puces à ADN. Une puce à ADN ou biopuce, ou micromatrice d'ADN est un ensemble de molécules d'ADN fixées en rangées ordonnées sur une petite surface. Elle permet d'analyser le niveau d'expression des gènes transcrits dans une cellule, un tissu, un organe, un organisme ou encore un mélange complexe, à un moment donné et dans un état donné par rapport à un échantillon de référence. Son principe repose sur la propriété que possède l'ADN dénaturé de reformer spontanément sa double hélice lorsqu'il est porté face à un brin complémentaire (réaction d'hybridation). Les quatre bases azotées de l'ADN ont en effet la particularité de s'unir deux à deux par des liaisons hydrogène. Si un patient est porteur d'une maladie, les brins extraits de l'ARN d'un patient (retranscrits en ADN) vont s'hybrider avec les brins d'ADN synthétiques représentatifs de la maladie.
Il existe dans un gène des zones codantes (exons) et des zones non codantes (introns). En effet on sait aujourd'hui qu'il existe un nombre inattendu de gènes ne codant pas de protéines et on estime

que les ARN non codants représentent plus d'un tiers des ARN présents dans le cytoplasme.
Dans son ouvrage *le vivant post-génomique*, Henri Atlan, attire notre attention sur le concept de « post-génomique », en tant que biologie qui prend acte du fait que le programme génétique est une impasse. Il se demande comment des structures fonctionnelles aussi complexes que les virus et les réseaux de neurones émergent-elles? Découlent-elles nécessairement d'un projet intentionnel, voire d'une volonté providentielle ? Ou bien ces ensembles complexes sont-ils capables de s'organiser eux-mêmes ?
L'auteur soutient que la génétique, entendue comme la genèse d'un être vivant, n'est pas dans les gènes et se substitue au modèle génétique, celui de l'auto-organisation ou de la complexité. C'est paradoxalement au moment même où on transcrit le génome humain, que certains se détachent du modèle du déterminisme génétique.

b- Entorses à l'hérédité mendélienne

L'ADN reste le support de l'hérédité mais il n'est plus le seul. En effet, on assiste, actuellement à l'effritement de ce concept, car on a réalisé que les propriétés des organismes vivants émergent du fonctionnement global des gènes dont le pouvoir est modelé et limité par l'environnement. Il existe différentes entorses à l'hérédité mendélienne, dont on citera :
-L'hérédité mitochondriale transmise exclusivement par la mère.
-La disomie uniparentale : il peut arriver que pour une paire donnée de chromosomes, un individu reçoive bien deux copies, mais deux copies issues d'un seul et même parent.
-L'empreinte génomique parentale : certains gènes localisés sur les chromosomes non sexuels, présents en deux copies chez les hommes et chez les femmes, sont exprimés à partir d'un seul allèle, issu selon les cas du père et de la mère.

c- Épigénétique

On découvre petit à petit de nouveaux modes de transmission de l'information qui ne passent pas par l'ADN, on parle alors d'épigénétique qui met en évidence des mécanismes héréditaires indépendants de l'ADN. Ce type de changement est réversible, mais transmissible de cellule en cellule, et même des cellules sexuelles à l'embryon.

Classiquement un gène est un segment d'ADN qui code une protéine, et les protéines contribuent à déterminer le phénotype d'un individu, c'est-à-dire l'ensemble de ses caractéristiques physiques, visibles ou invisibles, Si l'on change la séquence d'un gène, on change la structure de la protéine qu'il code et, au final, le phénotype. L'ADN est central dans cette conception classique. Avec l'épigénétique, on découvre que c'est faux... D'abord, un gène peut être inactivé sans pour autant être muté, c'est-à-dire sans que l'enchaînement des bases adénine, guanine et cytosine soit modifié. Seul son état d'activité change, sous l'effet de modifications comme la méthylation des cytosines. Cet état d'activité (ou d'inactivité) peut être transmis, ce qui a des conséquences sur le phénotype.

Ainsi l'épigénétique étudie les facteurs qui ne sont pas codés par la séquence d'ADN et qui régulent l'activité des gènes en facilitant ou en empêchant leur expression et permet une lecture différente d'un même code génétique. Ces modifications résultent de l'environnement d'un gène au sens large, du plan moléculaire au plan écologique : la cellule, le tissu, l'organe, l'individu et l'ensemble de ses conditions de vie, comme son alimentation, ses activités ou son lieu d'existence.

Cette notion alimente les thèses créationnistes. Elle suscite aussi un débat parmi les biologistes, qui souhaitent cependant rester dans le cadre darwinien. La théorie synthétique de l'évolution, qui concilie génétique et sélection naturelle est aujourd'hui largement remise en question.

Les marques chimiques épigénétiques les mieux caractérisées sont les groupes méthyle (CH_3). Elles sont ajoutées sur l'ADN ou sur les histones (protéines localisées dans le noyau autour desquelles s'enroule l'ADN). Le plus souvent, leur présence empêche l'accès des facteurs de transcription aux gènes.

Après la publication de la carte du génome humain en 2003, qui reste globalement identique tout au long de la vie, des scientifiques américains ont réalisé en 2015 la première carte de l'épigénome humain, en clarifiant les commandes biochimiques qui stimulent ou inhibent l'expression de l'ADN. Les chercheurs sont de plus en plus persuadés que l'épigénome joue un rôle important dans l'apparition de maladies comme le cancer, l'Alzheimer ou l'autisme. À propos d'autisme, il convient de mentionner certaines données récentes. Les premiers gènes impliqués dans l'autisme ont été identifiés en 2003 par une équipe française ; ils jouent un rôle dans la connectivité neuronale. Depuis, une soixantaine de gènes impliqués de manière certaine dans les troubles autistiques ont été identifiés mais, dans 65 % des formes d'autisme, on n'a pas encore trouvé de gènes associés. Loin de réduire la cause de l'autisme à un seul gène ou même à la seule cause génétique, tous ces travaux indiquent que le syndrome a des origines multiples.

d- L'interférence ARN

Le mécanisme de l'interférence ARN a été probablement sélectionné au cours de l'évolution, pour prémunir les cellules contre l'introduction de gènes (en particulier de virus ou de transposons). Il permet également de nettoyer la cellule d'ARN messagers (ARNm) non fonctionnels.

Les ARN interférents (Si ARN ou ARNi) synthétisés ex vivo sont capables d'interférer avec les ARN in vivo chez les mammifères. Ils se fixent sur l'ARN messager qui leur correspond, ce qui a pour effet « d'éteindre » de manière très spécifique l'expression d'un gène. Plusieurs axes de recherche sont en train d'exploiter actuellement l'idée de modifier ces ARNi pour rendre silencieux tel ou tel gène en cause dans une maladie. Il en découle un immense potentiel thérapeutique, puisque l'interférence ARN se positionne comme un traitement envisageable, à chaque fois qu'une maladie se développe sous l'influence d'un gène surexprimé ou muté. La dégénérescence maculaire liée à l'âge est la première application thérapeutique. L'injection d'ARN interférents permet d'éteindre le gène du facteur de croissance endothélial vasculaire (VEGF) responsable de la maladie (nature médecine, 2005).

e- La pléiotropie des fragments d'ADN

La pléiotropie des fragments d'ADN a confirmé des intuitions anciennes, à savoir que le même fragment d'ADN sert à coder plusieurs protéines. En association avec d'autres fragments, il constitue des gènes délocalisés, dont l'existence a rendu

problématique la définition même du gène. En effet, plusieurs réponses différentes sont apportées à la question : qu'est-ce qu'un gène ? Les réponses varient suivant que l'on se place du point de vue de sa structure, de son expression protéique, de l'implication d'un fragment d'ADN dans plusieurs fonctions biologiques ou biopathologiques, etc.
Il existe de grandes analogies entre des structures d'ADN provenant d'espèces extrêmement différentes, où le même fragment remplit des fonctions différentes suivant le contexte. Ainsi l'idée que le fonctionnement et le développement des organismes seraient tout entiers déterminés par l'exécution de « programmes » inscrits exclusivement dans la structure linéaire de l'ADN est actuellement très discutée.

f- Transfert génique

Le transfert génique consiste à transférer l'ADN à une cellule. Cette nouvelle stratégie pour le traitement de certaines maladies héréditaires et acquises fait appel à différentes techniques de biologie moléculaire. On a cru un peu vite que par l'introduction dans l'organisme du malade de la version normale du gène défectueux, allait constituer une panacée.

g- CRISPR-Cas9

Découvert en 2012, l'outil CRISPR-Cas9 pour (CRISPR associated protein 9) associe un ARN jouant le rôle de guide à une enzyme découpeuse d'ADN pour substituer, un gène à un autre avec deux zones de coupe actives, une pour chaque brin de la double hélice. Il s'agit donc d'une endonucléase. Cette enzyme peut être utilisée pour modifier facilement et rapidement le génome des cellules animales et végétales. La technique d'édition de génome CRISPR-Cas9 a été développée à partir de 2012, par plusieurs chercheurs. Outre sa fonction d'origine bactérienne dans l'immunité, la protéine Cas9 est utilisée comme un outil du génie génétique, pour induire des cassures double brin dans l'ADN. Ces cassures peuvent conduire à l'inactivation d'un gène ou à l'introduction de gènes hétérologues.
Mais que se passera-t-il si on utilise cette technique révolutionnaire pour produire des lignées d'hommes « augmentés ». Le spectre de l'eugénisme ressurgit.

Cette technique laisse entrevoir la possibilité de modifier les cellules germinales de l'embryon pour corriger des mutations génétiques, ce qui changerait ainsi le génome de la descendance. Tant qu'elle est utilisée pour la recherche et pour corriger des mutations liées à des maladies, cette technique semble très prometteuse. Cette « boîte à outils » détient en effet un grand potentiel thérapeutique. Les premières applications ont été réalisées sur des animaux et notamment des primates. Grâce au coût de développement réduit de la technique, des scientifiques ont déjà créé des vaches sans cornes (pour éviter qu'elles se blessent). On a même prévu de ressusciter des espèces disparues comme le mammouth par exemple. Des perspectives de santé publique se dessinent avec les travaux d'une équipe américaine qui a même réussi à rendre un moustique résistant au paludisme et prévoit de le libérer dans la nature, pour transmettre ce gène de résistance à l'ensemble de l'espèce, afin d'éviter la contamination des 500 000 victimes humaines annuelles liées à cette maladie. CRISPR-Cas9 ouvre également la voie à de nombreuses solutions de thérapie génique, telles que, le traitement de la mucoviscidose, de l'hémophilie, de l'Alzheimer ou la guérison du cancer. Toutefois, concernant les premiers tests de lutte contre le SIDA, le VIH est parvenu à trouver la parade à la mutation induite et reprendre ainsi sa réplication. Les scientifiques suggèrent que les lecteurs de gènes à la base de Cas9 peuvent être capables d'éditer les génomes de populations entières d'organismes. Mais on commence déjà à s'inquiéter de la possibilité de modifier le patrimoine génétique des cellules germinales, en raison de l'accessibilité et de la relative simplicité de l'utilisation de Cas9.

Une étude publiée par la revue *Nature en 2017* a grâce à la technique Crispr-Cas9 réussi à effacer chez des embryons humains une mutation à l'origine d'une grave maladie cardiaque. Compte tenu de la réglementation, les embryons n'étaient pas destinés à être implantés et leur développement a été interrompu après quelques jours.

h- Futur de la médecine et génomique

Les progrès de la génomique vont-ils engendrer la naissance d'une médecine prédictive et bouleverser les traitements médicaux ?

La génomique fonctionnelle est une approche consistant à étudier le rôle du génome constitué d'ADN, support de l'information héréditaire, dans les processus biologiques. Il reste encore beaucoup à découvrir dans ce domaine.
Il y a des interactions complexes qui limitent le pouvoir prédictif des tests génétiques. L'influence d'un gène peut être à la fois positive et négative. La situation est encore plus confuse, lorsque plusieurs gènes sont en cause, ce qui est notamment le cas dans le diabète, les maladies cardiovasculaires et de nombreuses formes de cancer. Pour ces maladies, on ne sait pas faire la part de l'environnement, du mode de vie, des gènes et de leurs interactions. De toute façon, mettre en évidence chez quelqu'un un gène prédisposant par exemple à un cancer donné ne signifie pas forcément que la personne sera atteinte par ce cancer. On imagine alors la complexité des problèmes, quand il s'agit d'envisager une thérapeutique préventive. Certains spécialistes doutent du fait que la médecine prédictive va s'imposer. Mais connaître des gènes de susceptibilité et découvrir leurs fonctions, faciliterait l'identification des processus biologiques impliqués dans une maladie. Par exemple on sait aujourd'hui qu'en fonction du profil génomique de certains cancers, il faut préférer certains traitements et exclure d'autres.

i- La protéomique

La protéomique désigne le domaine qui étudie les protéomes, c'est-à-dire l'ensemble des protéines, leur environnement ainsi que leur état physiologique et physiopathologique. C'est la fille de la génomique. La protéomique étudie également la structure primaire, secondaire et tertiaire des protéines, ce qui permet d'envisager une « pharmaco-protéomique », voie plus prometteuse que la thérapie génique pour concevoir de nouveaux médicaments.
Les protéines, composées d'un enchaînement d'acides aminés, constituants élémentaires du vivant, doivent pour remplir leurs fonctions, se replier selon des formes complexes très spécifiques, que l'on appelle « structure tertiaire » définie dans un espace tridimensionnel (3D). L'accès à la structure 3D de cibles thérapeutiques, obtenues expérimentalement ou par modélisation moléculaire, fournit des informations particulièrement utiles. La

modélisation moléculaire permet de localiser dans la structure 3D les régions-clés pour la fonction biologique et les différents sites de fixation des ligands ou stimulants (pouvant être des médicaments). Elle aidera par exemple à différencier dans un récepteur les motifs structuraux responsables de l'activité agoniste (stimulante) ou antagoniste (inhibitrice) de ligands, ce qui aura un impact direct sur la conception de nouvelles molécules ayant un mode d'action spécifique. La configuration dans l'espace de la protéine est sa signature téléonomique. C'est elle qui lui confère une action définie et spécifique. Cette configuration dans l'espace doit-elle être conçue comme réalité quantique ou macroscopique ? Intégrée dans un tout fonctionnel, cette structure est un projet biologique qui peut engendrer des fonctions : respirer, digérer, etc. De plus en plus souvent, les chercheurs s'efforcent à dépister les anomalies biologiques, qualitatives ou quantitatives, des protéines qui accompagnent les états pathologiques observés. La plupart du temps, il est constaté un défaut de production d'hormones ou d'enzymes ou encore une inadéquation de la réponse du ou des récepteurs aux stimuli. Ces dysfonctionnements peuvent être mis en évidence, beaucoup plus facilement que par le passé, grâce à de nouvelles techniques. Ainsi la possibilité de produire aisément, par recombinaison génétique, des cibles thérapeutiques humaines (enzymes, récepteurs, etc.) a bouleversé la recherche pharmaceutique. Plusieurs stratégies thérapeutiques découlent de la démonstration d'une relation entre gène (s) et maladie.

Lorsque les cibles biologiques impliquées dans une maladie ont été caractérisées (ADN, ARN, protéine), il est nécessaire de découvrir des molécules s'y fixant (ligands) et modulant leur fonction. D'un point de vue biologique, les classes de cibles les plus importantes sont les récepteurs membranaires des médiateurs (45 % des cibles), les enzymes (28 %), les canaux ioniques (5 %) et les récepteurs nucléaires (2 %).

À l'échelle moléculaire si nous pouvions, à partir de la séquence linéaire d'une protéine, simuler son repliement tertiaire, nous pourrions accéder à la structure de toutes nos cibles biologiques. Le repliement est une transition du désordre vers l'ordre, pas celle d'une structure unique vers une autre. Malheureusement, modéliser ce processus à l'échelle atomique est l'un des défis les

plus difficiles du calcul en biologie. La principale difficulté dans la simulation du repliement d'une protéine est le temps.
Pour de petites protéines, le temps de repliement peut s'étendre de 10^{-6} secondes à 10^{-3} secondes. Il est l'un des problèmes majeurs de la biologie moléculaire. De nombreuses maladies neurodégénératives ou autres sont considérées comme résultant d'une accumulation de protéines « mal repliées ».
Il faut, en moyenne, une journée de calcul à un ordinateur pour simuler juste une nanoseconde (milliardième de seconde) de ce repliement. À ce rythme, il faudrait presque trois ans pour simuler une microseconde de repliement et peut-être une ou deux décennies pour analyser le repliement d'une seule protéine. La modélisation du repliement des protéines à partir de la séquence linéaire reste aujourd'hui un défi majeur.
C'est la complémentarité chimique (nature des éléments de reconnaissance) et géométrique (forme) entre un ligand et son récepteur qui assure la transmission du signal initiant la réponse biologique.
L'expression de criblage ou criblage à haut débit, désigne dans le domaine du médicament, les techniques visant à étudier et à identifier des molécules aux propriétés nouvelles, biologiquement actives. L'expression haut débit évoque ici l'utilisation de la robotique et de la bio-informatique, pour accélérer la phase de test des molécules, en vue de processus de production de médicaments. Pour encore accélérer les découvertes, en limitant les risques liés à des produits ou organismes susceptibles d'être dangereux, on a développé des techniques de criblage virtuel en travaillant avec des modèles mathématiques de molécules ou protéines et en cherchant à créer toutes les combinaisons possibles. On peut aujourd'hui cribler quelque 100000 molécules par jour et par cible à des coûts raisonnables. Si, dans cette démarche, le mécanisme d'action des molécules retenues à l'issue du criblage est fixé par le choix même de la cible, il reste à montrer, notamment dans des modèles in vivo, qu'il conduit aux effets thérapeutiques escomptés.
Sur près de 25000 gènes que comporte le génome humain, seulement 500 rendent compte du mécanisme d'action des médicaments existants. Si on estime qu'environ 10 % de tous les gènes peuvent constituer des cibles thérapeutiques intéressantes, des perspectives s'offrent encore à la recherche thérapeutique.

Mais comment reconnaître ces gènes dans le génome ? Sur les trois milliards de bases du génome humain, 99,9 % sont identiques d'un individu à l'autre. Les variations ou polymorphismes des 0,1 % restant, pourcentage pourtant infime, mais représentant trois millions de nucléotides, sont à la base des différences entre les individus. Parmi celles-ci figure la sensibilité aux médicaments. Ainsi, l'approche réductionniste (physicaliste) du vivant peut être féconde pour l'avancement des sciences bio-cliniques. En fait rares sont encore les exemples concrets de médicaments directement dérivés du modélisme moléculaire. On peut citer les inhibiteurs de l'enzyme de conversion de l'angiotensine (utilisés particulièrement dans l'hypertension artérielle et l'insuffisance cardiaque), les inhibiteurs des protéases du virus de l'immunodéficience humaine dans le traitement du sida et le traitement spécifique de la leucémie myéloïde chronique caractérisée par la présence du chromosome Philadelphie (Ph) par les inhibiteurs de la tyrosine-kinase. Le chromosome de Philadelphie est le résultat d'une translocation réciproque (ou un échange de matériel génétique) entre les chromosomes 9 et 22 aboutissant à la fusion des gènes BRC et ABL, ce qui forme le gène chimère BRC-ABL créant ainsi une mutation de l'oncogène ABL. Les récepteurs à la tyrosine kinase sont une superfamille de récepteurs liant des hormones (protéines circulantes), des facteurs de croissance (protéines générées localement) et des éphrines, (protéines des surfaces cellulaires).

j- Pharmacogénétique et pharmacogénomique

Le terme " pharmacogénétique " est apparu dès les années cinquante pour désigner les " modifications des réponses pharmacologiques sous l'influence de l'hérédité ». À cette époque, l'analyse génétique n'était possible que par l'analyse des expressions phénotypiques, en particulier des différences interindividuelles dans l'équipement enzymatique et ses conséquences sur le métabolisme des produits.
La pharmacogénétique a pour objectif pratique l'individualisation du traitement médicamenteux, à savoir la sélection d'une substance et l'adaptation de sa posologie, par l'évaluation directe (génotypage) ou indirecte (phénotypage) de la constitution génétique du patient.

C'est en 1953 qu'on a décrit pour la première fois le phénotype « d'acétyleur lent » de l'isoniazide, qui fut rapidement associé à une augmentation de la neurotoxicité de cet antituberculeux. Dans les années 1950, furent successivement décrits, des syndromes particuliers, génétiquement déterminés et prédisposant les patients à des accidents parfois graves, lors de la prise de certains médicaments, que l'on rattachait à des déficits constitutionnels en différentes protéines (hémolyses dues au déficit en glucose 6 phosphate déshydrogénase, apnées à la succinylcholine chez des patients déficients en sérum cholinestérase). Dans les années 1960, on a observé des effets indésirables avec certains médicaments qui sont associés à des concentrations circulantes très élevées de ces médicaments. On commençait à découvrir à cette époque les cytochromes P450 (CYP), qui est une superfamille d'isoenzymes microsomiales catalysant l'oxydation de nombreux médicaments, ainsi que leur rôle dans le métabolisme des médicaments. On commençait à parler à la même époque, de sujets « métaboliseurs lents », caractérisés par un métabolisme hépatique ralenti, génétiquement déterminé, de certains médicaments, favorisant leur accumulation. C'est dans les années 1980 puis 1990 que les techniques de biologie moléculaire ont permis d'identifier peu à peu les gènes codant pour les différentes protéines, préalablement identifiées et purifiées du système enzymatique du cytochrome P-450. Les mutations responsables des phénotypes de métaboliseur lent furent alors une à une découvertes.

C'est ainsi qu'est née la pharmacogénomique qui est l'étude de la variabilité de notre génome, en relation avec la réponse aux médicaments et des mécanismes génétiques des variations individuelles de la réponse aux médicaments. Par l'identification de séquences spécifiques de notre génome, la pharmacogénomique vise à identifier des sujets répondeurs ou non répondeurs à certains médicaments ainsi que des sujets à risque de développer des effets indésirables génétiquement déterminés. En effet, pour une dose donnée de médicament, la réponse des individus est plus ou moins forte, excessive chez certains, faisant courir ainsi un risque de toxicité, insuffisante chez d'autres et pouvant entraîner l'inefficacité du traitement. Le mécanisme d'interposition entre le gène et la réponse de l'organisme a deux

origines possibles. L'une pharmacodynamique, s'il s'agit d'une modification du récepteur auquel le médicament vient se lier avec une modification de son effet pharmacologique. L'autre, pharmacocinétique, s'il s'agit d'une modification du métabolisme du médicament, liée à une différence dans l'équipement enzymatique intervenant dans ce métabolisme et par conséquent, dans le devenir du médicament dans l'organisme. Les effets pharmacocinétiques incluent les fluctuations interindividuelles d'absorption, de distribution, de métabolisme ou d'excrétion du médicament, pouvant résulter en des concentrations inappropriées du médicament ou de ses métabolites, avec comme conséquences possibles, une diminution de l'effet thérapeutique ou une toxicité accrue. La connaissance de l'enzyme qui catalyse la voie principale du métabolisme d'un médicament fournit une base pour comprendre les conséquences thérapeutiques des variations du génotype de cette enzyme.
Ainsi, la pharmacogénomique s'adresse au gène lui-même et non plus seulement à son expression. Elle englobe la pharmacogénétique et la renouvelle, en identifiant les variations du génome, responsables des modifications des réponses de l'organisme. En médecine, les tests qui visent à mieux choisir un médicament et la dose à prescrire en fonction des caractéristiques du patient constituent l'un des segments de marché du diagnostic moléculaire les plus porteurs, avec des croissances annuelles de l'ordre de 25 %.
On a ainsi inauguré grâce à la pharmacogénomique, l'ère de la prescription médicamenteuse individualisée. Certains tests sont dorénavant disponibles (phénotypage et génotypage) et utilisables en pratique clinique, afin d'identifier les différentes activités enzymatiques ou les variantes alléliques. Ils sont une aide à l'individualisation de la thérapeutique, afin de prédire la posologie adéquate du médicament approprié à chaque patient. En pratique, le génotypage est plus largement utilisé que le phénotypage.
Le décodage intégral du génome humain fait entrevoir des perspectives passionnantes, mais les retombées concrètes de cette avancée sur la prise en charge des patients se font attendre. Ainsi, l'intégration de la pharmacogénétique à la pratique médicale est une nouvelle approche thérapeutique qui pourrait augmenter l'efficacité des médicaments et diminuer les risques de toxicité, en

ciblant, par l'étude de marqueurs génétiques, le traitement en fonction des caractéristiques propres des patients. Il est plus probable que l'apport de la pharmacogénétique se portera sur l'efficacité, plutôt que sur la toxicité thérapeutique. La mise au point de tests de pharmacogénétique permettant de stratifier la population selon une probabilité de réponse à un traitement sera sans doute plus aisée, étant donné que ces tests pourraient être recommandés par les praticiens et remboursés plus facilement en raison du plus grand nombre de patients, pour qui ces mesures pourraient être appliquées.

k- Création en 2010 de la première cellule contrôlée par un génome synthétique

C'est en ces termes que la revue américaine « Science » a annoncé la publication, dans ses colonnes, d'une réalisation scientifique majeure dans l'histoire des technologies du vivant. Des chercheurs ont réussi à construire, par synthèse chimique, l'ADN entier d'une bactérie et à démontrer qu'il fonctionne normalement. Cette bactérie dont les parents sont des ordinateurs s'est mise à proliférer par divisions successives à peine « terminée ». Avec la conception de cette bactérie, l'aire de la biologie synthétique est arrivée. Certaines équipes travaillent actuellement à la production de certains médicaments par ce type de bactéries. C'est là un nouveau pas vers des horizons dont rêvent de nombreuses équipes travaillant dans les biotechnologies : fabriquer des microbes au génome taillé sur mesure et qui, grâce à leurs caractéristiques génétiques choisies, produiraient des quantités infinies de substances rares.

2- Biomédicaments et principes des thérapies anticytokiniques

Les biomédicaments peuvent être définis comme l'ensemble des substances thérapeutiques dont la conception fait appel aux biotechnologies, c'est-à-dire aux techniques qui utilisent des éléments du vivant (cellules, tissu ou éléments de la cellule).
La plupart des études portant sur les biomédicaments, ou médicaments biologiques, se concentrent sur les molécules issues de la technologie dite de « l'ADN recombinant ». Cette technologie consiste à insérer un gène étranger dans une bactérie

ou dans une cellule d'un autre type pour lui faire fabriquer une protéine qu'elle ne produirait pas naturellement. Le premier médicament élaboré avec cette technique est apparu sur le marché américain en 1982 : il s'agit de l'insuline recombinante, fabriquée par des bactéries dans lesquelles on a transféré un gène de l'insuline humaine.
L'autre grande famille des médicaments biologiques est apparue plus tardivement : ce n'est qu'en 1997 que les premiers anticorps monoclonaux ont été mis sur le marché. Les anticorps monoclonaux sont produits dans des cellules, grâce à la technologie de l'ADN recombinant. Un anticorps monoclonal est capable de bloquer un récepteur ou un médiateur impliqué dans une pathologie en se fixant sur un motif moléculaire spécifique. En 2007, les anticorps monoclonaux représentaient un tiers du marché mondial des biomédicaments, contre deux tiers pour les protéines recombinantes. Fin mars 2008, 107 médicaments biologiques étaient commercialisés en France, d'après un recensement effectué pour le compte du syndicat des entreprises de l'industrie pharmaceutique. Avant d'être commercialisés, les biomédicaments, comme les médicaments chimiques, doivent faire la preuve de leur efficacité et leur innocuité grâce à une série d'essais cliniques. Les anticorps monoclonaux humanisés sont initialement des anticorps murins monoclonaux dirigés contre un motif antigénique humain (cible de l'anticorps). Afin d'éviter que les patients ne s'immunisent contre ces anticorps de souris, on ne garde du gène murin (codant pour cet anticorps) que les domaines hypervariables impliqués dans la spécificité de la reconnaissance de l'antigène. Le reste de l'anticorps provient de gènes humains, afin que notre système immunitaire ne reconnaisse pas cet anticorps humanisé comme étranger.

3- Clonage

Le clonage désigne la technique qui consiste à introduire, dans le cytoplasme d'un ovocyte préalablement énucléé, un noyau d'une cellule issue d'un autre animal. Cette manipulation délicate permet de reconstituer un embryon qui, une fois transplanté dans une femelle receveuse, pourra se développer à terme. L'importance de la question éthique soulevée par la perspective d'application de cette technique à l'homme a rapidement conduit à distinguer le clonage reproductif aboutissant à la naissance d'un jeune, du clonage non reproductif dit « clonage thérapeutique » se limitant à la production de cellules embryonnaires. Dans le premier cas, on laisse le noyau récapituler in vivo toutes les étapes du développement, apportant ainsi la preuve qu'il a pu retrouver l'état totipotent du noyau de l'œuf fécondé. Dans le deuxième cas, on interrompt très tôt cette reprogrammation des étapes du développement, avant l'implantation de l'embryon, alors que les cellules embryonnaires commencent à se différencier. Le recours au clonage pour la production de cellules embryonnaires à des fins thérapeutiques chez l'homme, prend en compte l'aptitude qu'ont les cellules souches embryonnaires de pouvoir être différenciées aisément in vitro en un grand nombre de types cellulaires. Mais ce clonage thérapeutique nous place dans le même temps devant une situation redoutable : celle d'avoir à décider a priori de créer des embryons humains dont le statut ontologique, dès les tout premiers stades du développement, est au cœur du débat éthique. L'emploi des seules cellules souches adultes permettrait, au moins en partie, de faire l'économie de ce débat.

4- Cellules souches

Il est possible actuellement de créer plusieurs embryons humains à partir de la technique du clonage par transfert nucléaire. La « médecine régénérative » est une nouvelle perspective thérapeutique basée sur le potentiel des cellules souches. Elle pourrait fournir dans le futur de nouveaux traitements médicamenteux inaugurant une révolution conceptuelle à savoir : l'autoréparation de l'organisme. Le prix Nobel 2012 de médecine a couronné les travaux de deux lauréats ayant découvert que l'on peut obtenir des cellules souches, encore non différenciées en tel ou tel type cellulaire (musculaire, sanguine, intestinale…), à partir de cellules adultes qui s'étaient pourtant déjà spécialisées pour une fonction donnée. Ces découvertes ont bousculé ce que l'on pensait des cellules souches et élargissent les possibilités d'utilisation de ces dernières. Ces travaux ont permis de trouver une nouvelle façon de créer des cellules souches, en permettant à des cellules adultes d'être reprogrammées pour devenir "pluripotentes ».

La « médecine régénérative » est aujourd'hui un grand défi de la recherche biomédicale. Cette nouvelle perspective thérapeutique pourrait fournir dans le futur de nouveaux traitements qui régénèrent les cellules de l'organisme, inaugurant une révolution conceptuelle : l'autoréparation de l'organisme. On pensait que le cerveau et la moelle épinière ne pouvaient se réparer. La découverte de cellules souches neuronales au cœur du cerveau adulte a bouleversé cette croyance. Depuis 2003, on sait que notre cortex, grâce à elles, fabrique durant des décennies de nouveaux neurones. Détecter ces cellules souches chez des personnes en vie est donc de première importance pour mieux traiter les tissus nerveux lésés. En 2004, une équipe française avait identifié dans le cerveau une molécule-clé capable de guider les cellules souches neuronales vers les zones où elles étaient nécessaires. Désormais, il va peut-être devenir possible de détecter in vivo et en temps réel leur division et leur prolifération. Un immense espoir pour la compréhension et la thérapie cellulaire du cerveau.

5- Nanomédicaments

Avec l'échelle nano, on est exactement à la taille des molécules, or les maladies sont liées a des anomalies à l'échelle moléculaire, bien que l'on ne sache pas toujours de quel type d'anomalie il s'agit, ni ce qui se passe en amont de ces anomalies. Une capsule de taille nanométrique est, de fait, si petite, qu'elle peut entrer dans la cellule pour y délivrer, au cœur même de sa cible, le médicament souhaité. Cette propriété est déjà exploitée par l'industrie pharmaceutique pour agir directement et sans effets secondaires sur les cibles. Les nanotechnologies promettent même la régénération de tissus lésés voire morts. Une dizaine de « nanomédicaments » sont déjà sur le marché, notamment un antifongique (Ambisome) et des agents de chimiothérapie anticancéreuse. Aujourd'hui, un grand nombre de molécules, efficaces mais très toxiques, ne peuvent pas être délivrées sans une cascade d'effets secondaires graves. C'est en particulier le cas en chimiothérapie. Insérer ces molécules dans des nanocapsules peut éviter ce problème majeur. Car les nanovecteurs, dont la fabrication est aujourd'hui maîtrisée en laboratoire, délivrent leur charge aux seules cellules cancéreuses ou infectées par un virus ou une bactérie grâce aux éléments chimiques qui recouvrent la capsule et qui indiquent à l'organisme l'adresse spécifique de livraison. Par exemple le paclitaxel, un anticancéreux qui fait partie de la classe des taxanes, est administré avec un solvant très toxique pour les cellules. Il est désormais entouré d'une nano-capsule d'albumine. Or la tumeur, pour se nourrir, émet une quantité très importante de protéines spécifiques pour capter l'albumine. Le médicament est ainsi préférentiellement délivré aux cellules cancéreuses.

6- Chimiothérapie

La chimiothérapie cible la vie de la cellule qui résiste parfois à ce traitement

a- L'effet anticancéreux

Chaque tumeur débute avec l'altération de l'ADN d'une cellule unique. Ce défaut peut être provoqué par des carcinogènes, c'est-à-dire des substances chimiques capables de déclencher une tumeur, telles que les composants de la fumée du tabac ou des processus physiques tels que la lumière UV ou les rayons X, ou encore des virus. Des altérations de ce type peuvent concerner un nombre non négligeable des 10^{14} cellules environ que compte un individu. Cependant, seule l'altération des proto-oncogènes ou oncogènes cellulaires est importante, car elle constitue la base nécessaire à une transformation cancéreuse. La perte d'un anti-oncogène (gène suppresseur d'une tumeur) peut aussi conduire à l'initiation d'une tumeur. Les oncogènes cellulaires sont les homologues cellulaires des oncogènes viraux et ont des éléments génétiques qui peuvent provoquer des tumeurs. Les oncoprotéines produits de ces oncogènes, participent, en temps normal, au contrôle de la croissance et des processus de différenciation ; en particulier, ils régulent la prolifération cellulaire ; leur action sera donc contrôlée par des gènes de suppression des tumeurs (anti-oncogènes). Par mutation, délétion ou surexpression, les proto-oncogènes vont acquérir les propriétés des oncogènes, c'est-à-dire

pouvoir déclencher des tumeurs, en particulier lorsque le contrôle par les gènes suppresseurs est perturbé en même temps.
La chimiothérapie anticancéreuse fait partie de l'arsenal thérapeutique des cancers qui comprend également la radiothérapie et la chirurgie. Concernant cette dernière, plusieurs auteurs ont attiré l'attention sur le fait qu'en dehors de certaines compressions tumorales d'organes, fonctionnellement importants ou de lésions vasculaires engageant le pronostic vital, liés au développement des tumeurs, l'acte chirurgical est parfois difficile à légitimer face à un cancer. Dans certains cas, en effet la chirurgie des cancers semble découler d'une sorte d'approche esthétique tenant d'une certaine « logique morphologique » : toute grosseur n'est pas naturelle, elle est de toute façon inesthétique et son ablation permettrait une sorte de retour apparent à l'état précancéreux.
On peut classer les anticancéreux en différentes catégories : les agents cytotoxiques, les hormones, les modificateurs de la réponse immune, les inhibiteurs de l'activité protéine-tyrosine kinase. Plusieurs types de résistance à la chimiothérapie ont été observés dans la pratique clinique. -la résistance intrinsèque survient d'emblée lors de l'administration des premières séances de chimiothérapie, sans phase de sensibilité initiale. De nombreuses tumeurs sont ainsi d'emblée résistantes, c'est le cas du mélanome, de nombreux sarcomes et de tumeurs cérébrales notamment.
-la chimio-résistance acquise : après une phase initiale de grande chimio-sensibilité, apparaît secondairement une progression de la maladie témoignant d'une résistance acquise. C'est le cas de nombreuses tumeurs solides comme les cancers du sein et de l'ovaire.

b- L'effet antiviral

Il existe plusieurs classes d'antiviraux en fonction de l'étape inhibée : les inhibiteurs d'entrée : les inhibiteurs de la libération du génome viral, les inhibiteurs de l'intégrase du VIH, les inhibiteurs de la réplication, les inhibiteurs de l'assemblage et de la maturation des virions, les inhibiteurs de la libération des virions.
De façon générale, deux facteurs semblent prédisposer à l'émergence de souches virales résistantes aux antiviraux : la durée de la thérapie antivirale et le degré d'immunodépression de la personne infectée. La résistance aux antiviraux est favorisée par

l'administration de concentrations subinhibitrices d'antiviraux dans divers liquides biologiques infectés. On a fait état de résistance aux antiviraux pour plusieurs virus. Son importance en clinique dépend de plusieurs facteurs, qui se rapportent tant au virus qu'à l'hôte et qu'à l'antiviral utilisé (mode d'action, concentrations sériques et tissulaires).

c- L'effet antibiotique

Les différents mécanismes d'action des antibiotiques sont les suivants : action sur la paroi bactérienne, action sur la synthèse protéique, action sur la synthèse des acides nucléiques, action sur la membrane plasmique.

L'émergence de la résistance bactérienne acquise aux antibiotiques est un problème majeur de santé publique ; touchant à la fois les germes communautaires (pneumocoque) et les germes hospitaliers. Cette résistance peut conduire à des impasses thérapeutiques, d'autant que les grands mécanismes de résistance sont des résistances de classes et souvent associées à une multirésistance. La diffusion de cette résistance est plus rapide que la commercialisation de nouvelles classes d'antibiotiques. La limitation de l'utilisation des antibiotiques, leur utilisation rationnelle et la connaissance des indications des associations d'antibiotiques seront le garant du contrôle de la résistance bactérienne. Pour être rationnel, le traitement antibiotique probabiliste prescrit par le praticien doit tenir compte à la fois de la fréquence des germes isolés dans les principales infections communautaires et de l'incidence de la résistance aux antibiotiques. Les principaux mécanismes de la résistance aux antibiotiques sont la modification de la cible des antibiotiques et la synthèse d'enzymes inactivant les antibiotiques (ex bêtalactamases qui ouvrent le noyau bêtalactame). L'acide clavulanique est un inhibiteur suicide définitif des bêtalactamases. Une espèce bactérienne peut être résistante à plusieurs antibiotiques selon des mécanismes différents. Depuis la découverte de la pénicilline par Alexander Fleming, le développement des antibiotiques, représente une avancée considérable contre une large gamme de maladies, mais ces mêmes antibiotiques ont eux-mêmes engendré de nouveaux défis. Des souches « super-mutantes » résistent à 80 % des antibiotiques utilisés dans les hôpitaux, sont apparues. Si les recherches médicales échouent dans leur quête de nouvelles familles d'antibiotiques, les seuls humains qui subsisteront seront ceux dotés d'une résistance naturelle à ces « super-mutants ».

d- L'effet antiparasitaire

Les agents antiparasitaires sont le plus souvent des produits synthétisés de novo. De nombreux agents antiprotozoaires agissent en interférant avec la synthèse de l'acide nucléique, mais le mécanisme d'action n'est pas toujours connu avec précision. Les antihelminthiques quant à eux agissent plutôt en altérant la voie de la glycolyse ou en interférant avec la fonction neuro-musculaire. Pour certaines maladies parasitaires, les médicaments actifs restent à trouver. Les nouveaux traitements se heurtent à un problème de coût et de commodité d'administration. L'idéal serait l'efficacité dans tous les cas, en dose unique par voie orale. Les problèmes de résistance commencent à se rencontrer avec plusieurs antiparasitaires, résultant habituellement d'une mutation ou d'une sélection à la suite d'un usage trop intensif ou inadapté. Ainsi la chloroquino-résistance du Plasmodium falciparum, agent du paludisme, qui existe depuis longtemps en Asie du sud-est et en Amérique latine, s'étend maintenant à la plupart des pays d'Afrique tropicale. Des souches asiatiques sont devenues maintenant résistantes à l'association pyriméthamine-sulfadoxine et même aux agents thérapeutiques plus récents (Méfloquine).
Un grand espoir est attaché à une meilleure connaissance de l'immunologie parasitaire. Mais la complexité de ces phénomènes explique que des centaines de "candidats vaccins" ont été testés contre les parasites et aucun n'assure une protection complète.

VIII- APPROCHE PRATIQUE ET SOCIALE DU TRAITEMENT MÉDICAL

A- Préambule

Tout praticien, en homme honnête, considère qu'il applique une « vérité médicale » issue des données actuelles de la science, quand il entreprend une démarche clinique ou quand il prescrit un traitement ou encore quand il donne un avis médical. Or, toutes les considérations qu'on vient d'aborder montrent que les « vérités médicales » sont transitoires et falsifiables, expliquant comme on l'a déjà évoqué, que la médecine d'aujourd'hui n'est pas celle d'hier et que celle de demain ne sera pas celle d'aujourd'hui. Les courants actuels de la médecine par la preuve, se veulent rigoureux, en ce qui concerne toute démarche clinique ou thérapeutique et ont le souci de la preuve scientifique et de la « prouvabilité ». Là aussi, cette approche a ses limites et ce qu'on qualifie de preuve en médecine, n'est jamais une certitude ; c'est toujours une probabilité inférieure à un. Les choses deviennent encore plus compliquées en raison de l'existence de syndromes médicalement inexpliqués, mais qui correspondent bien à une plainte de certains patients, qui nécessite une prise en charge. Malgré tout cela, le médecin, confronté à la maladie ne peut qu'agir, avec les ingrédients scientifiques et techniques, issus des données de la recherche clinique et de la recherche fondamentale, dont il dispose. Mais quelle attitude doit-on adopter, entre un savoir officiel, se réclamant de la science, en constant remaniement et potentiellement caduque, au moins en partie et des pratiques dont l'efficacité n'est pas prouvée, faisant d'elles des pétitions de principe ?

Bien que l'entité morbide soit une entité naturelle, le schéma classique de la maladie tel qu'il est enseigné et transmis comme savoir (définition et éventuellement historique, physiopathologie, anatomie pathologique, épidémiologie, signes, diagnostic, évolution et traitement) est forcément une construction, expliquant en grande partie la mouvance des concepts cliniques et thérapeutiques, sans cesse modifiés, en fonction des nouveaux acquis dans le domaine biomédical. Cette mouvance concerne également les concepts physiopathologiques qui sont parfois démentis par la recherche clinique, concernant la mise au point de nouveaux traitements. Cette recherche clinique comme on va le voir, a montré en effet, l'inutilité ou le danger, de certains médicaments, pourtant appuyés sur des bases physiopathologiques qui semblaient solides. Ainsi les concepts physiopathologiques, comme toutes les théories scientifiques, sont réfutables. Tout cela contribue à la difficulté de la prise de décision en pratique médicale, dans bon nombre de cas et au fait de recourir parfois à des critères intermédiaires (glycémie, tension artérielle, etc..), non cliniques, pour évaluer de nouveaux traitements.

Le praticien a toujours le souci d'agir face à une plainte et dans la grande majorité des cas, ce souci se concrétise par la prescription d'un médicament. Or, on sait maintenant que bon nombre de malades peuvent repartir à l'issue d'une consultation, sans médicament et surtout que le médicament, en dehors des intoxications aiguës, est actuellement l'une des premières causes de mortalité humaine. C'est l'un des arguments du courant antimédical qui a « trop » insisté sur le côté pathogène de la médecine. La quête de la santé parfaite contribue à certains abus.

B- Avènement de l'EBM

1- Concepts de base

Les Grecs distinguaient trois statuts possibles pour la médecine : une simple pratique (empeireia), un savoir-faire (technè), un savoir (epistemè).

En 1992, un nouveau concept, « evidence based medicine » (EBM) apparaît dans un article du JAMA. Dans cet article, un groupe de médecins et épidémiologistes, issus en majorité de l'Université Mac Master d'Hamilton (Canada), proposent le développement d'un enseignement de la médecine, fondé sur une prise en compte de faits (preuves) issus d'une interprétation objective des données actuelles de la science (DAS) et donc des publications médicales dont il devient essentiel d'en apprécier la validité de la méthodologie avant de s'intéresser à leurs résultats.

Les auteurs de cet article ne nient pas cependant l'importance de l'expérience clinique, tout particulièrement dans le domaine du diagnostic. Il s'agit, pour eux, de la promotion de l'esprit critique contre le dogmatisme, du doute contre la certitude, de la recherche d'information contre l'avis d'experts. L'EBM se veut par conséquent une médecine par la preuve. C'est la démarche moderne de la pratique clinique et thérapeutique, qui n'accepte pour fait établi que ce qui est démontré scientifiquement (quantifié). Certes elle connaît des limites, mais, c'est actuellement la seule démarche dont on dispose pour tenter de faire accéder la médecine au statut de science. La démarche thérapeutique selon l'EBM est la suivante :

-Formuler le problème à résoudre pour le patient de la manière la plus précise possible ;

-Rechercher l'information prouvée concernant le problème, les travaux originaux ou les synthèses opérationnelles pour répondre à la question ;

- Évaluation critique de cette évidence ;

-Possibilité d'appliquer les résultats de cette évidence à la pratique clinique ;

-Évaluation des résultats ou des effets de cette application à la clinique.

Aujourd'hui, le concept d'EBM a sa base méthodologique, l'épidémiologie clinique, son réseau international (la collaboration Cochrane), ses bases de données spécifiques (the Cochrane library), sa revue (Evidence Based Medicine) et ses sites internet.

Cooks D a insisté sur les domaines médicaux dans lesquels l'application de l'EBM se révèle, difficile, voire impossible :

-Traitements difficiles à étudier par des essais randomisés

-Traitement considérés comme efficaces par sagesse conventionnelle (ex. chirurgie des cancers)

-Traitement des maladies à prévalence faible

Traitement des maladies à faible morbidité (ex. rhume)

- Traitement dont l'impact est perçu comme trop faible

-Traitement dont l'impact est perçu comme trop important (ex. antibiothérapie d'urgence)

-Traitements complexes et onéreux

-Traitements exigés pour des raisons politiques (ex. SIDA)

-Traitements pour lesquels la démotivation des praticiens est probable
-Traitements réalisés par des disciplines peu dotées en ressources financières
-Technologies diagnostiques
-Processus d'interventions du patient dans les soins (ex. directives avancées, fin de vie)

2- Limites philosophiques et scientifiques de l'EBM

Le concept d'EBM est controversé, pour un certain nombre de raisons. Tout d'abord, de nombreux critiques estiment que les éléments de preuve de l'essai clinique randomisé (ECR) peuvent parfois être inaccessibles, pour des raisons méthodologiques ou éthiques et d'autre part, ils considèrent que la prétendue hiérarchie de la preuve abaisse les autres types de preuves cliniques et ne permet pas de les intégrer dans une évaluation globale des preuves.
D'autre part, l'ECR est méthodologiquement lié à une théorie particulière de l'inférence statistique, que plusieurs statisticiens et médecins contestent. Rappelons que l'inférence statistique consiste à induire les caractéristiques inconnues d'une population à partir de l'étude d'un échantillon issu de cette population. De toute façon, il existe un problème classique de l'évaluation statistique des traitements qui n'est pas résolu dans l'EBM, à savoir que les données cliniques quantifiées par les tests statistiques génèrent simplement des mesures de corrélations. L'ECR est en effet aveugle aux mécanismes d'explication et de causalité. Le concept d'EBM n'est pas conçu par ailleurs comme une approche complète de la connaissance médicale, mais seulement comme une approche de la partie de la connaissance médicale qui est propositionnelle. Bon nombre des critiques de l'EBM ont mis en évidence le rôle des autres formes de connaissance non propositionnelles (savoir-faire, connaissance objectuelle) et la difficulté de leur évaluation objective.
En fait plusieurs débats épistémologiques sous-tendent actuellement le concept de médecine fondée sur des preuves, et certains suggèrent qu'il reste encore des travaux supplémentaires à faire, en particulier, sur la théorie de la preuve et de l'inférence.

Le positionnement de l'EBM dans le paradigme positiviste tend d'un autre côté à restreindre le champ des pratiques médicales accessibles, évaluables et donc, « recommandables » aux seuls phénomènes facilement mesurables. Or, le positivisme logique ou néopositivisme, fondement philosophique de l'EBM vise l'irréfutable, alors que selon Karl Popper, une théorie est scientifique, si et seulement si elle est réfutable (falsifiable). Selon cet auteur, la science avance par essais et erreurs, par *conjectures et réfutations* ; c'est le titre d'un de ses recueils. Cependant la conception « popperienne » de la vérité, conserve intacte l'idée selon laquelle la science se rapproche toujours davantage du vrai. Mais la science s'est toujours présentée comme la connaissance irréfutable ; en s'inscrivant toujours du côté de l'idée démontrée contre l'idée reçue. Pour Thomas Khun, cette vérité n'est plus désormais qu'une opinion partagée. C'est ce qu'il appelle « paradigme », terme dont il est l'inventeur et qui constitue pour lui, le cadre à l'intérieur duquel les scientifiques raisonnent pour résoudre les problèmes relevant de leurs disciplines. La solution d'un problème se fait toujours dans ce cadre qui reflète pour une période donnée, ce que Kuhn a convenu d'appeler la « science normale ». Certains épistémologues, emploient pour cette période, l'expression : « science des professeurs ». Cependant une telle période ne dure pas éternellement, sinon, on serait encore en train d'appliquer les recettes thérapeutiques de l'antiquité. Ces préoccupations sont d'actualité dans le domaine de la médecine et de son enseignement. On a insisté sur le fait qu'un paradigme de recherche peut en fait se caractériser par la manière dont il répond aux trois interrogations fondamentales que sont le questionnement ontologique relatif à la réalité « connaissable », le questionnement épistémologique et le questionnement méthodologique.
Le holisme épistémologique marque une autre limite à l'EBM. Selon le holisme, ce n'est jamais une hypothèse isolée, mais toujours un ensemble d'hypothèses interdépendantes, que l'on peut tester empiriquement : c'est le tout et non l'une ou l'autre de ses parties qui est mis à l'épreuve de l'expérience. Le terme holisme vient du terme grec « holos » qui signifie le tout. Duhem, qui a le premier introduit la thèse holiste, l'applique uniquement à la physique. Mais Quine, qui a ultérieurement reconsidéré et quelque peu transformé la thèse, la radicalise. C'est d'après lui le

tout de la connaissance qui est testé en bloc. Quine, critique le néopositivisme et considère que la distinction entre énoncés analytiques (se basant sur la signification des termes et ayant ainsi une valeur en dehors de l'expérience) et énoncés synthétiques (empiriques, déductibles de l'observation contingente) est insoutenable. Les premiers sont des renvois réciproques entre synonymes ; les seconds ne peuvent être interprétés par renvoi direct aux pures données perceptives. On retrouve ici les principes holistes de Quine selon lesquels, aucun énoncé, n'est susceptible d'être confirmé isolément, en dehors de son contexte global.

3- Problématique de la preuve en thérapeutique et EBM

La quantification des résultats des expériences cliniques en médecine (approche stochastique) semble être un raccourci qui nous fait gagner du temps pour l'élaboration de nouveaux traitements. Mais cette quantification génère des notions de corrélation et non de causalité comme on vient de le voir. En effet si l'on disposait d'une connaissance totale des phénomènes pathologiques à l'échelle la plus élémentaire de la matière, on n'aurait pas besoin de recourir à l'évaluation statistique des résultats des essais thérapeutiques et les traitements proposés seraient conçus pour corriger ponctuellement les anomalies constatées.

En fait cette affirmation qui s'appuie sur le « déterminisme laplacien » doit tenir compte comme on l'a déjà vu de l'aléatoire quantique. En dernière analyse, la quantification des résultats des expériences cliniques peut être conçue comme une modélisation mathématique qui se veut parfois plus qu'une représentation de la réalité clinique, mais la réalité elle-même, ce qui pose le problème de l'adéquation physico-mathématique déjà discuté.

Alain Connes nous dit dans une interview publiée dans *les dossiers de la recherche,* n° 20 août 2005) : « un théorème fondamental de la logique est que, si une proposition universelle est démontrable, elle est vraie. Mais la réciproque est fausse. Il existe en effet des propositions universelles qui sont vraies mais qui ne sont pas démontrables comme l'a démontré Gödel. Pour le comprendre, faisons une analogie avec la réalité d'un tribunal. D'une certaine manière, quand on fait des raisonnements logiques à l'intérieur d'un système d'axiomes, c'est comme si l'on était au tribunal. Il y a des pièces à conviction : ce sont les axiomes. La déduction logique s'opère à partir de ces axiomes. Si certains faits sont démontrables à l'intérieur du tribunal, ils sont automatiquement vrais. Il se peut qu'un fait soit vrai sans être démontrable à l'intérieur du tribunal ».

Cependant, certains auteurs, comme Habernas (héritier de l'école de Francfort), considèrent que les mathématiques ne sont pas le seul modèle rationnel valable d'explication de la réalité, auquel toutes les disciplines doivent emprunter les méthodes, mais un modèle parmi d'autres.

Le principe même d'EBM, traduite par le terme de médecine par la preuve, implique dans son énoncé une contradiction. La preuve du point de vue de l'EBM ne peut être obtenue que par la quantification des « faits cliniques » dont les résultats ne peuvent être exprimés qu'en termes de probabilités. La probabilité peut être en un sens qualitatif comme le degré de vraisemblance ou de « réalisabilité ». Quantitativement, c'est un nombre compris entre un minimum égal à zéro et un maximum égal à 1, attribué à chaque événement, définissant ainsi tout un ensemble de possibilités entre l'irréalisable et le certain. Un événement statistiquement défini est un événement aléatoire et de vraisemblance alors que pour certains, l'administration d'une preuve s'oppose à la reconnaissance de la probabilité, en ce sens qu'elle lui est supérieure. Certains proposent de remplacer le terme de preuve expérimentale, par le terme d'expérience, pour décrire le rapport des théories à leurs effets matériels ou mesurables.

4- Validité interne et validité externe des résultats

Comme l'a suggéré Jouquan, dans la perspective positiviste, le souci méthodologique de consolider la validité interne des travaux de recherche clinique (c'est-à-dire la solidité de la preuve fournie), conduit à sélectionner de façon excessive, les patients inclus dans ces études, avec des critères d'inclusion et d'exclusion extrêmement restrictifs, au point que la validité externe des résultats (c'est-à-dire leur « généralisabilité ») peut en être fortement diminuée. Les essais cliniques sont en effet des études expérimentales, respectant des critères d'inclusion et d'exclusion précis. Ainsi, leurs conclusions sont uniquement vraies pour les patients inclus dans l'essai. On insiste actuellement sur le concept de « vraie vie » provenant du terme anglais « real life » qui tient compte de l'hétérogénéité des malades, des différentes formes cliniques de la maladie, des différences entre médecins, pays ou populations traitées. Ainsi, parmi les difficultés qui entravent la transposition aux pratiques médicales, des résultats issus de la recherche concernent notamment les limites de l'application à des individus de résultats obtenus par l'étude de groupes plus ou moins homogènes.

L'exemple de l'étude multicentrique RALES illustre bien ce problème. Cette étude, a montré après un suivi de 24 mois dans les formes sévères de l'insuffisance cardiaque (NYHA stade III et IV), que l'utilisation de la spironolactone, entraîne une réduction de la mortalité totale, une baisse du taux d'hospitalisation et une amélioration des symptômes. Une étude récente a démontré que les nouvelles prescriptions de spironolactone dans l'insuffisance cardiaque basées sur l'étude RALES ont augmenté le taux d'hospitalisations pour hyperkaliémie sévère, ainsi que le taux de décès par hyperkaliémie, de 1994 à 2001, chez les insuffisants cardiaques. Ces résultats illustrent parfaitement les conséquences défavorables résultant de la prise en considération d'un essai clinique où la prise en charge des patients peut différer de celle de la « vraie vie ».

On s'est posé la question : qu'est-ce qui distingue donc les médecins de l'étude et ceux de la « vraie vie » ? Les médecins participant à une étude randomisée ne travaillent pas de la même manière ni dans les mêmes conditions que ceux de la « vraie vie ». Ils ont forcément une connaissance meilleure du domaine étudié, sont davantage avertis des risques et sont donc particulièrement prudents et attentifs (dans l'exemple cité, ils ont vraisemblablement mieux surveillé la fonction rénale et la kaliémie des patients étudiés).

5- Niveaux de preuve issus des études cliniques

Jouquan J. estime que : « la réserve la plus sérieuse que l'on puisse formuler aujourd'hui à l'EBM, tient au positionnement princeps de l'evidence-based medicine dans le paradigme positiviste qui postule que seuls les faits analysables objectivement (donc quantifiables) peuvent constituer un objet de recherche ».

L'EBM s'appuie sur l'évaluation du niveau de preuve scientifique des études publiées ou non dans la littérature médicale. Différentes échelles de hiérarchisation des types d'études selon leur niveau de preuve ont été élaborées.

Dans la hiérarchie des niveaux de preuve, issus des résultats des divers types d'études cliniques possibles, c'est l'essai contrôlé randomisé (ECR) en double aveugle qui produit le niveau de preuve le plus élevé, parce que c'est lui qui minimise le mieux les biais majeurs, en particulier le biais de sélection et les biais d'évaluation.

Un fort niveau de preuve correspond à une étude dont le protocole est adapté pour répondre au mieux à la question posée, dont la réalisation est effectuée sans biais majeur, dont l'analyse statistique est adaptée aux objectifs et dont la puissance est suffisante. Une méta-analyse ou une synthèse systématique et quantifiée (si possible exhaustive) de tous les essais comparables conduits pour répondre à la même question sont considérés du même niveau de preuve. Un niveau intermédiaire est donné à une étude au protocole similaire, mais présentant une puissance nettement insuffisante (effectif insuffisant) et (ou) des anomalies mineures. Un faible niveau de preuve peut être attribué aux autres types d'études. Différentes échelles de hiérarchisation des publications médicales selon leur niveau de preuve ont été proposées, aboutissant à différents types de recommandations pratiques. Le niveau de preuve scientifique des observations cliniques non systématiques (par exemple, une étude de cas) ou des études physiopathologiques n'est pas jugé élevé, car ce type d'étude est sujet à de nombreux biais de sélection et d'information. L'*American College of Chest Physicians* a proposé de classer en 5 catégories de valeur décroissante, le niveau de preuve scientifique apporté par une étude thérapeutique :

- niveau 1 : essai contrôlé randomisé - méthodologie indiscutable ;
- niveau 2 : essai contrôlé non randomisé bien mené ;
- niveau 3 : essai prospectif non contrôlé, bien mené ;
- niveau 4 : étude cas-témoin, essai contrôlé avec des biais ;

- niveau 5 : étude rétrospective, série de cas, tout essai fortement biaisé.
Sackett distingue 5 niveaux de preuve scientifique applicables à la littérature scientifique :
- niveau 1 : grand essai comparatif randomisé avec résultats méthodologiquement indiscutables (notamment risques α et β faibles).
- niveau 2 : essai comparatif randomisé de petite taille et grand essai avec résultats incertains ;
- niveau 3 : essai comparatif non randomisé avec groupe contrôle contemporain, suivi de cohortes ;
- niveau 4 : essai comparatif non randomisé avec groupes contrôles historiques, études cas-témoin ;
- niveau 5 : pas de groupe contrôle, essais contrôlés sur des critères discutables, séries de patients, consensus professionnels, opinions d'experts isolées.

6- Recommandations pratiques et niveau de preuve

L'Anaes (Agence nationale d'accréditation et d'évaluation en santé) en France a proposé en janvier 2000 une graduation en 4 niveaux de preuve scientifique et une classification connexe des recommandations en 3 types (A, B, C) :
-Les recommandations A (preuve scientifique établie) reposent sur un niveau de preuve 1 ;
-Les recommandations B (présomption scientifique) reposent sur un niveau de preuve 2 ;
-Les recommandations C (faible niveau de preuve scientifique) reposent sur un niveau de preuve 3 ou 4 ;
Ces correspondances ont été adoptées par l'Afssaps (Agence française de sécurité sanitaire des produits de santé) :
Bien que la validation stochastique d'une hypothèse en médecine n'engendre pas forcément des certitudes, il est logique de considérer que les pratiques soient déclarées inutiles ou dangereuses lorsque cela a été démontré dans la littérature médicale par des travaux méthodologiquement indiscutables.
La force d'une recommandation et sa légitimité sont donc directement dépendantes du niveau de preuve attribué par des experts, reconnus et sollicités, siégeant en comités, pour la

produire. Chaque recommandation est pondérée par le niveau de preuve des résultats des études qui ont permis de l'établir.
Lorsque la littérature ne fournit pas formellement de réponse fiable à la question que l'on se pose, ou fournit des résultats incomplets ou contradictoires, il est alors logique de prendre en considération les propositions issues de conférences de consensus.

C- La médecine qualitative comme alternative à l'EBM

La médecine qualitative se positionne sur des fondements paradigmatiques différents de ceux de l'EBM.
Les fondements paradigmatiques de la médecine qualitative sont d'obédience « postmoderne », par exemple ceux inspirés du constructivisme. Aux notions de validité interne, de validité externe et de fidélité, se substituent par exemple celles de crédibilité, de transférabilité et de fiabilité. Plusieurs questions ont été abordées ces dernières années, en recherche clinique, grâce à des approches qualitatives et interprétatives de ce type. Parmi les exemples les plus illustratifs, on peut citer le concept de qualité de vie (concept qui amène vers des considérations métaphysiques très profondes), l'observance thérapeutique, la tolérance médicamenteuse, la décision de recours aux soins, la fin de vie ou la douleur pour laquelle des approches scientifiques d'inspiration phénoménologique ont été développés.

D- Mouvance des concepts en thérapeutique médicale

Tout ce que l'on vient de voir nous permet de comprendre que toutes les approches dont on dispose pour établir des « vérités thérapeutiques » ont des limites et que le savoir thérapeutique est en constant remaniement, d'où la mouvance de ce savoir. Paul Blum a déjà écrit en 1935. dans son *Précis de thérapeutique pratique : «* Ce sont des illusions thérapeutiques qui encombrent la médecine de tant de médicaments qui ont brillé en leur temps et à leur heure d'un éclat aussitôt terni ».

1- Études cliniques et révision des paradigmes thérapeutiques

Les études cliniques peuvent imposer la révision au moins partielle de certains paradigmes thérapeutiques, ce qui montre les limites de l'approche stochastique aussi bien d'ailleurs que celles de l'approche mécaniste en médecine. Plusieurs exemples peuvent être cités.

Ainsi, les bêtabloquants (médicaments à visée essentiellement cardiovasculaire) étaient considérés comme formellement contre-indiqués chez l'insuffisant cardiaque, en raison de leur effet inotrope négatif, traduit par un abaissement de la contractilité myocardique, déjà altérée chez ces malades. Aujourd'hui, suite à certaines études cliniques, bien au contraire, certains bêtabloquants font partie de l'arsenal thérapeutique de l'insuffisance cardiaque, parce qu'ils diminuent dans ce cas l'incidence de la mortalité, probablement par leur effet préventif sur les arythmies cardiaques.

On prescrivait par ailleurs systématiquement dans le cadre de l'infarctus du myocarde (on dit actuellement insuffisance coronarienne aiguë), un traitement par les antivitamines K, pour l'anticoagulation. Ce traitement est aujourd'hui abandonné et de nouveaux antithrombosants ont vu le jour tels que les anti-agrégants plaquettaires ou les thrombolytiques qui diminuent l'incidence de la mortalité, contrairement aux Antivitamines K, pour lesquels cet effet n'a jamais été démontré, alors que leur risque hémorragisant n'a jamais été infirmé.

On assiste actuellement à la naissance de nouveaux paradigmes en médecine. Ainsi, l'arsenal thérapeutique des médicaments antidiabétiques ne concerne plus que les médicaments qui abaissent la glycémie, mais également des médicaments comme les statines et les antagonistes du système rénine-angiotensine. En effet les statines, utilisés initialement, uniquement comme médicaments hypocholestérolémiants, sont aujourd'hui des médicaments prescrits en cas de diabète à haut risque cardiovasculaire, parce qu'ils diminuent la mortalité cardiovasculaire dans certains cas, quel que soit le statut lipidique du patient. Les antagonistes du système rénine-angiotensine, quant à eux, utilisés essentiellement dans le traitement de l'insuffisance cardiaque et de l'hypertension artérielle, sont aujourd'hui prescrits en cas de diabète en raison de leur effet néphroprotecteur, même si la tension artérielle est normale, tout en sachant que le diabète représente actuellement la première cause d'insuffisance rénale chez l'adulte. Toujours dans le domaine du diabète, la notion d'équilibration stricte du diabète est actuellement remise en question. L'étude ADVANCE (N Engl J Med 2008 ; 358:2560-72) a montré qu'il n'y a pas de raison et peut être même un danger, à vouloir réduire la valeur cible habituelle de l'hémoglobine glyquée du diabétique de type 2. En effet un traitement hypoglycémiant intensif visant une hémoglobine glyquée ≤ 6,5%, ne réduit ni les événements graves macro vasculaires ni la mortalité globale ; par contre, il augmente les hypoglycémies sévères

L'étude ACCORD (N Engl J Med **2008** ; 358:2630-3 et 2633-5) compare, dans un plan multifactoriel prenant en compte la pression artérielle et le niveau lipidique, chez des diabétiques de type 2 à haut risque vasculaire, un « traitement intensif » visant une HbA1c < 6 % à un traitement visant une Hb1c comprise entre 7 et 7.9 %. On a constaté une mortalité plus élevée dans le groupe « traitement intensif » ce qui a conduit à l'arrêt prématuré de l'étude. Cette mortalité plus élevée qui apparaît dès la 1ère année est indépendante du traitement antihypertenseur ou hypolipémiant.

L'étude ACCORD a ensuite été poursuivie avec des critères de contrôle glycémique moins stricts (taux moyen d'hémoglobine glyquée entre 6,4 % et 7,2 % ou entre 46 et 55 mmol/mol). Les résultats après un suivi de 5 ans ont été publiés récemment (N Engl J Med 2011 ; 364 : 818-28) et révèlent une diminution du risque d'infarctus du myocarde non fatal mais la persistance d'une mortalité accrue chez les patients qui avaient suivi un traitement très intensif dans la première phase de l'étude.

Dans le domaine de la psychiatrie, on a estimé, il y a quelques années, que les nouveaux neuroleptiques étaient un grand acquis en thérapeutique psychiatrique, parce qu'ils combattaient les signes déficitaires de la schizophrénie et engendraient moins d'effets indésirables. Mais selon l'article le plus cité en médecine en 2007 (183 fois entre le premier janvier et le 31 août) concernant une étude ayant inclus 1500 patients : « effectiveness of antipsychotic drugs in patients with chronic schizophrenia », les antipsychotiques atypiques plus coûteux que les dérivés classiques, ne sont pas toujours plus efficaces ni mieux supportés que ces derniers.

Dans un autre domaine, une publication récente (Ann Intern Med 2006 ; 144 : 904-12) attire l'attention sur les faits que les bronchodilatateurs bêta-agonistes (stimulants des récepteurs bêta) de longue durée d'action (formeterol et salmeterol) peuvent entraîner des exacerbations de l'asthme et augmenter la mortalité liée à cette affection. Quelle attitude thérapeutique adopter, alors qu'ils sont considérés comme étant un grand acquis thérapeutique dans le traitement de l'asthme ?

2- Naissance de nouveaux paradigmes thérapeutiques

De nouveaux paradigmes thérapeutiques combinant l'approche stochastique et physiopathologique se sont imposés, au cours de ces dernières années. Quelques exemples d'actualité sont détaillés ici.

a- Néphroprotection

C'est un nouveau concept thérapeutique. L'objectif est de prévenir dans la mesure du possible, la détérioration de la fonction rénale par des processus pathogènes qui peuvent la provoquer, comme l'hypertension artérielle (HTA) ou le diabète. La microalbuminurie (excrétion urinaire en albumine comprise entre 30 et 300 mg/j ou 20 et 200 pg/min) est le stigmate le plus précoce de l'atteinte rénale aussi bien dans l'hypertension artérielle que dans le diabète. Dans l'HTA, la valeur prédictive de la micro-albuminurie en termes de mortalité et morbidité cardiovasculaire et rénale reste sujette de nombreuses discussions. On ne sait pas si diminuer la microalbuminurie améliore le pronostic cardio-vasculaire et rénal des patients hypertendus. Mais l'on sait depuis plusieurs années que l'équilibre strict de la tension artérielle par les médicaments peut freiner l'évolution d'une éventuelle néphropathie sous-jacente vers l'insuffisance rénale. Contraire-ment à l'HTA, dans le diabète, la micro albuminurie est reconnue actuellement comme un facteur affectant négativement le pronostic des patients diabétiques. La mesure de la micro-albuminurie par des méthodes microsensibles est préconisée dans tous les types de diabète, car elle représente un élément prédictif indépendant, du risque cardiovasculaire, tant chez le diabétique de type 1 que de type 2. La réduction de l'apport protidique à 0,6

g/Kg de poids, de l'apport en phosphore à 1000mg/j peut diminuer la détérioration de la filtration glomérulaire, abaisser la pression artérielle et stabiliser la fonction rénale chez les diabétiques de type I. Il n'y a pas eu d'études à grande échelle consacrées aux conséquences de la restriction protidique dans le diabète non insulinodépendant.
L'effet néphroprotecteur, indépendamment de l'effet antihypertenseur des antagonistes du système rénine-angiotensine-aldostérone (inhibiteurs de l'enzyme de conversion et antagonistes des récepteurs AT1 de l'angiotensine II) est démontré aussi bien chez le patient non diabétique que chez le diabétique. Il en est de même de l'arrêt du tabac et de l'exercice physique.

b- Inhibition du système rénine-angiotensine

Le système rénine-angiotensine-aldostérone ou SRAA est un système presseur particulièrement puissant car il agit à la fois sur le contenu (le volume plasmatique) et le contenant (le calibre des vaisseaux) par son action vasoconstrictrice à la fois directe et indirecte par stimulation du système nerveux sympathique. Ce système exerce un rôle clé dans de nombreuses pathologies cardiaques et rénales par ses effets systémiques mais aussi par ses effets tissulaires locaux (particulièrement, le remodelage tissulaire). L'angiotensine II joue particulièrement un rôle dans la dysfonction endothéliale impliquée dans le diabète et l'HTA, favorisant le développement de l'athérosclérose et notée chez le malade hypertendu aussi bien que chez le malade diabétique. Cette dysfonction semble précéder le développement de la microalbuminurie et favoriserait le développement de l'athérosclérose. Le blocage du SRAA par des inhibiteurs de l'enzyme de conversion (IEC) ou des antagonistes des récepteurs AT1 de l'angiotensine II (sartans ou encore ARA II), aux doses maximales tolérées, s'est avéré utile dans le traitement de l'hypertension artérielle, de l'insuffisance cardiaque, du post infarctus, de la néphropathie protéinurique, notamment diabétique et de la pharmacoprévention du risque cardiovasculaire. Outre l'effet résultant des IEC ou des ARAII, le système SRAA peut aussi être inhibé, dans l'une ou l'autre de ses composantes, par des antagonistes des récepteurs de l'aldostérone (aldactone, éplérénone) ou, plus récemment, par un inhibiteur direct de la rénine (aliskiren).

c- Inhibition du remodelage tissulaire

De nouveaux paradigmes thérapeutiques sont en train de s'orienter aujourd'hui vers une nouvelle approche « tissulaire ». Ainsi, pour l'insuffisance cardiaque, on a axé d'abord les efforts sur une approche pharmacodynamique qui a engendré la mise au point des médicaments inotropes positifs pour pallier à l'inotropisme défaillant (traduisant la diminution de la force de contraction du myocarde), dans l'insuffisance cardiaque de type systolique. On est en train de regarder aujourd'hui plus du côté de l'inhibition du remodelage tissulaire secondaire à la réaction neurohormonale de l'insuffisance cardiaque, car ce remodelage du tissu myocardique joue un rôle déterminant dans la genèse des troubles du rythme et de la mort subite, dans l'insuffisance cardiaque. Les médicaments qui inhibent ce remodelage sont les inhibiteurs de l'enzyme de conversion, les antagonistes de récepteurs de l'angiotensine II, les anti-aldostérones et les antagonistes de l'endothéline. En fait, l'inhibition du remodelage par ces médicaments se surajoute à leur effet hémodynamique bénéfique. Cette inhibition du remodelage est importante également dans l'hypertension artérielle et dans l'infarctus du myocarde.

d- Pharmacoprévention cardiovasculaire

Il s'agit d'un nouveau paradigme thérapeutique dont l'objectif clinique est représenté essentiellement par la diminution du risque cardiovasculaire, première cause de mortalité de l'humanité. Cette pharmacoprévention s'intègre dans le cadre de la prévention cardiovasculaire en général. Cette dernière fait appel à différents moyens : mesures diététiques, prise en charge du tabagisme, exercice physique et médicaments. À l'heure actuelle, plusieurs familles thérapeutiques sont impliquées dans cette cardio-prévention. Ces familles thérapeutiques concernent le traitement de l'hypertension artérielle, le traitement des dyslipidémies (surtout les statines), le traitement du diabète (mais les biguanides et l'insuline diminuent l'incidence de la microangiopathie et non pas celle de la macro-angiopathie), le traitement anti-agrégant plaquettaire. La plupart des essais récents consacrés à cette prévention ont fait appel à des critères de jugement primaires composites. Ceux-ci peuvent inclure des événements cliniques très différents puisqu'il peut s'agir de décès (coronariens, cardiovasculaires ou totaux), d'événements cliniques majeurs (infarctus non mortels, accidents vasculaires cérébraux), d'accidents moins sévères (angor instable ou non, décompensation cardiaque) ou encore de procédures de revascularisation (coronaire, carotidienne ou périphérique). Il est évident que tous ces événements n'ont pas le même poids clinique (décès versus simple angor, par exemple), ni la même physiopathologie (angor versus insuffisance cardiaque), ni le même déterminisme : infarctus aigu « maladie-dépendant » versus revascularisation programmée « opérateur dépendant ». Les grandes études cliniques recourent également à des critères de jugement secondaires. Ceux-ci sont soit des composantes individuelles du critère de jugement principal (dont souvent la mortalité cardiovasculaire et/ou à la mortalité totale), soit d'autres critères de jugement composites, différant du critère primaire par la suppression ou l'addition de certains types d'événements.

E- Les dimensions communautaires de la pratique médicale

La dimension communautaire de la médecine est une préoccupation majeure de la médecine générale. Plusieurs concepts relatifs à la santé communautaire existent aujourd'hui.

1- Économie de la santé

L'essor de l'économie de la santé date des années 60, dans la plupart des pays occidentaux. À l'interface entre les pouvoirs publics, les administrateurs des systèmes de soin et le milieu médical, cette discipline connaît depuis ces travaux fondateurs une multitude d'approches théoriques et de domaines de recherches.

2- Géographie de la santé et environnement

La géographie de la santé s'appuie sur une très longue tradition, initiée par Hippocrate lui-même qui avançait le rôle du climat et de l'environnement, mais aussi de la localisation géographique,

sur l'apparition des maladies. Elle étudie les maladies selon les inégalités de répartition territoriale, mais également la géographie des soins médicaux en termes d'inégalités spatiales d'accès, d'offre et de besoin.
Il convient d'aborder ici la notion de « perturbateur endocrinien » qui est d'actualité.
L'expression perturbateur endocrinien a été créée en 1991 pour désigner toute molécule ou agent chimique ayant des propriétés hormono-mimétiques et décrit comme cause d'anomalies physiologiques et de reproduction.
Ces molécules, retrouvées dans l'environnement, sont souvent susceptibles d'avoir des effets indésirables sur la santé en altérant différentes fonctions y compris la fonction sexuelle et reproductrice avec un impact sur la descendance. Ces substances chimiques agissent à très faibles doses et ne sont pas toxiques au sens habituel du terme (empoisonnement) mais peuvent perturber l'organisme, souvent de façon discrète. Comme les hormones qu'ils imitent, plusieurs perturbateurs endocriniens exercent probablement conjointement leurs effets sur l'épigénome. Les perturbateurs endocriniens peuvent avoir trois modes d'action. Ils peuvent : 1-mimer l'action d'une hormone par leur structure moléculaire similaire à celle d'une hormone naturelle ; 2-bloquer l'action d'une hormone en saturant son récepteur ; 3-interférer avec l'action de l'hormone. Parmi les perturbateurs endocriniens, on trouve des toxiques dans un environnement pollué ainsi que des substances produites intentionnellement comme par exemple les contraceptifs hormonaux. Après leur prise, ces hormones naturelles ou de synthèse sont rejetées en partie dans l'urine et la matière fécale. Ces rejets entraînent un risque indirect. Ils persistent dans l'environnement de longues années après qu'ils ont été produits.

3- Anthropologie médicale

L'anthropologie s'intéresse à tous les usages du corps confronté à la reproduction, la sexualité, la maladie, la thérapeutique, la chirurgie, ainsi qu'aux lieux, cadres et systèmes de recherche médicale, au-delà d'une ethnomédecine qui étudie les savoirs populaires comme éléments de culture,

L'anthropologie médicale s'est constituée en spécialité lorsque, dans les années 50, des anthropologues anglo-saxons ont été pressentis pour participer à des enquêtes d'épidémiologie touchant notamment l'alimentation et les soins du corps dans les sociétés occidentales. Depuis le XIXème siècle, les ethnologues s'intéressent à étudier les pratiques de soin et de guérison parmi des peuples lointains, ainsi que leurs idées concernant le corps humain, les maladies, la reproduction. Depuis, cette branche de l'anthropologie s'est diversifiée en intégrant à son objet les théories, les pratiques et les institutions de la biomédecine moderne. L'approche psychosomatique en médecine et les symptômes médicalement inexpliqués

4- Psychologie de la santé

La psychologie de la santé est une discipline très récente ; c'est un groupe de travail réuni en 1976 au sein de l'Association américaine de psychologie qui signe sa naissance. Elle intègre les apports de la biologie, des neurosciences, de la psychologie clinique et sociale pour étudier les différents facteurs psychiques, sociaux et biologiques qui interagissent dans la santé. Ses deux principaux objectifs restent la compréhension des mécanismes en jeu dans les maladies et la promotion de l'hygiène de vie. Elle s'intéresse aux conduites à risque (tabac, sexualité...), à la manière dont les individus s'ajustent à la maladie, au soutien social des malades ainsi qu'aux conséquences du stress.

5- L'approche psychosomatique en médecine

On estime que près de la moitié des patients (et probablement plus pour certains domaines de la médecine) qui consultent en médecine générale n'ont aucun problème somatique. Cependant, on leur propose souvent des médicaments disponibles partout, qui n'ont pas d'efficacité prouvée, mais dont le coût est supporté par la communauté. Leur statut de malade relève d'un mal-être plutôt que d'une affection organique. Mais ce mal-être est un mal quand même.

À l'aube du XXIème siècle, de nouveaux savoirs du corps sont en voie de construction faisant disparaître dans certains cas le

repérage anatomique de la maladie. L'approche psychosomatique est un outil thérapeutique, sous forme d'un espace d'écoute et la relation médecin-malade, en médecine générale est une forme de psychothérapie. En effet, par le soutien relationnel qu'il procure, le praticien est le premier et le plus important des médicaments. Ce soutien relationnel ne se limite pas aux pathologies psychiatriques. Mais il faut reconnaître que la façon dont le médecin doit s'investir comme thérapeutique pose un problème de conduite pratique et d'évaluation.
Deux grandes attitudes se font jour concernant l'évaluation des psychothérapies. La première est de déclarer d'emblée que les effets d'une psychothérapie ne peuvent pas être sérieusement évalués. La deuxième attitude, plus récente et sans doute encore plus pernicieuse est représentée par une démarche caricaturale dite de consensus ; sans doute pour ne pas remettre en question des pratiques psychothérapeutiques variées ou largement répandues.

F- Les symptômes médicalement inexpliqués

Il est actuellement admis qu'il existe des symptômes médicalement inexpliqués, représentant un défi à la fois à la démarche constructiviste en médecine et à l'approche réaliste, telles qu'on les a détaillées, en grande partie en raison de l'absence de repère organique.
Les patients présentant ce type de symptômes constituent un groupe très hétérogène d'individus. On inclut actuellement dans ce cadre nosologique le côlon irritable, la fatigue chronique, la fibromyalgie, les lombalgies chroniques et d'autres troubles.
N'ayant pas de repères physiopathologiques précis, dans ces symptômes, les traitements proposés se sont tous basés sur une approche empirique, ou bien sont purement symptomatiques, pour certains d'entre eux, comme par exemple la proposition d'un traitement antalgique quand il y a une douleur.
Les patients atteints de syndrome de fatigue chronique (SFC) sont deux fois plus souvent des femmes que des hommes et sont généralement âgés de 25 à 45 ans. Des cas ont toutefois été décrits chez l'enfant et plus tard dans l'existence. Une dépression modérée à sévère est présente chez la moitié ou les deux tiers des patients présentant un syndrome de fatigue chronique. Le plus

souvent, celle-ci est réactionnelle. La fatigue chronique en soi est un symptôme banal rencontré chez près de 20 % des patients consultant en médecine générale. Le SFC qualifie actuellement un trouble caractérisé par une fatigue épuisante associée à des plaintes physiques, diathésiques et neuropsychologiques. Un examen physique complet et des examens complémentaires de routine doivent être réalisés pour éliminer toute autre cause. Le SFC n'a pas de manifestations pathognomoniques. De façon typique, il débute soudainement chez un patient jusque-là normalement actif. Un syndrome pseudo-grippal banal ou un autre stress aigu sont suivis d'un épuisement intolérable. Deux études ont montré que l'hydrocortisone à faible dose offre un bénéfice modeste, mais expose à l'insuffisance surrénalienne. D'autres études cliniques ont démontré l'intérêt des thérapies comportementales. Certains ont émis l'hypothèse que le SFC était un désordre purement psychiatrique et que les diverses perturbations endocriniennes et immunologiques ne surviennent que secondairement. (diminution de la production de corticolibérine). Des découvertes récentes permettent en fait de considérer la fatigue chronique ou encéphalomyélite myalgique comme une maladie biologique. En effet des marqueurs du système immunitaire dans le sang indiquent des stades distincts, ce qui ouvre la porte au développement de tests diagnostiques et de traitements. Ce sont les conclusions d'une étude publiée en février 2015 dans « science advances » qui soutient l'idée qu'une infection "hit-and-run" (qui frappe et disparaît) serait à l'origine de la maladie. On a trouvé en effet, des niveaux plus élevés de plusieurs types de cytokines chez les personnes qui avaient la maladie depuis 3 ans ou moins résultant de nombreuses infections virales, incluant celle du virus d'Epstein-Barr (mononucléose infectieuse) et qui n'étaient pas présents chez celles qui avaient la maladie depuis plus longtemps et celles en santé.

Le syndrome de l'intestin irritable, autre symptôme médicalement inexpliqué à plusieurs synonymes (côlon irritable, colopathie fonctionnelle, côlon spastique), qui traduisent notre ignorance, concernant le mécanisme physiopathologique de ce trouble. Les expressions cliniques habituelles sont les douleurs abdominales de siège variable, d'intensité habituellement modérée, ainsi que les troubles du transit traduits par une constipation ou une diarrhée et parfois par l'alternance des deux symptômes, ce qui est assez évocateur.

Avant de poser ce diagnostic, il faut éliminer une affection organique de l'intestin et du côlon, notamment un cancer (lavement baryté en double contraste et côlonoscopie). L'état général de ces malades est bien conservé et des perturbations psychosociales sont parfois retrouvées. Plusieurs affections peuvent mimer le syndrome du côlon irritable. La polémique sur l'importance de la flore bactérienne dans la genèse de ce syndrome persiste. Les moyens thérapeutiques sont médicamenteux ou psychologiques. Les guérisons ou les améliorations spectaculaires durables sont minoritaires. La prise en charge globale des patients en recommandant un comportement plus favorable à un bon état de santé (nutrition, exercice physique, gestion du stress) peut diminuer les symptômes de syndrome de l'intestin irritable. La logique de l'utilisation des antispasmodiques est la relation potentielle entre troubles moteurs digestifs et douleur abdominale. Ils demeurent le traitement de première intention même si les essais cliniques n'ont pas constamment observé une supériorité thérapeutique par rapport à l'effet placebo qui, dans cette affection, atteint 30 à 40 %. Les antispasmodiques et un traitement des troubles du transit correspondent pour l'instant, au schéma thérapeutique de première intention, qui peut être suffisant.

La fibromyalgie, ou fibrosite, ou syndrome polyalgique idiopathique diffus (SPID), correspond quant à elle, à un syndrome, exclusivement clinique, fait de douleurs chroniques retrouvées à la pression de nombreuses insertions musculo-tendineuses (bilatérales et symétriques) et d'une fatigue musculaire, habituellement chez des femmes jeunes. Il s'agit habituellement d'une femme de 30-60 ans, présentant des douleurs diffuses chroniques, le plus souvent depuis de très nombreuses années, de topographie axiale et aux ceintures. Aucune exploration complémentaire n'est anormale (inutile de les multiplier). Le traitement médicamenteux est le plus souvent décevant. Les antalgiques éventuels à la demande ne sont pas toujours très efficaces. Les anti-inflammatoires (AINS et corticoïdes) dont l'abus peut être à l'origine d'effets indésirables graves, les myorelaxants et les antidépresseurs sérotoninergiques se sont avérés inefficaces. Par contre l'utilité des antidépresseurs

tricycliques est démontrée. Ils agissent en général après 2 à 4 semaines de traitement.
On mentionnera pour terminer les lombalgies qui sont des douleurs de la région lombaire, pouvant être dues à une atteinte discale ou vertébrale du rachis lombaire, à une atteinte du contenu du canal rachidien (méninges ou racines nerveuses), ou encore à des lésions au niveau des structures musculoligamentaires. L'absence d'une cause organique doit faire évoquer une dominante fonctionnelle. Sa démonstration n'est pas toujours simple et nécessite un interrogatoire minutieux et orienté, effectué par un médecin entraîné. Le réentraînement à l'effort qui cherche une « reprogrammation » est de mise lorsque l'insuffisance physiologique est liée à une décompensation progressive par insuffisance d'entretien musculaire. L'adaptation du poste de travail et des loisirs aux nouvelles données physiologiques est indispensable lorsque l'insuffisance physiologique est liée à un vieillissement naturel et normal.

G- Existe-t-il un courant anti-médical ?

En 1975, le philosophe Ivan Illich, dans un livre qui fit scandale, *Némésis médicale*, affirmait : « l'entreprise médicale menace la santé ». Statistiques à l'appui, il soutenait que la médecine n'avait pas amélioré la santé dans le monde et surtout avait généré des maladies iatrogènes, c'est-à-dire résultant des soins ou des traitements prescrits. La médecine constituait selon lui un obstacle qui empêchait les hommes d'affronter la maladie, la douleur ou le vieillissement. Il faisait le constat d'une médicalisation généralisée et d'une époque où tout homme se voit transformé en patient à vie. Vingt-cinq ans plus tard, Illich modifie son constat, affirmant désormais que « la recherche de la santé est devenue le facteur pathogène prédominant ». Les analyses d'Illich furent violemment critiquées car jugées sans nuances et passionnelles. Pour certains, elles relevaient d'une « antimédecine » intenable au vu des bienfaits apportés. En dépit de sa virulence, Ivan Illich n'avait sans doute pas tort de mettre le doigt sur un changement sociétal profond.
Lucien Sfez dans *la santé parfaite* fait un constat assez proche. Il met en évidence l'existence dans nos sociétés modernes d'une

utopie de la « grande santé ». Il décèle la « naissance d'un homme qui serait en "grande santé", c'est-à-dire à qui une "prescription" ôterait toute maladie héréditaire avant même qu'il soit né et toute prédisposition à jamais tomber dans quelque autre maladie. Prescription au sens médical, bien sûr, mais qui loin de soigner après coup, elle soignerait a priori, en l'absence de tout symptôme.

H- Médecine parallèle et pétitions de principe en médecine

1- Position du problème

Il existe partout une médecine parallèle à la médecine officielle. Comment comprendre que malgré les progrès scientifiques ? de faux traitements et de faux médicaments continuent à exister ? Il faut revenir pour cela aux notions de rationalité, de croyance, de mythe et de vérité scientifique. La plupart des patients persistent à combiner des approches hétérogènes : kinésithérapie, chimiothérapie « naturelle », homéopathique ou exotique. Cette diversité de prescription est-elle résiduelle ou futuriste ? Une divergence se fait jour entre le projet d'une médecine par la preuve confrontant le médecin à des procédures qui lui sont opposables et le désir de la société du maintien d'une certaine liberté de choix.
La pétition de principe est un sophisme qui consiste à supposer prouvé ce qui est en question ou à définir un objet par le mot qui a besoin d'être défini. Par exemple, « Pourquoi l'opium fait-il dormir ? - Parce qu'il a une vertu dormitive ».
À côté des thérapeutiques considérées comme efficaces, il y a aussi toutes les autres thérapeutiques dont l'efficacité n'est pas prouvée scientifiquement. Pour la médecine scientifique, cette efficacité est réduite à l'effet placebo dont seule la médecine scientifique parle.
Ces thérapies sont qualifiées de « complémentaires » lorsqu'elles sont utilisées conjointement avec des traitements conventionnels et d'« alternatives » lorsqu'elles le sont à la place d'un traitement conventionnel.

2- Homéopathie

L'homéopathie est une pratique médicale considérée aujourd'hui comme l'un des principaux piliers de ce qui est désormais regroupé sous le vocable de « médecines douces » mettant en œuvre des médicaments caractérisés par quatre principes : la similitude, la dilution, la dynamisation et la personnalisation.
L'homéopathie est un sujet de controverses ininterrompues depuis deux siècles. Elle est issue des observations et de l'imagination de Hahnemann (1755-1843). Apprenant qu'une décoction d'écorce de quinquina est censée guérir le paludisme, il teste sur lui-même les effets de ce produit. Il ressent alors des troubles, en fait les troubles du surdosage et de l'intoxication, à type de céphalées, troubles visuels, vomissements et surtout fièvre élevée qu'il assimile aux symptômes de la maladie. Il en tire la règle de base de l'homéopathie : les semblables sont guéris par les semblables.
Afin d'éviter que les médicaments qu'il employait ne soient toxiques, Hahnemann préconisa leur dilution. Certains auteurs relèvent même que les impuretés contenues dans l'eau utilisée pour les dilutions sont largement plus concentrées que celles de l'hypothétique principe actif. Il reste que la question fondamentale est bien de prouver si l'homéopathie est capable ou non de soigner les malades. Pour y répondre, des essais cliniques ont déjà été effectués pour les indications suivantes : insomnie, rhinite allergique, lombalgie, indications obstétriques, fatigue chronique, démence, asthme, énurésie, dépression, anxiété, symptômes liés à un cancer ou son traitement, bouffées de chaleur, problèmes pédiatriques, déficit de l'attention et syndrome d'hyperactivité, fibromyalgie, insuffisance veineuse chronique et les symptômes prémenstruels. Dans une revue systématique de la littérature scientifique destinée à évaluer l'efficacité clinique et la sécurité de l'homéopathie, le Centre fédéral d'expertise des soins de santé en Belgique a conclu dans son rapport paru récemment en 2011 sur l'homéopathie en Belgique qu'aucune de ces études n'a montré d'efficacité de l'homéopathie. L'effet clinique est non distinguable d'un effet placebo. Par ailleurs, diverses études récentes insistent sur le caractère parfois dangereux, en raison de sa toxicité, de la pratique de l'homéopathie.

3- Acupuncture

L'acupuncture est une composante de la médecine traditionnelle chinoise qui remonte à plus de 2000 ans et consiste en l'insertion de petites aiguilles à des endroits spécifiques dans le corps. L'utilisation de l'acupuncture est fondée sur la théorie selon laquelle il existe des modèles de flux d'énergie à travers le corps. Toutes les tentatives de démonstration de la réalité des bases fondamentales de l'acupuncture traditionnelle n'ont pas abouti que ce soit la réalité histologique du point d'acupuncture ou la réalité radio-isotopique des méridiens chinois.

Dans une revue systématique de la littérature scientifique destinée à évaluer l'efficacité clinique et la sécurité de l'acupuncture, le Centre fédéral d'expertise des soins de santé (KCE) en Belgique a conclu dans son rapport paru récemment en 2011 sur l'*Etat des lieux de l'acupuncture en Belgique* qu'il n'y a pas de preuve que la localisation précise des points stimulés soit importante.

Par ailleurs, les études mentionnent des effets indésirables bénins et également, la survenue des infections localisées ou généralisées liées à la pose d'aiguilles contaminées a été décrite, mais l'utilisation standard d'aiguilles jetables dans plusieurs pays a réduit l'inquiétude suscitée par le risque d'infection ou de transmission de maladies.

4- Phytothérapie

D'un point de vue étymologique, le terme « phyto » de *phytothérapie* provient du grec « *phyton* » et signifie « végétal ». La phytothérapie est donc la « thérapie par le végétal », considérée aujourd'hui davantage comme la « thérapie par les plantes ».

Les découvertes des archéologues nous amènent à penser qu'il y a 60 000 ans, l'homme se soignait déjà par les plantes. L'usage de la phytothérapie s'est répandu à travers le monde, jusqu'au début du XVIIIe siècle où elle a cédé le pas face à l'essor de la médecine scientifique moderne. La médecine par les plantes continue de jouer un rôle important dans l'arsenal thérapeutique des pays en développement où vit près de 80 % de la population mondiale. D'après les chercheurs, près de 25 000 espèces végétales seraient utilisées à travers le monde pour leurs vertus médicinales.

L'innocuité et l'efficacité de la plupart des plantes traditionnelles n'ont pas été totalement ni correctement testées. Il existe actuellement des tentatives pour essayer d'appliquer les méthodes scientifiques modernes, afin de séparer les médicaments aux plantes efficaces des placebos et d'isoler les ingrédients actifs de ceux qui marchent réellement. Mais il y a une opposition de la part des praticiens traditionnels à travers le monde à de tels efforts de recherche en restant accrochés à leurs explications magiques pour ce qui est des effets de leurs préparations. Par ailleurs, il existe des préoccupations importantes concernant la sécurité et l'efficacité de la phytothérapie et autres compléments alimentaires et leur capacité à interagir avec les médicaments sur ordonnance. En fait, ce qui manque actuellement à la phytothérapie pour qu'elle puisse accéder au statut de thérapeutique rationnelle, ce sont les études cliniques comparatives, rigoureuses, sans lesquelles la phytothérapie va continuer à avoir le statut de médecine parallèle.

5- Psychanalyse et genèse de la théorie freudienne

Freud, à la charnière des XIXe et XXe siècles, élabora sa théorie selon laquelle notre psychisme est dépendant de sa partie enfouie, l'inconscient. Dans les conflits entre conscient et inconscient, il perçut l'origine d'un certain nombre de troubles psychiques médicalement inexplicables. Faire émerger ces conflits pouvait permettre de les dénouer. Ainsi naquit la psychanalyse. Elle est donc à la fois théorie qui a complètement modifié la conception que l'on avait de l'être humain et méthode de cure. Depuis ses premiers pas, la psychanalyse fait l'objet de multiples critiques, concernant tant son statut scientifique, la pertinence de sa description du psychisme, que son efficacité thérapeutique. Certaines de ces critiques sont dues à des psychanalystes proposant d'autres modèles du psychisme et d'autres méthodes de thérapies. La méthode thérapeutique instituée par Freud permet aux patients de se raconter sans contrainte. La « cure » s'étale sur plusieurs années, le malade venant de lui-même s'allonger sur un divan pour une séance d'une heure plusieurs fois par semaine.
La psychanalyse n'appartient pas au modèle expérimental. Évaluer son efficacité n'a non seulement jamais été effectué, mais provoque une levée de boucliers chez les tenants de la discipline.

De façon plus immédiate, l'absence d'évaluation explique l'absence de prise en charge sociale des soins reposant sur une méthode psychanalytique.
L'association américaine de psychiatrie dans le DSM a écarté, toute référence à la psychanalyse.
Freud a insisté toute sa vie sur le caractère scientifique de son œuvre et la majorité de ses disciples continuent à se réclamer de ce caractère. Il a écrit dans ses carnets son espoir déçu de ne pas recevoir le prix Nobel de physiologie. Il considérait la psychanalyse comme une « science de la nature » et ne comprenait pas qu'elle ne fût pas reconnue pour telle.
Toute théorie scientifique prétendant à l'universalité doit accepter que des tests rigoureux et reproductibles puissent la faire évoluer. Les hypothèses de la psychanalyse sont-elles testables ? Impossible, affirme Popper, la psychanalyse n'est pas falsifiable, ses propositions ne sont donc pas démontrables.

6- Thermalisme

Aucune étude n'a confirmé l'efficacité des eaux thermales. Les eaux minérales ont bien évidemment des qualités singulières selon le lieu de recueil. La question n'est pas dans la distinction de ces qualités et différences entre les eaux mais de savoir si l'eau est un vrai médicament avec service médical rendu. La France est le seul pays au monde à rembourser les cures thermales. Le paradoxe est que la France est régulièrement classée par l'OMS parmi les premiers pays au monde pour la qualité de sa médecine de haut niveau. En parallèle c'est le leader mondial de l'homéopathie et du thermalisme.

IX- Approche décisionnelle et raisonnement en thérapeutique

On constate que dans la pratique quotidienne de la médecine, les médecins font parfois des raisonnements erronés. On entend par sophisme tout raisonnement erroné et c'est une des trois grandes espèces d'erreurs, les deux autres étant l'illusion (erreur de perception) et le préjugé (erreur de jugement).

A- Décision médicale et pratique clinique

La décision médicale, nous dit Ricardo Bruera : « ne suppose pas de prouver la vérité d'un énoncé mais elle demande de procéder selon une méthode décidable, c'est-à-dire, qui exprime des conclusions valables en correspondance avec des règles formelles pour son adéquation à la réalité. En conséquence, la médecine privilégierait-elle ainsi ses conditions de science ou plutôt d'art ? » Ces propos rejoignent la notion de « vérité cohérence », abordée ailleurs dans ce travail.

Schématiquement, la prise de décision médicale comporte plusieurs étapes et de nombreux éléments, étrangers en soi à la consultation : respect de la réglementation, déontologie et considérations éthiques, aspects médico-légaux, qualité de la formation médicale continue, visite médicale, aspects économiques, recommandations de bonne pratique, décision collégiale, qualité de la relation médecin-patient. Cette relation teintée souvent de mystification réciproque est bien une tentative consensuelle. Si la situation se simplifie dans le cas d'un trouble grave, il en va parfois tout autrement.

Pour Chabot, « la décision en médecine repose sur le trépied suivant : 1) les données actuelles de la science, déterminées à partir d'études scientifiques dotées d'un certain niveau de preuve, donnant lieu à des recommandations de grade variable ; 2) les données de la relation médecin-patient, qui sont liées à la personnalité du médecin, à celle du patient, à l'interaction qui se noue entre elles dans le cabinet de consultation et aux influences extérieures, conscientes ou non qui s'exercent sur ces 2

personnalités ; 3) les contraintes du moment qui sont d'ordre financier, temporel, réglementaire et médico-judiciaire ».
On entend par système expert, un logiciel issu des recherches en intelligence artificielle et possédant un moteur d'inférence doué "d'intelligence" et de ce fait est supposé être capable de simuler l'expertise humaine. Malgré les nombreuses réalisations apparues depuis une vingtaine d'années, ces systèmes restent peu utilisés en routine.

B- Le raisonnement clinique et les connaissances du médecin

On distingue plusieurs types de raisonnement auxquels on a recours en médecine et ailleurs :
-Le raisonnement inductif part d'observations particulières pour aboutir à une conclusion de portée générale.
-Le raisonnement déductif part d'une idée générale pour en déduire des propositions particulières.
-L'abduction est un mode de raisonnement consistant, lorsque l'on observe un fait dont on connaît une cause possible, à conclure à titre d'hypothèse que le fait est probablement dû à cette cause-ci. C'est une inférence de la meilleure explication. C'est une forme de raisonnement utilisé dans le processus de découverte par sérendipité
-Le raisonnement par analogie procède à une comparaison avant d'aboutir à une conclusion.
-Le raisonnement par l'absurde imagine les conséquences absurdes d'une idée pour la réfuter.
- Le raisonnement critique consiste à contester une opinion adverse
- Le raisonnement dialectique consiste à peser les arguments favorables ou défavorables à une thèse.
- Le raisonnement concessif consiste à admettre en partie des arguments de la thèse adverse et à leur opposer d'autres arguments.
En fait, la déduction, l'induction et l'abduction sont considérées comme les trois types majeurs d'inférence.
Pour raisonner en médecine, il faut avoir des connaissances et en connaître les limites. Il a été démontré de ce point de vue que la

supériorité des experts sur les novices en matière de diagnostic tient à leurs connaissances et non à une aptitude particulière au raisonnement. À la suite de travaux sur le raisonnement clinique, il apparaît que le processus mental des cliniciens expérimentés ne suit pas une démarche séquentielle (histoire de la maladie actuelle, antécédents, signes généraux, examen physique systématique...), au terme de laquelle le médecin rassemblerait les éléments et validerait après coup les hypothèses diagnostiques.
Le modèle qui prévaut est celui de l'élaboration précoce d'hypothèses, se fondant sur un raisonnement hypothético-déductif, dès les premières minutes de l'entretien (orientation diagnostique), suivie d'une stratégie d'enquête orientée à la recherche d'indices cliniques et para-cliniques afin de vérifier les hypothèses. Le raisonnement clinique fait appel à divers types de connaissances : des connaissances théoriques, des combinaisons de connaissances des souvenirs de cas exemplaires, des connaissances de gestes techniques, automatisées si on les maîtrise. Diagnostiquer, traiter, pronostiquer, telles sont les étapes du raisonnement clinique.

C- Implications cliniques du constructivisme en médecine

En tant que savoir, toute maladie est une synthèse d'une approche mécaniste et d'une approche stochastique basée sur les études cliniques. C'est forcément une construction, un paradigme physio-pathologique, clinique et thérapeutique. Même si ce paradigme correspond à une entité naturelle, la connaissance de cette entité à l'échelle la plus élémentaire des structures biologiques et des lois physiques qui les régissent nous échappe encore.

1- Le constructivisme est très visible en psychiatrie

En clinique, le constructivisme est plus visible en psychiatrie où on insiste actuellement sur les conditions sociales et familiales du développement de certaines maladies mentales. Dans le domaine psychiatrique, le constructivisme s'oppose aux tendances réductionnistes de certains courants de la psychiatrie biologique. À ce propos, on a d'ailleurs remarqué que les psychotropes ne font peut-être que s'attaquer à la périphérie de la maladie mentale traduite par différents symptômes et qu'il ne s'agit là que de la face apparente d'un processus complexe. Mais telles sont les limites de nos connaissances actuelles.

L'antipsychiatrie a secoué fortement la psychiatrie classique. Ce mouvement, apparu au début des années 1960, remet en cause la psychiatrie traditionnelle et la notion de maladie mentale, sur laquelle elle s'appuyait depuis le milieu du XIXe siècle. En fait, le début de cette contestation apparaît dès 1957, avec le psychiatre américain Thomas Szasz, qui met en doute la réalité de la maladie mentale, dont il fait un simple mythe. L'ouvrage de Michel Foucault, *Histoire de la folie à l'âge classique (1961)* va dans le même sens sous un angle très philosophique.

Cependant, c'est aux Anglais David Cooper, Aaron Esterson et Ronald Laing qu'on doit le terme *Anti-Psychiatry* et le grand mouvement qui bouleversa la psychiatrie.

Selon ce mouvement, la psychiatrie devient une imposture sociale qui aliène et relègue un sujet étiqueté fou, pour une déviance abusivement qualifiée de pathologique. Il y aurait dans la relation du psychiatre avec le malade mental, une certaine hypocrisie et les psychiatres devraient donc adopter une attitude tout à fait différente. En France l'antipsychiatrie (qualifiée par H. Ey de "psychiatricide" se confond avec le mouvement de 1968. Le militantisme des psychiatres français présidera à l'élaboration du secteur psychiatrique et au développement de la psychiatrie institutionnelle.

En 1971, sont publiés les résultats d'une grande étude psychiatrique, le « *US-UK Diagnostic Project* ». Le verdict de cette étude est sidérant : cinq fois plus de cas de schizophrénie sont diagnostiqués aux Etats-Unis qu'au Royaume-Uni. Inversement, le Royaume-Uni compte plus de maniaco-dépressifs que les Etats-Unis. La maladie mentale ne prend pas en principe des visages différents de chaque côté de l'Atlantique et tout est affaire de diagnostic. Ce que l'étude révélait, c'est que les psychiatres des deux pays n'avaient pas le même langage. Plus précisément, ils n'attribuaient pas les mêmes définitions aux mêmes termes médicaux. C'est par souci d'un consensus nosologique qu'est née, aux Etats-Unis, l'idée de développer des critères précis afin d'améliorer la fiabilité des diagnostics, d'où la publication du DSM *Manuel diagnostique et statistique des troubles mentaux* par l'association américaine de psychiatrie (APA). Publiée le 18 mai 2013, la cinquième édition du DSM, ou « Diagnostic and Statistical Manual of Mental Disorders » est communément intitulée DSM-5, dont le résumé *Mini DSM 5 ; critères diagnostiques* est publié en français en 2016. Les concepteurs ont décidé de se concentrer sur ce qu'on observe (les symptômes et les signes), les causes des maladies mentales restant encore très largement mystérieuses, avec l'impossibilité de s'appuyer sur un dysfonctionnement d'un organe pour établir des catégories diagnostiques. De ce fait, la psychiatrie est dans une situation un peu particulière aujourd'hui, par rapport aux autres branches de la médecine : les biomarqueurs qu'on commence tout juste à identifier n'ont pas encore une valeur diagnostique aussi incontestable qu'une glycémie élevée pour qualifier un diabète. Par ailleurs, il n'existe pas dans le DSM de définition générale satisfaisante du trouble mental. Le DSM contourne donc la question de la définition, en recensant toutes les maladies possibles et en les définissant par leurs signes. Le DSM-5 est critiqué dès avant sa publication et fait l'objet de polémiques et de controverses : des pétitions, des appels au boycott, dénonçant un ouvrage dangereux qui a créé des maladies mentales sans avoir de fondement scientifique, servant ainsi l'industrie pharmaceutique, avec un risque de surdiagnostic et donc de surmédication. On prépare actuellement une classification concurrente qui vise à rendre les diagnostics psychiatriques plus neurobiologiques.

D'une certaine manière, la psychiatrie est une méthode reconnue de contrôle des déviances, mais ceci n'exclut pas la possibilité de troubles biologiques encore inconnus sous-jacents. Le diagnostic du DSM implique une évaluation du patient sur plusieurs axes, chacun représentant un domaine particulier, susceptible d'aider le clinicien dans son choix thérapeutique. Ces différents axes sont : les syndromes cliniques et les désordres ; les troubles de la personnalité, ainsi que le retard mental ; les affections médicales générales ; les problèmes psychosociaux et environnementaux. Il ne faut pas oublier le fait que le diagnostic de certains troubles physiques résulte de la démarche des psychiatres : par exemple, des troubles du comportement dus à des tumeurs cérébrales, des psychoses toxiques dues à la prise de médicaments ou de drogues, un déficit en vitamine B 12, pour ne citer que quelques exemples.

Le risque dans ces cas, si l'on s'arrête au diagnostic de troubles d'origine psychique, on peut priver le patient d'un traitement accessible, à visée organique, pouvant être salvateur.
En expliquant le mécanisme d'action du lithium, principal traitement des troubles bipolaires, des recherches bousculent la classification des maladies psychiatriques (La Recherche, Janvier 2017, page 29).
La même prédisposition génétique, est associée à plusieurs maladies mentales et semble être un acteur majeur du neuro-développement, via la voie Wnt/β-caténine, une cascade moléculaire très importante lors du développement des embryons et pour la régénération des tissus. Les souris dépourvues du gène *DIXDCl* manifestaient de l'anxiété, un manque de motivation et des comportements sociaux perturbés, autant de signes rappelant les troubles psychiatriques. Ces souris présentent également des anomalies cérébrales : moins d'épines dendritiques dont le nombre est un marqueur de la transmission synaptique. L'administration de lithium corrige les troubles observés et rétablit la connectivité des neurones en activant la voie Wnt/β-caténine
Par ailleurs, l'analyse du génome de plus de 9 000 malades américains avec un trouble bipolaire, un autisme ou une schizophrénie, a montré que les mutations du gène DIXDCI sont extrêmement rares et plus fréquentes en cas de troubles psychiatriques. Ainsi, des personnes présentant des tableaux cliniques différents peuvent avoir des mutations dans le même gène » et réagiraient au même médicament que des personnes bipolaires ou autistes. D'après ces travaux, il devrait être intéressant d'évaluer l'efficacité du lithium sur d'autres maladies psychiatriques. L'évaluation du lithium pour l'autisme a déjà commencé.
En tenant compte de l'importance des implications génétiques sur la clinique psychiatrique, la revue américaine science s'essayait à la prospective et dévoilait une des architectures possibles des DSM de l'avenir avec les axes suivants :
-Axe I : Génotype ; gènes liés aux maladies, aux symptômes, à la résilience et à la réponse aux médicaments.
-Axe II : Phénotype neurobiologique ; capacités cognitives, régulation des émotions, imagerie cérébrale, etc.
-Axe III : Phénotype comportemental ; expression de comportements liés à la maladie, leur champ d'action et leur fréquence.

-Axe IV : Facteurs environnementaux ; facteurs environnementaux ayant des répercussions sur les axes II et III.
-Axe V : Cibles et réponses thérapeutiques
Cette approche plus moléculaire, plus génétique serait pour certains celle de la psychiatrie du futur ; mais beaucoup d'auteurs ne partagent pas ce point de vue. Toujours est-il que les questions sous-jacentes à la maladie mentale restent celles du déterminisme, de la causalité et de la problématique de la matérialité de la conscience, en tant que cible thérapeutique visée par des structures moléculaires, agissant sur le cerveau, c'est à dire des médicaments.

2- Le syndrome métabolique

Le syndrome métabolique est un exemple d'une nouvelle construction nosologique. C'est l'ancien syndrome x ou syndrome de résistance à l'insuline. On peut le citer comme exemple d'une nouvelle entité clinique qui affecte des centaines de millions d'individus. En 1998, une définition du syndrome métabolique a été formulée par le groupe de travail sur le diabète de l'Organisation Mondiale de la Santé (OMS). Modifiée un an plus tard, la définition de l'OMS s'accompagnait d'une liste de critères destinés au diagnostic clinique. En particulier, elle précisait que le syndrome se définissait par la présence du diabète de type 2 ou de tolérance abaissée au glucose, combiné.
Pour l'OMS, l'élément principal est la présence d'une anomalie de la glycorégulation (hyperglycémie modérée à jeun, intolérance au glucose ou diabète avéré) et/ou d'une insulinorésistance, associée à au moins deux des anomalies suivantes : obésité ou répartition androïde des graisses, hypertriglycéridémie et/ou HDL-cholestérol bas, micro-albuminurie, hypertension systolo-diastolique. Les instances américaines du NCEP-ATPIII définissent le syndrome métabolique comme l'association d'au moins 3 critères parmi les 5 suivants : répartition androïde des graisses, hypertension systolo-diastolique, hyperglycémie modérée à jeun, hypertriglycéridémie, HDL-cholestérol bas. Contrairement à la définition de l'OMS, la glycémie à jeun $\geq$1,10 g/l n'est que l'un des cinq éléments proposés et les diabétiques sont exclus de la définition. L'insulinorésistance constatée dans le syndrome est

associée à des troubles du métabolisme lipoprotéinique, des troubles de la fonction endothéliale et une hypercoagulabilité avec des taux augmentés de l'inhibiteur de l'activateur du plasminogène, contribuant probablement en partie à l'augmentation du risque cardiovasculaire chez l'hypertendu.
Plusieurs études suggèrent l'existence d'un déterminisme génétique du syndrome métabolique incluant des anomalies génétiques des gènes des PPAR-γ, de l'adiponectine et des récepteurs β-3 adrénergiques de connaissance récente.

3- Sissi et la petite insuffisance hépatique

L'expression anglo-saxonne « disease mongering » désigne de manière péjorative la pratique qui consiste à élargir les descriptions nosographiques des maladies, tout en y sensibilisant le grand public, afin d'augmenter le marché de certains fournisseurs de traitements contre ces mêmes maladies
Le syndrome de Sissi par exemple est une invention de toute pièce de l'industrie pharmaceutique. Sissi est le surnom d'Elisabeth Wittelsbach, épouse de l'empereur François-Joseph, impératrice d'Autriche et reine de Hongrie au XIXème siècle. Le syndrome de Sissi qui fit sa première apparition en 1998, a été dénommé ainsi, en hommage à Sissi, qui aurait été concernée par cette forme de dépression rassemblant, agitation, nervosité, hyperactivité physique, sautes d'humeur, jeûne, culte exagéré du corps, problèmes d'estime de soi et de nombreuses tentatives d'auto-traitement. On a montré en 2003 que le tableau clinique ne pouvait être justifié scientifiquement et ce syndrome n'est finalement pas retenu dans la nosologie contemporaine.
En ce qui concerne la petite insuffisance hépatique, il fut un temps et probablement jusqu'au début des années 70, où tout un chacun vivait en bonne intelligence avec sa « petite insuffisance hépatique » et en parlait, souvent avec soulagement, à l'épicier du coin, au voisin et au collègue de travail, sur un ton de confidence, ce qui apportait souvent une note chaleureuse à la discussion. Il s'agissait de malades qui se plaignaient de douleurs abdominales, de troubles dyspeptiques et d'autres troubles fonctionnels digestifs. Bien entendu, ce syndrome est une pure invention de l'esprit, mais il permettait à l'époque de commercialiser toute une

panoplie de médicaments, tous des placebos, proposés pour lutter contre ce « petit mal » qui dans une certaine mesure rassurait aussi bien le malade que le médecin et renforçait le climat de confiance de la relation médecin-malade. Le praticien, s'acquittant ainsi d'une dette envers son malade : être sommé d'étiqueter toute plainte par un diagnostic.

D- Pièges de l'approche symptomatique en thérapeutique

Le symptôme est un signe clinique correspondant à une plainte du malade. Il y a dans ce cas deux aléas possibles en pratique clinique : banaliser le symptôme et passer parfois à côté d'une affection grave, tel qu'un cancer ou une infection sévère dont un symptôme banal peut être révélateur, ou bien au contraire, s'embarquer dans des explorations coûteuses et parfois dangereuses, alors qu'il s'agit d'un symptôme banal. D'un point de vue thérapeutique le risque est de s'arrêter à la correction du symptôme sans essayer d'atteindre la cause. On peut citer plusieurs exemples à ce sujet, qui sont encore autant de fautes commises par certains praticiens. Citons tout d'abord le cas de la dyspnée qui a pour première cause chez l'adulte, l'anémie. Cette dernière nécessite d'être corrigée, pour que la dyspnée disparaisse, alors qu'on voit encore certains médecins se précipiter devant toute dyspnée, sur un médicament bronchodilatateur, comme si toute dyspnée ne pouvait avoir pour origine qu'un bronchospasme. L'anémie elle même n'a pas toujours la même cause et ne peut pas toujours bénéficier du même traitement, puisqu'il peut s'agir d'une carence en fer ou en acide folique ou en vitamine B12 ou en érythropoïétine entre autres mécanismes. Un toux, peut disparaître suite à un traitement bronchodilatateur parce qu'elle est liée dans ce cas à un bronchospasme et il est dangereux de s'arrêter parfois pour son traitement à la prescription d'un traitement symptomatique par un antitussif, tout en passant à côté d'une pneumonie, parfois sévère, ou d'une tuberculose, qui nécessitent un traitement antibiotique approprié. S'arrêter également pour tout vomissement à un traitement symptomatique banal par un antivomitif est une attitude dangereuse, parce que le vomissement peut être la manifestation dominante d'une urgence vitale, telle qu'une acidocétose diabétique ou une hypercalcémie sévère ou encore une hyponatrémie réclamant un traitement spécifique. Mais dans le cadre d'une chimiothérapie anticancéreuse, le traitement, actuellement par un setron, des vomissements sévères, induits par cette chimiothérapie, peut être un but en soi.

Abuser d'un traitement antalgique peut faire passer à côté d'une urgence chirurgicale, dont la douleur est la manifestation dominante, que ce traitement peut masquer. En psychiatrie, devant des symptômes purement psychiatriques, il se cache parfois une tumeur cérébrale ou une intoxication parfois chronique, ou un trouble métabolique dont la méconnaissance fait porter un diagnostic psychiatrique et limiter le traitement à la prescription d'un médicament psychotrope.

Le traitement médical passe parfois d'une approche symptomatique à une approche causale. On peut citer, pour illustrer cette éventualité, l'exemple des ulcères gastro-duodénaux. Un ulcère gastro-duodénal se forme quand il existe un déséquilibre entre facteurs agressifs, d'une part (pouvoir de digestion de l'acide et de la pepsine gastriques) et facteurs défensifs d'autre part ; c'est-à-dire la capacité de la muqueuse gastrique et duodénale à résister à ce pouvoir de digestion. Cette résistance de la muqueuse constitue la barrière muqueuse gastrique. Les ulcères n'apparaissent qu'en présence d'acide et de pepsine ; ils ne sont jamais présents chez les sujets achlorhydriques, tels que ceux atteints d'anémie pernicieuse.

Jusqu'à 90 % de la population adulte de certains pays sont infectés par Helicobacter pylori (HP). Les personnes colonisées par le germe restent dans la majorité des cas, en bonne santé et asymptomatiques ; seule une minorité développe une maladie clinique.

L'hypergastrinémie qui résulte de l'infection stimule la production acide par les cellules pariétales, lésant la muqueuse duodénale. C'est là le facteur clé du développement de l'ulcère duodénal. Par contre, chez les patients ayant un ulcère gastrique, les effets de HP sont plus complexes et une altération de la défense de la muqueuse résultant de l'association de l'infection à HP, de la prise d'un anti-inflammatoire non stéroïdien et du tabagisme, pourrait jouer un rôle important dans l'apparition de l'ulcère. Le traitement médicamenteux des ulcères gastro-duodénaux était purement symptomatique et faisait appel à des médicaments anti-acides et des médicaments antisécrétoires. Aujourd'hui les schémas thérapeutiques visent l'éradication de HP quand il est présent, par un traitement antibiotique approprié.

E- Traitements à visée syndromique

Un syndrome est défini par le dictionnaire Larousse comme étant un ensemble de plusieurs symptômes ou signes en rapport avec un état pathologique donné et permettant, par leur groupement, d'orienter le diagnostic. Un syndrome peut correspondre à plusieurs types d'anomalies physiopathologiques, chacune pouvant être visée par un traitement médicamenteux particulier. L'arsenal thérapeutique, face à un syndrome donné, peut parfois comprendre plusieurs médicaments, comme dans de l'insuffisance rénale où le traitement médicamenteux vise à corriger plusieurs troubles, ou bien, comme c'est le cas du syndrome anémique, pouvant correspondre à différents mécanismes, traduisant chacun une anomalie particulière ou enfin pour citer un autre exemple, c'est également le cas du syndrome œdémateux par rétention nhydrosodée.

L'insuffisance rénale chronique (I.R.C.) est un syndrome qui peut compliquer le cours évolutif de toutes les néphropathies. La réduction de plus de 75 % du nombre de néphrons est nécessaire pour voir apparaître une insuffisance rénale. Pour assurer le maintien de l'équilibre, tous les néphrons restants adoptent un fonctionnement différent de celui qu'ils assuraient lorsque la fonction rénale était normale. Cette théorie du néphron sain ne signifie pas que les néphrons sont ou totalement sains ou totalement détruits, mais souligne que chaque néphron restant s'adapte à l'amputation de la masse néphronique pour maintenir un certain équilibre. Préciser le degré du déficit de la fonction rénale est indispensable pour définir les traitements nécessaires et adapter les posologies des médicaments. Aux stades avancés les seuls traitements possibles sont les techniques de dialyse extra-rénale dans l'attente de la greffe. Les médicaments peuvent aider au cours de l'évolution de l'insuffisance rénale chronique et les objectifs thérapeutiques sont multiples, traduisant la complexité du syndrome : contrôle de l'hypertension artérielle , maintien des grands équilibres métaboliques (contrôle de l'apport protidique, contrôle de l'apport hydrosodé, contrôle de l'apport potassique), correction des troubles hydro-électrolytiques et acidobasiques (hyperkaliémie, troubles de l'hydratation, acidose métabolique) correction de l'hyperuricémie et des troubles du métabolisme phosphocalcique par le calcium, les dérivés actifs de la vitamine D, ainsi que la réduction du taux de phosphore, correction de l'anémie dont la cause majeure est un défaut de production de l'érythropoïétine par le rein et enfin prévention des troubles cardiovasculaires.

L'anémie quant à elle, est définie par une diminution du taux d'hémoglobine dans le sang. Différents mécanismes sont possibles à l'origine d'une anémie :

-un défaut de production des globules rouges : carences nutritionnelles en fer et/ou en acide folique, déficit en érythropoïétine en cas d'insuffisance rénale chronique, aplasie médullaire.

-une perte des globules rouges : hémorragies aiguës ou chroniques.

-une destruction accrue des globules rouges (hémolyse) : paludisme, épisodes infectieux ou prise de certains médicaments chez des patients présentant un déficit en G6PD (primaquine, dapsone, cotrimoxazole, acide nalidixique, nitrofuranes etc.), hémoglobulinopathie (drépanocytose, thalassémie), certaines infections bactériennes et virales (VIH).

Ce vaste profil causal d'une même entité clinique explique la multitude des possibilités thérapeutiques. On peut ainsi être amené selon le cas devant une anémie à prescrire du fer ou de la vitamine B12 ou de l'acide folique ou de l'érythropoïétine ou encore un traitement immunosuppresseur devant certaines anémies hémolytiques auto-immunes.

Le traitement à visée syndromique est parfois le même, quelle que soit la cause du syndrome. C'est le cas de l'œdème généralisé par rétention hydrosodée. Le syndrome œdémateux traduit dans ce cas, une accumulation d'eau dans le secteur interstitiel (extracellulaire, non vasculaire) des tissus, avec un gonflement de la structure correspondante. Il se forme quand le sang s'accumule dans les membres inférieurs, provoquant l'augmentation de la pression dans les veines des jambes et refoulant les liquides du compartiment veineux dans les tissus. Quelle que soit la cause de l'œdème : cardiaque (insuffisance cardiaque droite ou globale), hépatique (cirrhose du foie) ou rénale (néphropathie glomérulaire), l'aboutissement du trouble est la rétention hydrosodée qui se manifeste par une augmentation du pourcentage d'eau extracellulaire et coexiste avec une hypovolémie relative. Dans tous les cas, l'hypovolémie relative aboutit à une sollicitation du système rénine angiotensine qui entraîne une augmentation de la sécrétion d'aldostérone par le cortex surrénalien. Cet hyperaldostéronisme secondaire plus ou moins marqué selon l'importance et l'origine de l'œdème, entretient la rétention hydrosodée et se traduit biologiquement par une hypokaliémie (diminution de la concentration de potassium dans le sang) patente ou latente, une inversion du rapport de la concentration du sodium sur celle du potassium dans les urines et une augmentation de l'activité rénine plasmatique dans le sang, quand elle est recherchée. Une négativation de la clearance de l'eau libre en relation avec une augmentation de la sécrétion d'hormone antidiurétique (ADH) est très souvent invoquée comme facteur favorisant de la rétention hydrique. L'augmentation de la sécrétion d'ADH est en relation avec le bas débit rénal. Le traitement consiste à diminuer l'apport de sodium par un régime hyposodé (car la rétention hydrosodée ne se développe pas en l'absence d'apport sodé) et favoriser son élimination par un traitement diurétique. L'urgence (œdème aigu du poumon) commande la prescription d'un diurétique de l'anse par voie IV (furosémide) dont l'action est rapide et puissante. L'existence d'une insuffisance rénale n'autorise que l'emploi des diurétiques de l'anse et doit faire éviter les diurétiques thiazidiques inefficaces dans ce cas et les diurétiques d'épargne potassique qui exposent à l'hyperkaliémie. L'hypokaliémie (diminution du taux de potassium dans le sang) interdit les diurétiques kaliurétiques et l'hyperkaliémie quant à elle, interdit les diurétiques d'épargne potassique. Il faut se méfier d'autres traitements qui peuvent antagoniser l'effet diurétique tel qu'un traitement à base d'anti-inflammatoire non stéroïdien (AINS), qui peut antagoniser l'effet des diurétiques de l'anse.

F- Les pièges du raisonnement physiopathologique

1- Position du problème

Le raisonnement physiopathologique en thérapeutique peut induire en erreur. Ceci tient à l'incomplétude des modèles physiopathologiques. Habituellement pour un problème pathologique donné, on dispose d'un modèle physiopathologique, qui est généralement le fruit de travaux biologiques de laboratoire, puis on procède à des vérifications empiriques, par les essais cliniques dont le résultat sera quantifié par les tests statistiques. Il arrive cependant comme on va le voir que les essais cliniques contredisent l'hypothèse physiopathologique. En fait, les schémas et les hypothèses physiopathologiques, tels qu'ils sont élaborés dans la littérature médicale, s'accordent bien avec la philosophie des sciences de Mach, qui développe l'idée selon laquelle, les théories sont des modèles économiques des phénomènes.

Le raisonnement physiopathologique sur lequel sont basés beaucoup de traitements médicaux consiste à envisager, puis à réaliser une intervention médicale sur la base du mécanisme d'action d'un agent correcteur, visant une anomalie, identifiée comme étant à l'origine du problème clinique. Il s'agit d'un raisonnement de type mécaniste, laissant présager un bénéfice médical, élaboré à partir de la connaissance de la physiopathologie de la maladie et de celle des actions pharmacologiques du traitement.

Le bénéfice de certaines interventions en médecine, basées sur le raisonnement physiopathologique, telles que l'insulinothérapie pour le traitement du diabète de type 1 insulinodépendant est évident, rendant toute confirmation de leur efficacité et de leur sûreté par des études cliniques, éthiquement non recevable.

Cependant, il existe des situations où le bénéfice d'une intervention est moins clair. Dans ce cas, le recours aux résultats d'essais cliniques examinant l'efficacité et la sûreté d'une intervention médicale est primordial. Les résultats des études physiopathologiques sont en général confirmés dans des essais cliniques randomisés (ECR) subséquents. Ceci n'est cependant pas toujours le cas, ce qui traduit vraisemblablement l'incomplétude de nos connaissances physiopathologiques, en relation avec la méconnaissance de certains maillons dans la chaîne causale des processus pathologiques. C'est ainsi qu'un traitement, considéré sur la base d'un raisonnement physiopathologique comme efficace, peut s'avérer, dans un essai clinique, sans effet et même parfois, chose plus gênante, délétère. Les ECR permettent donc une confrontation des hypothèses physiopathologiques avec la réalité clinique. Il existe plusieurs exemples d'études observationnelles dont les résultats ont été réfutés par des essais cliniques randomisés. Il s'agit par exemple des questions cliniques suivantes :

-Est-ce que l'encaïnide et la flécaïnid diminuent des tachyarythmies ventriculaires fatales après un infarctus du myocarde ? La réponse des ECR est non et ce malgré l'effet anti-arythmique de ces médicaments. L'augmentation de la mortalité notée avec ces produits est due à un effet arythmogène propre en cas d'infarctus du myocarde.

-Quel est l'impact des bêtabloquants sur la mortalité en cas d'insuffisance cardiaque chronique ? Les bêtabloquants sont actuellement indiqués dans le traitement de l'insuffisance cardiaque, parce qu'ils diminuent la mortalité dans ce. Cet effet bénéfique est très probablement en relation avec la prévention des arythmies et l'inhibition du remodelage, et ce, malgré l'effet inotrope négatif de ces médicaments, qui laisse prévoir une aggravation et qui a fait considérer pendant longtemps, l'insuffisance cardiaque, comme une contre-indication à l'usage de ces médicaments.

-Est-ce que la milrinone diminue la mortalité en cas d'insuffisance cardiaque ? La réponse est non et c'est également le cas des autres inhibiteurs de la phosphodiestérase, malgré leur effet inotrope positif qui laisse prévoir une amélioration.

-Est-ce que la substitution hormonale diminue les événements cardiovasculaires chez les femmes ménopausées ? La réponse est non. Bien au contraire le risque cardiovasculaire semble augmenter avec le traitement hormonal, malgré l'existence d'une carence œstrogénique en cas de ménopause.

-Les vasodilatateurs sont des médicaments qui permettent de dilater les vaisseaux en relâchant les muscles lisses de leurs parois. Ils sont utilisés actuellement avec intérêt dans certaines affections comme l'hypertension artérielle (HTA). Il y a quelques années ce concept a été étendu abusivement au traitement de l'insuffisance coronarienne à l'origine d'un angor (en relation avec une obstruction des artères coronaires) et s'est avéré délétère, faisant parler de « vasodilatateurs malins ». Le raisonnement à l'origine de leur prescription dans ce cas était le suivant : comme il y a une ischémie du myocarde faisant suite à l'obstruction des coronaires, en dilatant ces artères, on va y augmenter le flux sanguin, pensant engendrer ainsi, un effet bénéfique dans les territoires ischémiés. En fait, dans ces zones, l'ischémie elle-même, engendre un effet vasodilatateur maximum, spontanément et la vasodilatation médicamenteuse se fait au niveau d'artères saines, au détriment des artères obstruées, ce qui va « voler » le sang des artères malades au profit d'artères saines et aggraver la situation. On a appelé ce phénomène « phénomène du vol coronarien »

-Les antidiarrhéiques symptomatiques tels que le Lopéramide et les anticholinergiques qui agissent tous comme ralentisseurs du transit intestinal peuvent retarder l'élimination des agents pathogènes par ralentissement de ce transit. Leur utilisation est par conséquent illogique voire même dangereuse en cas de diarrhées infectieuses d'origine bactérienne à germe invasif (envahissant la muqueuse intestinale), parce qu'ils prolongent le temps de contact entre le germe et la paroi du tube digestif.

2- Incomplétude du modèle physiopathologique

On peut citer quelques exemples, pour illustrer cette éventualité qui limite l'efficacité du traitement médical dans les affections concernées

a- Exemple de la dopathérapie dans le traitement des syndromes parkinsoniens

Le syndrome parkinsonien est dû en grande partie à une déficience de l'activité dopaminergique du faisceau nigro-striatal sur les cellules du néostriatum, soit par dégénérescence des cellules dopaminergiques dans le locus niger et déplétion consécutive de la dopamine dans le néostriatum comme dans la maladie de Parkinson, soit par le blocage compétitif des récepteurs post-synaptiques, dû à la présence de substances qui

empêchent la dopamine, normalement sécrétée, d'exercer son action inhibitrice, comme dans le syndrome parkinsonien secondaire aux neuroleptiques.
Il en découle une hyperactivité cholinergique néo-striatale, car normalement au niveau central le système dopaminergique inhibe le système cholinergique. Deux possibilités sont offertes pour rétablir l'équilibre cholinergique-dopaminergique.
1-Déprimer l'hyperactivité du système cholinergique ; c'est l'effet des antiparkinsoniens classiques, qui sont des anticholinergiques centraux ; 2-Corriger le déficit de l'action de la dopamine : soit en suppléant à la dopamine endogène manquante, par un apport exogène sous la forme de L-Dopa, qui se transforme en dopamine : soit en favorisant la libération de la dopamine par des excitants appropriés du système dopaminergique, comme c'est le cas pour l'Amantadine ; soit en employant des agents agonistes dopaminergiques qui agissent sur les récepteurs post-synaptiques, à la manière de la dopamine : Piribédil, Bromocriptine ; soit en inhibant le catabolisme de la dopamine par la Sélégiline, qui est un IMAO de type B ou par un inhibiteur du COMT ; soit en éliminant l'action compétitive des neuroleptiques. La construction de ce paradigme thérapeutique issu de la connaissance des neurotransmetteurs ne tient pas compte en fait des causes et des mécanismes du processus dégénératif sous-jacent à la maladie et envisage en quelque sorte une approche plus périphérique. Il persiste en effet beaucoup d'inconnus dans l'approche médicamenteuse du traitement et particulièrement le problème de l'épuisement de l'action de la L-dopa après plusieurs années de traitement, dont on retarde la prescription en raison de cette atténuation de l'effet au cours du temps, qu'on attribue à une désensibilisation des récepteurs dopaminergiques centraux à l'effet stimulant de la L-Dopa.

b- L'approche pharmacologique dans la maladie d'Alzheimer

La maladie d'Alzheimer est une affection neurodégénérative du système nerveux central traduite par une détérioration progressive et durable des fonctions cognitives. Elle est caractérisée par une atrophie importante du cortex cérébral avec une perte de neurones corticaux et subcorticaux. Des protéines spécifiques, pathologiques, sont présentes dans la maladie. Deux types de lésions sont directement liés à l'affection : l'accumulation de peptides bêta amyloïde, responsables de la formation des plaques amyloïdes, et la protéine tau phosphorylée, reliée aux dégénérescences neurofibrillaires.

Les études neurochimiques ont montré par ailleurs que la maladie d'Alzheimer se caractérise par une baisse de la concentration tissulaire et des capacités de synthèse de l'acétylcholine, dans certaines régions du cerveau (hippocampe, cortex temporal pariétal et frontal). La choline acétyltransférase est réduite de façon marquée, avec une réduction de la disponibilité de l'acétycholine (Ach). L'inhibition de la dégradation de l'ACh a permis la conception des premiers médicaments anticholinergiques prescrits pour le traitement. D'autres récepteurs ont été impliqués, notamment les récepteurs NMDA (N-méthyl-D-aspartate), qui seraient stimulés par des concentrations anormalement élevées de glutamate. L'implication des récepteurs MMDA a conduit au développement d'antagonistes de ce récepteur. Ces traitements, relèvent d'ordonnances spéciales et induisent de nombreux effets secondaires, leur indication doit être confirmée par des spécialistes (gérontologues, psychiatres et neurologues), après authentification de la maladie et de son stade. Leur apport est cependant minime, car là aussi, ce sont des médicaments qui visent des cibles moléculaires impliquées dans la neurotransmission, alors que le processus dégénératif sous-jacent reste hors d'atteinte. Deux axes sont actuellement explorés : la neutralisation des enzymes à l'origine de la formation de la protéine amyloïde et l'immunothérapie, consistant à injecter un fragment de la protéine amyloïde dans le muscle ou dans le sang du patient de façon à déclencher une réaction immunitaire qui sera ultérieurement dirigée contre les plaques cérébrales.

Le verubecestat, mis au point par le laboratoire Merck, intervient sur la première lésion, en amont de la « cascade « amyloïde », c'est-à-dire de la formation de peptides bêta amyloïde, qu'il bloque ou dégrade. Ce médicament intervient par conséquent avant l'immunothérapie, qui vise les peptides déjà formés. Les résultats d'un essai de ce médicament sur plus de 3 000 malades sont attendus pour juillet 2017. Une étude parue en novembre

2016 ne traitant que des propriétés précliniques a montré une forte capacité à inhiber la production du peptide amyloïde.

c- Approche moléculaire et incertitudes thérapeutiques dans l'épilepsie

La crise d'épilepsie est la répétition de paroxysmes, due à des décharges épileptiques, c'est-à-dire à l'activation subite, simultanée et anormalement intense d'un grand nombre de neurones cérébraux. On considère qu'une prédisposition génétique aux crises d'épilepsie est le facteur prépondérant retrouvé chez environ un tiers des patients. Les épilepsies symptomatiques sont dues à une lésion cérébrale : malformation congénitale, encéphalite, séquelles d'une souffrance à la naissance, traumatisme crânien, accident vasculaire cérébral, tumeur, infections du système nerveux central, maladies neurologiques évolutives, anomalies des chromosomes, malformations cérébrales. Il arrive que chez des enfants vulnérables, une maladie fébrile, qu'elle atteigne ou non le cerveau, déclenche des crises dites convulsions fébriles. L'épilepsie héréditaire est très rare et sa transmission très complexe. Plusieurs types d'anomalies moléculaires ont été décrites comme épileptogènes.
Les antiépileptiques agissent sur plusieurs cibles moléculaires. La plupart possèdent plusieurs modes d'action. Trois mécanismes d'action principaux des antiépileptiques peuvent être distingués :
-augmentation de la neurotransmission inhibitrice (GABA-ergique) ;
-réduction de la neurotransmission excitatrice (glutamatergique) ;
-modulation de la conduction membranaire neuronale (canaux ioniques spécifiques pour le Na^+, K^+ et Ca^{++}).
Pour certaines molécules comme le VPA (Valproate), la GBP (Gabapentine), les modes d'action principaux ne sont pas vraiment identifiés.
On sait qu'il existe un certain nombre d'épilepsies qui guérissent spontanément, quel que soit l'effet du traitement, en particulier chez l'enfant. En dehors de ces épilepsies, on définit trois types d'épilepsie en fonction du résultat obtenu par le traitement. On estime que 50 % des patients peuvent guérir de leur épilepsie (pharmacosensible et arrêter le traitement dans les 10 ans qui suivent le début de la maladie. Les crises s'atténuent puis

disparaissent. L'EEG s'améliore. C'est le cas de nombreuses formes d'épilepsies généralisées idiopathiques et de certaines épilepsies partielles. Certaines épilepsies sont pharmacodépendantes : les crises deviennent rares, survenant volontiers dans des circonstances particulières (oublis du traitement, maladie intercurrente, manque de sommeil...), ou disparaissent mais récidivent lorsque l'on essaie d'arrêter le traitement. D'autres formes sont pharmaco-résistantes : persistance voire aggravation des crises malgré le traitement (au moins 3 médicaments dont 2 anti-épileptiques majeurs). Les causes de la résistance sont mal connues. Dans ces cas, on propose l'essai de nouveaux anti-épileptiques. Le traitement chirurgical s'adresse aux patients présentant une épilepsie partielle rebelle au traitement médical dont le foyer épileptogène est unique, bien circonscrit et siège dans une zone cérébrale dont l'exérèse ne provoquera pas de déficit neurologique ni neuropsychologique significatif. Le bilan pré-chirurgical passe par une étude de la sémiologie électroclinique des crises précisées par un enregistrement EEG vidéo, par une étude morphologique précise (IRM) et une étude fonctionnelle (examen neuropsychologique, scintigraphie). Éventuellement, la délimitation du foyer épileptogène nécessite l'utilisation d'électrodes profondes implantées par stéréotaxie. Les meilleurs résultats (70 à 80 % de guérison) sont obtenus dans les épilepsies du lobe temporal. Le traitement chirurgical est évident quand l'épilepsie est en rapport avec une lésion cérébrale qui présente par elle-même un danger pour la vie du patient (tumeur, malformation vasculaire).

G- La stratégie thérapeutique

Les malades ne sont pas également sensibles à un traitement validé. Concernant ce dernier point, un clinicien fût-il très compétent, ne peut que jouer aux dés, à son insu. Une décision thérapeutique est toujours prise sur la base de l'aléatoire, au sens probabiliste. Un traitement connu comme étant plutôt efficace peut ne pas l'être pour un malade donné. D'autre part, pour un même profil pathologique, parfois la guérison ou la complication ou encore le décès n'est qu'une probabilité. Les indices d'efficacité sont indispensables à la mise en pratique des résultats des essais cliniques : on ne peut pas proposer un traitement de la même façon lorsque la réduction du risque attendue est inférieure à 1 % ou de l'ordre de 30 %. Les indicateurs permettent de quantifier l'intérêt respectif des traitements et d'autoriser les comparaisons. La stratégie thérapeutique (incluant la stratégie des examens complémentaires nécessaires pour une discussion thérapeutique) comporte plusieurs phases à savoir la réflexion, la prescription, l'organisation du suivi. Un traitement a toujours un but et le seul fait de l'expliciter correspond à un certain niveau de diagnostic. Il faut distinguer le diagnostic nosologique du diagnostic décisionnel. Faire un diagnostic nosologique c'est apporter la preuve d'un ulcère gastrique ou d'un psoriasis ou encore d'un syndrome coronarien aigu, par exemple. Il est précis et valorisé. Faire un diagnostic décisionnel, c'est identifier une situation qui nécessite de prendre une décision thérapeutique importante sans encore savoir quelle est l'affection sous-jacente. C'est calmer une douleur, transfuser un patient présentant une anémie sévère ou un choc hémorragique, diagnostiquer une péritonite et décider d'opérer le patient, bien qu'on n'en connaisse pas la cause.

H- Recommandations de l'OMS

L'usage irrationnel ou non rationnel des médicaments est un problème majeur de santé publique. Plus de la moitié de l'ensemble des médicaments sont prescrits, distribués ou vendus de manière inappropriée d'après l'organisation mondiale de la santé (OMS) qui estime que les types courants d'usage irrationnel des médicaments sont :

-L'usage d'un trop grand nombre de médicaments par patient (polypharmacie) ;

-L'usage inapproprié d'antimicrobiens, souvent en posologies inadéquates, pour le traitement d'infections non microbiennes ;

-L'usage abusif de produits injectables quand des formulations orales seraient plus appropriées ;

-La non-conformité des pratiques de prescription aux directives thérapeutiques ;

-L'auto-médication inappropriée et fréquente de médicaments disponibles uniquement sur ordonnance.

Douze interventions clés sont recommandées par cet organisme
-Un organisme national multidisciplinaire mandaté pour coordonner les politiques en matière d'usage de médicaments ;
-Des directives thérapeutiques ;
-Des listes de médicaments essentiels basées sur des traitements choisis ;
-Des comités pharmaceutiques et thérapeutiques dans les districts et les hôpitaux ;
-Une formation à la pharmacothérapie par problèmes dans les programmes de cycle universitaire ;
-Un enseignement médical continu, obligatoire pour le permis d'exercer ;
-Encadrement, audit et rétroaction ;
-Une information indépendante sur les médicaments ;
-L'éducation du public au sujet des médicaments ;
-Le refus d'incitations financières perverses ;
-Une réglementation appropriée et mise en vigueur ;
-Un niveau de dépenses gouvernementales suffisant pour assurer la disponibilité des médicaments et du personnel.
Toujours selon l'OMS
-Plus de 50 % des médicaments ne sont pas prescrits, délivrés ou vendus comme il convient et la moitié des patients ne prennent pas correctement leurs médicaments.
-La consommation exagérée, insuffisante ou erronée des médicaments a des effets nocifs pour les personnes et dilapide les ressources.
-Plus de 50 % des pays ne mettent pas en œuvre les politiques de base pour promouvoir l'usage rationnel des médicaments. Dans les pays en développement, moins de 40 % des patients dans le secteur public et moins de 30 % dans le secteur privé sont traités conformément aux directives cliniques.

I- L'établissement du pronostic

Il est tout d'abord scientifique : prévision et anticipation des événements susceptibles de survenir. C'est également un acte humain, consistant à informer le patient sur sa maladie et son traitement. C'est enfin un acte social consistant à aider le patient à se situer dans la société. Les quatre temps possibles du pronostic (immédiat, à court, moyen et long terme) doivent être abordés avec pertinence. Les facteurs du pronostic sont ceux de la maladie en cause, ceux liés aux traitements et ceux liés au patient lui-même. L'information du patient est un acte humain qui l'éclaire sur son avenir. Toutefois dans l'intérêt du malade et pour des raisons légitimes que le praticien apprécie en conscience, un malade peut être tenu dans l'ignorance d'un diagnostic ou d'un pronostic grave, sauf dans les cas où l'affection dont il est atteint, expose les tiers à un risque de contamination.

J- Placebo et nocebo

1- Historique

La plus ancienne trace connue du placebo se trouve dans la seconde édition du *Motherby's Medical Dictionary* (1785) où le placebo est défini comme un remède ou une méthode commune en médecine. Une définition peu informative mais la première connue dans l'acception médicale actuelle. Aujourd'hui encore, même si certaines voies de recherches existent, on en connaît finalement très peu sur ses mécanismes. Il n'existe aucun modèle explicatif définitif.

Avant les médecins, les psychologues sont les premiers à s'intéresser à l'effet placebo dès la fin du XIXème siècle. Ils sont issus de l'école de Nancy (où l'on parlait non de placebo mais de « substance inerte »), autour d'Hippolyte Bernheim, connu notamment pour son conflit avec Jean Martin Charcot à Paris, à propos de la suggestion dans l'hystérie et l'hypnose. H. Bernheim est le premier à avoir identifié un des moteurs thérapeutiques possibles de l'effet placebo. La suggestion est très difficile à définir d'une façon précise.

2- Le concept de placebo et les définitions actuelles

Beaucoup de médicaments ont été jadis proposés et prescrits selon la logique du « fantôme qui se cache derrière la porte », énoncé impossible à vérifier.

Le mot placebo vient du verbe latin « placere » et signifie littéralement « je plairai ». La définition traditionnelle de placebo

est « médicament inactif donné pour plaire au patient ». Un placebo pur est un médicament pharmacologiquement inerte prescrit dans un contexte thérapeutique. Un placebo impur est un médicament n'ayant pas démontré objectivement son efficacité. Des milliers de produits disponibles dans le commerce sont des placebos impurs. Les placebos impurs peuvent aussi être des produits ayant une indication précise, mais ils sont détournés de leur usage.
Au stade actuel des connaissances et au même titre que les placebos, la psychanalyse, l'homéopathie et l'acupuncture doivent être considérées comme des pétitions de principe, c'est à dire des faits admis comme étant vrais alors qu'ils ne sont pas démontrés.

3- Quelques exemples d'effet placebo

Certains résultats permettent de penser que le placebo d'antalgique est médié par les endorphines. Des études comparables et d'autres réalisées en tomographie par émission de positons ont permis de visualiser in situ les zones cérébrales riches en récepteurs morphiniques, lesquelles sont activées par le placebo d'antalgique. Une autre étude, a permis de visualiser grâce à la caméra à positons, l'effet d'un placebo de L-dopa, médicament précurseur de la dopamine et particulièrement efficace dans la maladie de Parkinson. Sous placebo comme sous L-dopa, les zones cérébrales riches en dopamine « s'allument » presque de la même manière.
L'amélioration clinique transitoire, que provoque le placebo chez les parkinsoniens, serait donc liée à une augmentation de la dopamine cérébrale au niveau de la substance noire. Par conséquent, il semblerait que chaque fois qu'un placebo marche, quelle qu'en soit l'indication, ce serait grâce à la mise en route d'un processus naturel de guérison.
Tout acte thérapeutique comporte une composante placebo ; c'est pourquoi les effets attribués aux médicaments peuvent varier d'un patient à l'autre et d'un médecin à l'autre selon la réactivité au placebo. Un effet placebo positif est plus probable lorsque patient et médecin croient qu'un bénéfice thérapeutique s'ensuivra. Un médicament sans effet pharmacologique reconnu sur le processus traité (p. ex. vitamine B12 chez un arthritique) peut provoquer une

réponse favorable. De la même manière, une substance modérément active (p. ex. un vasodilatateur pour la claudication intermittente) peut avoir un effet augmenté. L'effet placebo, représente dans ces cas l'écart positif constaté entre le résultat thérapeutique prévisible en fonction des données de la pharmacologie et l'effet thérapeutique observé. Un antidépresseur n'agit qu'au bout de deux à trois semaines. Si un effet thérapeutique est constaté dès le premier ou deuxième jour, on considère que cette action précoce est liée à un effet placebo.

4- Effet nocebo

Les préparations sans substances actives qui peuvent avoir des effets « rendant malades » ont été imputées à l'"effet nocebo" (signifiant "je ferai mal"). Plusieurs facteurs peuvent intervenir dans l'effet nocebo : une attitude pessimiste de la part des patients, de mauvaises expériences avec les médicaments, une information négative que le patient a reçue du médecin, du pharmacien et de la presse peuvent tous provoquer des effets secondaires, ainsi qu'une notice avec une longue liste d'avertissements.

K- Problèmes quotidiens de prescriptions

1- Prescriptions des génériques

On entend par spécialité générique d'une autre spécialité, celle qui a la même composition qualitative et quantitative en principes actifs, la même forme pharmaceutique et dont la bio-équivalence avec l'autre spécialité a été démontrée par des études appropriées de biodisponibilité. Un générique est donc une copie d'un médicament original (encore appelé princeps), dont la production et la commercialisation sont rendues possibles une fois son brevet tombé dans le domaine public et 10 ans après la première autorisation de mise sur le marché. La dénomination des génériques est soit la DCI (dénomination commune internationale) suivie du nom du laboratoire, soit un nom de fantaisie suivi du symbole « Gé ». Un médicament générique offre par définition les mêmes garanties de qualité pharmaceutique, d'efficacité et de sécurité d'emploi que le médicament dont il est la copie certifiée conforme. L'incitation économique « citoyenne » conduit à prescrire moins cher pour des performances thérapeutiques égales. Le droit de substitution permet désormais au pharmacien (chaque fois qu'un générique est disponible) de substituer ce générique au produit princeps prescrit par le praticien (à condition que ce dernier n'y ait pas fait opposition en écrivant sur l'ordonnance, à la ligne de prescription correspondante, la mention « non substituable »). Le générique est suspect d'être inférieur à son princeps parce qu'il est moins cher. De toute façon même si ce n'est pas le cas, il devrait l'être (moins cher). Dans de nombreuses maladies nécessitant un traitement médicamenteux au long cours, beaucoup de patients sont attachés aux spécialités qu'ils consomment quotidiennement : les noms de marques de leurs médicaments constituent un repère de confiance qui leur importe plus que la nature du principe actif.

2- Classe de médicaments et traitement d'une maladie

On pourrait s'attendre ici à ce que le seul critère soit l'efficacité absolue des produits de la classe dans la maladie considérée. En cas d'efficacité égale, le médecin serait amené à choisir le produit le moins cher. La réalité est différente de cet idéal. Si on considère le traitement de l'hypertension artérielle par exemple, plusieurs classes médicamenteuses ont l'indication « traitement de l'hypertension artérielle ». La classe des diurétiques est celle qui est le plus universellement conseillée comme traitement de première intention. Elle est cependant de moins en moins souvent utilisée en première intention. Cela tient à l'effet d'attraction qu'exercent les produits nouveaux. Aucune promotion n'est faite en faveur des diurétiques, car tous les laboratoires commercialisant un diurétique ont aussi dans leur portefeuille des produits plus récents et plus chers. La place d'une classe de médicament est donc la résultante à un instant donné de la qualité des démonstrations scientifiques concernant son efficacité et de l'effort promotionnel fait par les firmes en sa faveur. Il est fréquent que le second facteur l'emporte largement sur le premier. La seule façon de sortir de cette situation peu satisfaisante scientifiquement serait de réaliser des essais comparant l'efficacité des différentes classes de produits utilisés dans une indication donnée. Ces essais ne sont que très rarement financés par l'industrie pharmaceutique, qui n'a souvent aucun avantage à attendre de la comparaison entre leur nouveau produit et un produit ancien et beaucoup moins cher. On aboutit ainsi à l'existence de questions thérapeutiques orphelines qui ne peuvent être résolues que par des organismes indépendants. La constitution d'institutions de ce type à l'image de certains pays serait souhaitable dans toutes les régions du monde.

3- Le médicament à l'intérieur de sa classe

La question de la place d'un produit donné à l'intérieur d'une classe est encore plus difficile à aborder. Il peut arriver qu'il soit quasiment obligatoire pour l'industriel de démontrer sa supériorité par rapport à un traitement plus ancien, de référence et beaucoup moins cher. On peut citer comme exemples la démonstration de la supériorité de l'association d'aspirine et de Dipyridamole (Persantine*) sur l'aspirine seule, du Clopidogrel (Plavix*) sur l'aspirine dans la classe des anti-agrégants plaquettaires. Le plus souvent, il n'y a pas de médicament de référence et les différents produits de la même classe arrivent quasiment ensemble sur le marché ne permettant aucune étude comparative sérieuse entre les produits de la classe. Dans ces cas, les choix des prescripteurs sont en partie conditionnés par le profil de tolérance du produit et en partie par les efforts promotionnels de l'industriel. Les considérations économiques interviennent de façon marginale dans le choix des prescripteurs, comme en témoigne la difficulté d'implantation des médicaments génériques.

4- Indications validées des médicaments

Au total les indications sont les pathologies dans lesquelles l'utilisation d'une spécialité pharmaceutique est autorisée par l'autorisation de mise sur le marché. Un médecin qui prescrit un médicament en dehors de ses indications autorisées, sans pour autant se placer dans le cadre d'une recherche, le fait donc sous sa propre responsabilité. En cas d'accident, celle-ci peut être engagée sur le plan professionnel et civil voire sur le plan pénal. Une spécialité pharmaceutique ne peut donner lieu à prise en charge ou à remboursement par les caisses d'assurance maladie que si ses indications thérapeutiques sont celles retenues par l'autorisation de mise sur le marché. Le respect des indications de l'autorisation de mise sur le marché doit constituer la base de la pratique médicale, non par banal souci bureaucratique d'une décision administrative, mais par respect des données validées pour la prescription de vrais médicaments à l'efficacité et à la sécurité établies. En France, les indications sont libellées de la façon suivante sur le « Vidal » :

- Pour les pathologies graves, les indications thérapeutiques sont portées directement sans mention particulière lorsque leur efficacité est démontrée par des essais cliniques contrôlés. Ces indications sont précédées de la mention « proposé dans... » lorsque des essais contrôlés permettent de présumer une activité thérapeutique et qu'il n'existe par ailleurs aucune alternative thérapeutique.
- Pour les pathologies à caractère bénin les indications thérapeutiques sont précédées de la mention « utilisé dans... » lorsque, en l'absence d'essais cliniques contrôlés, leurs indications traduisent une pratique d'utilisation. Progressivement, les révisions des autorisations de mise sur le marché validées réduisent le nombre des spécialités pharmaceutiques de cette dernière catégorie.

L- Pharmacovigilance et pratique médicale

1- Concepts de base

La pharmacovigilance est le domaine d'étude des effets indésirables des médicaments chez l'homme, ainsi que des applications pratiques qui en découlent, à l'échelle du malade et de la communauté.

Les effets indésirables (E.I) des médicaments sont relativement fréquents et cette fréquence a été diversement appréciée selon les études. Dans certains cas les E.I sont peu préoccupants et ne nécessitent pas l'arrêt du traitement ou la modification de la posologie. Dans d'autres cas, il s'agit d'accidents graves pouvant menacer la vie du malade et imposant l'arrêt du traitement.

2- Données épidémiologiques

On a longtemps voulu croire que les événements iatrogènes n'étaient que des cas isolés, très rares. En fait, diverses études ont démontré qu'il s'agit d'un problème fréquent et grave ; mais survenant comme une « catastrophe en miettes », donc peu visible, par rapport à un tremblement de terre ou encore par rapport à une épidémie. En moyenne, dans les services hospitaliers publics de médecine, 3 % des hospitalisations sont causées par un effet indésirable, allant de 1,9 % avant l'âge de 16 ans à 4,1 % après 65 ans. Une méta-analyse américaine (JAMA 1998) a montré que 0,32 % des malades hospitalisés décèdent suite à un effet indésirable médicamenteux, plaçant ces accidents entre la 4ème et la 6ème cause de mortalité hospitalière. L'étude Eneis (Enquête nationale sur les effets indésirables liés aux soins ; 2004) a apporté des précisions concernant les effets indésirables graves des médicaments. Parmi les 125 effets indésirables graves liés à un médicament, 50 effets indésirables étaient évitables soit 47 %. Ces effets indésirables graves ont été responsables de 2,5 % des hospitalisations en médecine (dont 1,3 % dues à des effets indésirables évitables) et de 0,5 % des hospitalisations en chirurgie (dont 0,4 % dues à des effets évitables). Une nouvelle étude, transversale, menée en 2007 par le Réseau des Centres Régionaux français de Pharmacovigilance, a montré que 3,6 % des patients avaient été admis dans les services hospitaliers dans les CHU pour effet indésirable (EI). L'EI était grave dans 33 % des cas et était survenu à la suite d'un traitement non conforme à l'autorisation de mise sur le marché dans 31 % des cas. Certains accidents thérapeutiques peuvent être évités en respectant les règles de prescription, en formant mieux les étudiants et en informant mieux les médecins. La prévention des accidents repose sur les mesures suivantes :

-Respect de contre-indications et respect du terrain particulièrement la grossesse, l'allaitement et les âges extrêmes de la vie (nouveau-né et sujet âgé).

-Respect des règles concernant l'arrêt de certains médicaments ;

-Respect des règles d'associations de certains médicaments (interactions dangereuses ;

-Prévention du surdosage relatif, essentiellement par les trois mesures suivantes ;
*Dosage sanguin de certains médicaments pour lesquels il existe une corrélation entre l'effet clinique et les taux sanguins ;
*adaptation de la posologie de certains médicaments, dont l'élimination rénale est importante en cas d'insuffisance rénale ;
*adaptation de la posologie de certains médicaments en cas d'atteinte hépatique

3- Types d'atteintes

Aucun type de pathologie n'est évocateur, les pathologies médicamenteuses recouvrent peu à peu toute la pathologie médicale. On évoquera donc cette cause devant tout événement pathologique nouveau, qui ne s'intègre pas d'emblée dans l'évolution d'une pathologie préexistante, dont les causes les plus habituelles semblent peu probables et plus encore si elle pourrait résulter d'un effet fréquemment induit par un des traitements, en général un effet dose-dépendant.
Selon les systèmes et les organes atteints, d'après une étude réalisée par l'OMS il y a plusieurs années, il ressort par ordre de fréquence décroissante que les systèmes les plus souvent atteints sont les suivants : atteinte cutanée, réaction générale portant sur plusieurs systèmes, toxicité neurologique, atteintes sanguines diverses y compris les troubles de l'hémostase, troubles cardio-respiratoires, troubles digestifs, autres atteintes. En médecine d'urgence, devant un tableau donné on n'évoque pas toujours la pathologie iatrogène ; or les médicaments sont souvent en cause dans la survenue de troubles aigus engageant le pronostic vital. Ainsi près du tiers des accidents hypoglycémiques graves sont dus aux sulfamides hypoglycémiants utilisés dans le traitement du diabète. L'arrêt brutal de la corticothérapie est la principale cause actuelle de l'insuffisance surrénalienne aiguë. Les thérapeutiques diurétiques et sédatives figurent parmi les principales causes de décompensation des cirrhotiques et des insuffisants respiratoires chroniques. Les médicaments sont la première cause des troubles ioniques et parmi eux, les diurétiques kaliurétiques sont la première cause des hypokaliémies. Les troubles du rythme provoqués par les digitaliques et par les médicaments en général

sont très fréquents. Enfin, l'aplasie médullaire de même que le choc anaphylactique doivent toujours faire évoquer une cause médicamenteuse.

4- Imputabilité

C'est le fait d'établir une relation causale entre la prescription du médicament et la survenue de l'effet indésirable. L'imputabilité ou imputation peut être faite à l'échelle d'un malade (imputation ponctuelle) ou à l'échelle de la communauté suite à des enquêtes épidémiologiques. À l'échelle d'un individu, les arguments essentiels sur lesquels on se base pour établir la relation de causalité entre un médicament et la survenue d'un effet indésirable sont : 1) les données de la littérature faisant état de cas similaire ; 2) les arguments chronologiques : apparition de l'E.I juste après l'administration du médicament, disparition de l'E.I à l'arrêt du traitement et réapparition après introduction du médicament, mais cet argument connaît des limites, en raison de la possibilité de lésions irréversibles ; 3) la positivité des tests immunologiques dans les réactions de type allergique ; mais la négativité d'un test à un médicament donné n'élimine pas la responsabilité de ce dernier, tout comme la positivité du test ne signifie pas toujours allergie, parce qu'elle traduit tout simplement une réponse immunitaire positive, qui peut ne pas s'accompagner de réaction allergique. Ceci pose par conséquent des problèmes en cas de polymédication ; 4) le dosage sanguin du médicament : quand on porte en ordonnée le logarithme de la concentration du médicament et en abscisse le temps, on obtient pour la plupart des médicaments, une courbe sous forme de droite décroissante. L'ordonnée à l'origine de cette droite théoriquement égale au logarithme de la concentration au temps $t = 0$, nous renseigne sur la concentration maximale du médicament et peut nous révéler pour certains médicaments des taux toxiques, mais le dosage de certains médicaments peut être délicat.
La méthode française d'imputabilité a été créée dans un objectif principal de détection d'effets indésirables encore inconnus. Elle est très sensible pour cet objectif et est utilisée par le réseau national de pharmacovigilance. Elle n'est pas faite pour prendre des décisions individuelles, mais reste utile pour standardiser la

grille de réflexion. Après application de la grille (qui doit aussi être respectée par les fabricants), l'imputabilité « intrinsèque » à une observation de chacun des médicaments s'exprime sous forme de quatre paliers : soit sous forme d'adjectifs dont le sens est codifié et n'est pas vraiment le sens habituel intuitif, soit par les notes d'une échelle de cotation, de :

- exclu (0) : veut dire qu'il est impossible que ce médicament soit en cause.
- douteux (1) est le palier le plus bas, très habituel lorsqu'on sait très peu de choses sur l'événement ;
- plausible (2) signifie que le début délai d'apparition est très évocateur, ou bien que la régression des troubles s'expliquerait bien par l'arrêt du (ou des) médicaments et que les causes non médicamenteuses les plus habituelles ont été écartées ;
- vraisemblable (3), qu'en plus, une réintroduction a été positive
- très vraisemblable (4), qu'en plus, il existe un examen spécifique et crédible qui est positif.

L'imputabilité « extrinsèque », bibliographique, s'exprime aussi, sous forme de 4 paliers, de 0 (il n'en existe aucun cas analogue) à 3 (de nombreux cas, de même profil et gravité, ont été publiés.

Le score de Naranjo est une autre méthode d'imputation. Il s'agit d'une échelle qui repose sur la réponse pour chaque médicament incriminé à dix questions successives par « oui », « non » ou « on ne sait pas ». Chaque proposition est cotée d'un score.

L'imputabilité à l'échelle de la population se base essentiellement sur des études de cohorte ou des études cas-témoin. À l'échelle individuelle, l'imputabilité est d'inspiration bayesienne. Le raisonnement bayesien s'intéresse aux cas où une proposition pourrait être vraie ou fausse, non pas en raison de son rapport logique à des axiomes tenus pour assurément vrais, mais selon des observations où subsiste une incertitude.

On attribue à toute proposition une valeur dans l'intervalle allant de 0 (faux à coup sûr) à 1 (vrai à coup sûr).

L'imputabilité d'une façon générale reste approximative en pharmacovigilance car elle repose sur deux approches pour lesquelles il n'y a pas de certitude : l'incomplétude mécanistique (ignorance du mécanisme de l'effet indésirable dans beaucoup de cas) et l'incertitude d'une relation causale, alors que le lien statistique entre l'administration d'un médicament et la survenue d'un événement clinique indésirable faisant suite à son administration est interprété comme une relation causale possible.

5- Pharmacovigilance et automédication

Les classes des médicaments avec lesquelles on rencontre le plus de difficultés en raison de leur banalisation par les patients sont les antalgiques et les anti-inflammatoires (aspirine jugée anodine, ibuprofène, etc.). Ces médicaments comportent entre autres un risque grave de saignement digestif. Il est légitime que les patients puissent avoir accès à une information validée concernant les traitements leur donnant accès à une prise en charge autonome, rapide de certaines pathologies bénignes, et ce en toute sécurité. Une grande attention doit être par conséquent donnée à l'information du malade concernant ces traitements. Des travaux récents montrent que celle-ci n'est pas toujours de qualité.
Le médecin doit systématiquement s'interroger sur les pratiques d'automédication entreprises par le patient et expliquer que l'automédication peut masquer une affection grave, entraver le diagnostic et parfois retarder l'efficacité d'un traitement adéquat.
Une bonne information sur les interactions médicamenteuses et leurs conséquences en termes d'efficacité et (ou) de iatrogénie est fondamentale, ce d'autant plus que le sujet est âgé et donc polypathologique et polymédiqué. L'absence de suivi médical peut entraîner des mésusages et il faut insister sur les dépendances de certains patients (le plus souvent des femmes migraineuses) aux antalgiques, situations dans lesquelles le cercle vicieux des céphalées dues aux antalgiques les conduit à associer entre eux plusieurs médicaments avec des conséquences d'escalade de doses et [ou] de synergies d'effets indésirables. Dans certains cas, le mésusage en automédication peut entraîner des troubles pour lesquels le patient envisagera un traitement correctif. Compte tenu des risques exposés précédemment, il apparaît évident que les professionnels de santé ont un rôle fondamental à jouer auprès du patient, tant en termes d'éducation en matière d'automédication que de délivrance d'informations ponctuelles et répétées. Il faudrait qu'il existe une alliance thérapeutique entre les trois acteurs principaux de l'automédication que sont le patient, le pharmacien et le médecin. Le pharmacien est plus facilement

accessible et se trouve en première ligne : son rôle de conseil est capital. Il doit expliquer les posologies et les modes d'administration, les consignes de prudence chez les sujets âgés et les jeunes enfants, les dangers des traitements médicamenteux chez la femme enceinte ou qui allaite, les risques d'interaction avec d'autres médicaments. Il doit aussi mettre en garde le patient sur les limites de l'automédication et l'inciter à consulter son médecin si les symptômes ne s'amendent pas rapidement ou s'aggravent. Les pharmaciens doivent recevoir une formation particulière afin d'être à même d'aider et d'orienter au mieux les consommateurs.

6- Le principe de précaution

Le principe de précaution vise à prendre des mesures préventives en présence d'un risque et d'un dommage potentiellement graves sans que ceux-ci ne puissent être établis en l'état actuel des connaissances scientifiques. Il se comprend le mieux en relation avec le principe de prévention dont il constitue le développement. Le principe de prévention, *stricto sensu*, vise à prévenir des dégâts dont le rapport de causalité avec le fait générateur du dommage est scientifiquement prouvé. Le principe de précaution est en revanche un jalon supplémentaire dans la réduction des risques, puisqu'il vise à adopter des mesures préventives lorsque ce lien ne l'est pas.

X- APPROCHE INFORMATIONNELLE EN THÉRAPEUTIQUE MÉDICALE

A- Position du problème

La progression exponentielle des connaissances en médecine impose de faire parmi elles des choix, indispensables à tout médecin, pour la compréhension et la pratique de la médecine, conformément aux données actuelles de la science (DAS). Deux millions d'articles biomédicaux sont publiés chaque année dans le monde, par environ 20000 revues différentes. Il est parfois difficile de s'y retrouver. Dans un travail récent, on a estimé que plus de 90 % de la littérature médicale publiée n'atteignait pas les standards minima de qualité, lorsqu'une grille de lecture est appliquée. En tenant compte du fait que l'enseignement médical est censé garantir une formation professionnelle, il est nécessaire qu'il soit élaboré sur la base d'objectifs pédagogiques garantissant aussi bien l'acquisition des connaissances que des compétences. Il est communément admis que l'acquisition des connaissances est favorisée par une implication active des apprenants, au sein de petits groupes, nouant une relation constructiviste avec l'enseignant. Les stages en milieu professionnel sont par ailleurs indispensables pour la formation des étudiants en médecins. Pour que la formation continue des médecins soit établie sur des bonnes bases, il faut initier ces derniers à la lecture critique de la littérature médicale. Pour satisfaire cette exigence, l'anglais et l'outil informatique sont devenus des atouts majeurs. Il faut reconnaître en fait que l'accès des médecins à des publications originales pour améliorer leur pratique quotidienne et se maintenir à jour pose des problèmes. D'une part pour des raisons de disponibilité le médecin ne dispose pas toujours du temps nécessaire pour s'informer sur tout ce qui se rapporte à son domaine d'activité et d'autre part une analyse critique des travaux cliniques originaux, nécessite une formation approfondie en épidémiologie médicale et en biostatistiques, ce qui est loin d'être garanti, dans la plupart des Facultés de médecine et qui relève de toute façon d'une formation approfondie dans le cadre d'un cursus spécialisé. Les réunions de consensus, les revues systématiques et même des moyens d'informations dites intermédiaires, peuvent par leur approche synthétique, aider à l'assimilation de l'information. Mais là, le problème est qu'à partir des mêmes travaux originaux, l'information parvient d'une façon différente au praticien. Au plan universitaire, l'information thérapeutique est forcément liée aux côtés quantitatifs et qualitatifs de l'enseignement et de sa pertinence. Ces préoccupations sont liées aux multiples réformes envisagées pour les études médicales, en débat depuis plusieurs décennies et à des considérations pédagogiques, dont le risque est de faire de la pédagogie un objectif en soi, faisant perdre de vue que l'objectif de la médecine est la prise en charge des malades. On doit admettre que si la médecine, objet de la pédagogie médicale, n'a pas encore atteint le statut de science, cette dernière, comme moyen de communiquer le savoir médical, n'a pas atteint ce statut non plus

B- Lecture critique de la littérature et recommandations

1- De l'EBM aux recommandations de pratique clinique

La déontologie médicale stipule que le médecin doit assurer personnellement à son patient des soins fondés sur les données actuelles de la science, ce qui rejoint le principe de l'EBM, dont l'épidémiologie clinique et tout particulièrement la lecture critique de la littérature médicale est le fondement. L'EBM a la prétention d'être en même temps une manière de délivrer des soins aux patients, une aide à la décision et un outil d'enseignement donc d'information médicale. La démarche scientifique invite le lecteur d'un article médical, à toujours adopter une attitude critique vis-à-vis de ce qu'il lit.
Ainsi, la lecture d'articles scientifiques fait l'objet d'ouvrages et d'enseignements permettant de juger de la validité, de l'importance et de l'applicabilité d'une étude. Une des « applications » de l'EBM est constituée par les recommandations de pratique clinique (RPC). La définition la plus employée actuellement est celle que l'« Institute of Medicine » a proposée en 1990 : « Les recommandations pour la pratique clinique sont des propositions développées méthodiquement, pour aider le praticien et le patient

dans leur décision concernant le caractère approprié des soins dans des circonstances cliniques données ».

L'objectif principal de ces recommandations (de l'anglais « guideline ») reste l'amélioration de la pratique clinique. Elles ne doivent pas être perçues comme des directives de soins ni comme des moyens évaluant les compétences du clinicien. Elles doivent être un outil d'aide à la décision.

Pour que les RPC soient appliquées, il faut mettre en place des rappels au moment de la décision. C'est ce qui ressort des travaux consacrés au problème. Le médecin a idéalement besoin d'une information disponible sous une forme synthétisée (information de type intermédiaire), prête à être utilisée instantanément. Les banques de données disponibles sur Internet sont plutôt performantes pour la recherche de l'information médicale à des fins de recherche.

2- Conférences de consensus

La technique vient des États-Unis où le Gouvernement finance des réunions d'experts sur des thèmes de thérapeutique pratique, avec pour mission d'aboutir à des recommandations. Une conférence de consensus est une méthode d'évaluation visant à définir une position dans une controverse portant sur une procédure médicale, dans le but d'améliorer la pratique clinique. Cette démarche se fonde sur la réunion d'un jury appelé à faire la synthèse des bases scientifiques, présentées publiquement par des experts, se rapportant à des questions prédéfinies. Les membres du jury, après avoir pris connaissance des questions posées et étudié les données de la littérature qui leur ont été fournies, auditionnent les experts lors de la conférence proprement dite. Le public participe au débat par des échanges avec le jury et les experts. La conférence produit deux documents : les recommandations qui constituent la réponse aux questions posées et le rapport final qui atteste la rigueur du déroulement de la conférence. Enfin, la diffusion des recommandations fait partie du cahier des charges de toute conférence de consensus. Les recommandations font l'objet d'une diffusion immédiate. Dans tous les cas, cette diffusion doit être la plus large possible. Elle s'adresse aux professionnels de santé et au grand public. Le danger, lié en partie à leur caractère officiel, est que ces recommandations, qui ne peuvent être que des compromis, deviennent force de loi. Partant des mêmes données actuelles de la science les consensus peuvent aboutir à des recommandations différentes

3- Pratiques médicales et résultats issus de la recherche

L'un des obstacles qui entravent la transposition aux pratiques médicales des résultats issus de la recherche concerne notamment les limites de l'application à des individus de résultats obtenus par l'étude de groupes plus ou moins homogènes. Les recommandations de pratique clinique (RPC) sont issues des données actuelles de la science et le passage de ces dernières aux RPC est délicat. Il peut avoir lieu dans le cadre d'une conférence de consensus, répondant ainsi au critère de la « vérité définie comme consensus ». Il faut insister sur le fait que dans ce cas « vrai » ou « faux » sont des prédicats épistémiques. C'est-à-dire que le fait d'affirmer qu'un énoncé est vrai ou faux n'est rien de plus que le fait d'affirmer que la communauté des spécialistes compétents l'estime vrai ou faux, en l'état actuel des connaissances. Un jugement qui en principe reste toujours réversible. Certains travaux récents ont insisté sur le fait qu'à partir des mêmes données actuelles de la science, on peut aboutir à des RPC différentes. Ainsi, dans un travail publié par le BMJ en 1996, on a comparé 5 RPC publiées sur l'hypertension artérielle dans 5 pays. On a montré que les conclusions de ces 5 recommandations, pourtant fondées sur les mêmes publications originales, différaient de façon importante et que, lorsqu'elles étaient appliquées au même échantillon de patients, le pourcentage d'entre eux dont la pression était contrôlée variait de 17 à 85 % selon la RPC.
Une enquête, publiée dans le JAMA (19 janvier 2000, volume 283, p 373-380), a démontré que les interactions entre médecins et firmes pharmaceutiques conduisent à des modifications des formulaires utilisés pour la prescription des médicaments dans les hôpitaux, à des « adaptations » du contenu de l'enseignement initial et continu et à une augmentation, par les participants aux diverses manifestations scientifiques ou pédagogiques, de la

prescription des médicaments fabriqués par les sponsors de ces réunions.

C- De la formation à la pratique thérapeutique

Claude Bernard estime que les étudiants en médecine « doivent acquérir une compréhension philosophique et raisonnée des choses (au lieu de se bourrer la mémoire avec des minuties) ».

1- Prescriptions et formation des médecins

a- Pour une approche intégrée de l'enseignement des prescriptions

Claude Bernard a considéré la thérapeutique comme la branche de la médecine qui étudie et enseigne la manière de traiter les maladies et les moyens propres à guérir, à soulager les malades. Il écrit dans principes de médecine expérimentale « Telle est donc la conception claire de mon enseignement de la médecine expérimentale : ramener la physiologie, la pathologie et la thérapeutique à constituer une seule science ». Il est en effet, impératif de plaider pour l'approche synthétique et intégrée de l'apprentissage de la médecine et de la thérapeutique médicale courante, partant de la physiopathologie et aboutissant à la thérapeutique en passant par les démarches cliniques et les principes de prescriptions et d'évaluation des pratiques.

Les impératifs de synthèse et d'intégration dans les domaines de la formation et de l'information thérapeutique tiennent compte actuellement du fait que les préoccupations quotidiennes du praticien ne lui permettent pas toujours de s'informer d'une façon convenable, de synthétiser les connaissances nécessaires pour exercer son métier et de les organiser. Le médecin doit par ailleurs être imprégné au maximum par une approche critique de sa pratique qui est aujourd'hui confrontée obligatoirement aux données actuelles de la science. Cette approche pourrait contribuer à lui faire éviter les aléas d'une information partiale et orientée.

L'enseignement des prescriptions a souffert pendant très longtemps, dans tous les pays, de la dualité ou plutôt de l'absence d'articulation de l'enseignement de la pharmacologie avec celui de la thérapeutique. Ainsi, cette dernière a longtemps consisté à apprendre aux futurs médecins l'utilisation et le maniement des médicaments, sous forme de recettes non argumentées. Cette contamination du message thérapeutique, est parfois perçue même aujourd'hui, au niveau de certains ouvrages qui continuent à proposer des schémas thérapeutiques sans argumentation ou de certains articles, faisant ainsi une publicité clandestine dénuée de toute argumentation scientifique.

L'une des difficultés de la transmission aux praticiens du message relatif aux prescriptions est due aux limites que reconnaît toute translation, c'est-à-dire le passage des données actuelles de la science aux consensus. D'où la grande utilité de ce qu'on a convenu d'appeler l'information de type intermédiaire, c'est-à-dire des articles de synthèse et des ouvrages actualisables, facilitant l'assimilation des médecins.

Certains prescripteurs ignorent que le fait de juger de l'efficacité ou de l'utilité d'un traitement donné n'est pas une question d'opinions personnelles, mais bien une question de savoir universel, basé sur les résultats des grandes études cliniques. Si l'on transmet des messages non conformes aux données actuelles de la science, les conséquences peuvent être graves, car il sera très difficile par la suite de décontaminer les esprits.

b- Problématique de la formation dans le domaine des prescriptions

On constate aujourd'hui que l'essentiel des activités du généraliste consiste à prescrire des médicaments et à surveiller les prescriptions, alors que très souvent il est peu et/ou mal préparé à ces activités. Il n'existe dans certains pays aucun enseignement officiel de thérapeutique ou de pharmacothérapie et quand il existe, l'enseignement relatif aux prescriptions des médicaments est souvent atrophique, non structuré, non argumenté, de type « recette de cuisine ». Et ce, malgré l'effort fourni par des instances internationales pour promouvoir le concept de "prescriptions rationnelles des médicaments" initié par l'OMS. Parmi les interventions clés recommandées par cet organisme, allant dans ce sens, on peut citer : des listes de médicaments essentiels basées sur des traitements choisis ; une formation à la

pharmacothérapie par problèmes dans les programmes de cycle universitaire : un enseignement médical continu, obligatoire pour le permis d'exercer ; une information indépendante sur les médicaments ; l'éducation du public au sujet des médicaments ; le refus d'incitations financières perverses.
L'expérience montre que la rétention de l'information thérapeutique est meilleure quand on combine dans l'enseignement, les cas cliniques réels ou simulés (dont le commentaire pourrait faire remonter à des considérations cliniques, physiopathologiques et pharmacologiques élaborées), avec des exposés analytiques et explicatifs. Il faut se soucier de la formation des formateurs pouvant répondre à ce profil. L'apprentissage du traitement médicamenteux dure en fait, toute une vie et les données actuelles de la science sont en perpétuel remaniement. L'une des tâches difficiles des formateurs est le fait d'initier les futurs médecins et les praticiens au raisonnement rationnel en thérapeutique et à l'analyse critique des publications et des messages transmis par l'industrie pharmaceutique.

c- Informations tendancieuses

L'industrie joue un rôle majeur dans la diffusion de l'information et donc dans la prescription médicale. Une enquête, publiée dans le JAMA a démontré que les interactions entre médecins et firmes pharmaceutiques, conduisent à des modifications des formulaires utilisés pour la prescription des médicaments dans les hôpitaux, à des « adaptations » du contenu de l'enseignement initial et continu et à une augmentation, par les participants aux diverses manifestations scientifiques ou pédagogiques, de la prescription des médicaments fabriqués par les sponsors de ces réunions. Un placebo, rappelons-le, peut être n'importe quel type de geste thérapeutique (dont des techniques chirurgicales et psychologiques), y compris bien entendu les médicaments, d'où la nécessité d'une « culture de la preuve en médecine ». Mais il faut reconnaître qu'il est difficile de rectifier l'attitude de certains médecins qui considèrent qu'on ne peut pas laisser partir un malade qui consulte, sans médicament, même s'il s'agit d'un « faux médicament ». La suggestion est un moteur thérapeutique possible de l'effet placebo, très difficile à définir, qui repose sur la croyance et les liens entre un patient et son médecin. La notion de croyance reste imprégnée de l'image que nous ont léguée le rationalisme et le positivisme, qui établissent une ligne de partage nette entre le vrai et le faux : les croyances se situeraient du côté de l'erreur, par opposition aux théories scientifiques, qui seraient du côté vrai.

2- L'information des prescripteurs et sa qualité

a- Les objectifs de l'information sur les médicaments

L'information destinée aux prescripteurs vise l'amélioration de la qualité des soins. Il faut par conséquent rendre cette information facilement accessible et utilisable tout en garantissant son objectivité. L'information destinée au public vise à expliquer les conditions d'utilisation et celles d'une bonne observance.

b- Formes de l'information

Parlons tout d'abord de la publication originale. Un travail original peut concerner un essai clinique, une étude pharmacocinétique, une ou plusieurs observations de pharmacovigilance. L'information est là de type scientifique et ne concerne en général qu'un seul médicament ce qui pose le problème de l'extrapolation à toute la famille. L'accès du médecin à ce type d'information est tardif. La plupart des médecins ne sont pas initiés à la lecture critique des articles médicaux et ne peuvent pas de ce fait détecter les failles méthodologiques des études. Les études originales fournissent des résultats de type données actuelles de la science qui devraient être converties pour la pratique en des données de type consensus.
Abordons maintenant la question de la fiche d'identité du produit. Pour un médicament, le modèle en est la monographie des dictionnaires de spécialités comme le dictionnaire Vidal en France, avec ses différentes rubriques : forme et présentation, composition, sort du médicament, propriétés, indications, contre-indications, mise en garde, précautions d'emploi, effets indésirables, mode d'emploi et posologie, numéro d'autorisation de mise sur le marché, date de commercialisation, prix du conditionnement public. Aucune comparaison entre médicaments n'est admise dans les monographies officielles. Les fiches

d'identité ne fournissent pas toujours une information objective et complète

Terminons par la revue générale. La forme classique de la revue générale qui se concluait soit par une absence de ligne de conduite, soit par un avis tranché, subjectif, est caduque. Mais il existe de bonnes revues générales avec références numérotées dans le texte qui sont d'une grande utilité pour le praticien. Les revues générales peuvent faire le point sur une famille thérapeutique ou sur le traitement d'une affection donnée. En 1972, l'épidémiologiste britannique, Archibald Cochrane, publie son livre *Effectiveness and Efficiency* dans lequel il montre comment les informations obtenues dans les ECRs peuvent aider les prescripteurs. Mais il réalise alors qu'aucune synthèse « crédible » n'est disponible.

Cochrane a soutenu que trop de soins médicaux utilisaient des interventions de sécurité douteuse ou inconnue et causant des dommages aux niveaux individuels et de la population. Il a soutenu que les traitements devraient être évalués systématiquement, en utilisant des méthodes d'évaluation impartiales, comme l'essai contrôlé randomisé (ECR) en double aveugle, et que les praticiens individuels et la profession médicale dans son ensemble devraient continuellement examiner et évaluer leur propre état de connaissance.

En 1987, un an avant sa disparition, il insiste pour que des « revues systématiques » soient mises à jour périodiquement. La réunion constitutive de la Collaboration Cochrane s'est tenue à Oxford, en octobre 1993, et, en quelques années, cette collaboration a acquis une stature suffisante pour conduire à la création d'un réseau international de dizaines de milliers de volontaires pour préparer, tenir à jour et diffuser, les revues systématiques des études évaluant les thérapeutiques et des stratégies thérapeutiques, curatives ou préventives.

c- La qualité de l'information

La revue des travaux cherchant à identifier les motivations qui décident un médecin à prescrire un médicament suggère que le prescripteur agit selon une approche rationnelle motivée par la recherche d'une plus grande efficacité et entraînant le moins d'effets secondaires. On a considéré qu'une information sur le

bénéfice apporté par une thérapeutique est pertinente si elle répond aux conditions suivantes : 1-elle provient d'un essai clinique contrôlé de bonne qualité ; 2-elle constitue l'objectif primaire de cet essai (l'objectif principal choisi à l'avance et non pas une découverte fortuite) ; 3-elle concerne un critère clinique à l'exclusion de critère intermédiaire ; 4-elle se base sur un test statistique significatif adéquat.
L'information validée est la synthèse de plusieurs informations pertinentes qui conduit à l'affirmation que la prescription du traitement sera, en moyenne, bénéfique pour les malades. La nécessité de plusieurs informations pertinentes implique qu'au moins deux ou trois essais cliniques aient été réalisés. Enfin la population cible est bien définie. La production de l'information validée présuppose l'existence d'un processus de validation scientifique, c'est-à-dire non biaisé. Les techniques de méta-analyse autorisent désormais des synthèses scientifiquement valables.

d- Sources, voies de diffusion, intermédiaires et cibles de l'information

Les sources sont les rapports (publiés ou non) d'essais cliniques qui sont peu accessibles au prescripteur. En fait, comme les travaux originaux sont financés dans la grande majorité des cas par des groupes privés, les études dont les conclusions ne conviennent pas aux commanditaires de l'étude ne sont pas publiées. Il est utile de rappeler que pour beaucoup de thérapeutiques courantes, la connaissance est insuffisante car ces thérapeutiques n'ont pas été évaluées selon une méthodologie rigoureuse. Les sources étant peu accessibles, des intermédiaires se chargent de modeler les informations pour les rendre accessibles aux prescripteurs. Ce sont : les enseignants, les délégués médicaux, les journaux médicaux, les commissions spécialisées.
L'objectivité de ce processus dépend essentiellement de l'indépendance et de la compétence de l'intermédiaire. Les cibles sont les prescripteurs vers qui tout le système converge. Il en existe deux types de voies de diffusion. Tout d'abord les voies directes, mais peu accessibles dans les revues scientifiques spécialisées. D'autre part les voies indirectes avec passage obligé par des intermédiaires avant de parvenir au prescripteur. Elles

peuvent être sérieuses avec effort de validation et synthèse de classe ou moins sérieuses, avec en bas de l'échelle de validité, des publications qui ne sont que des publicités rédactionnelles.

e- Le décalage

Plusieurs études se sont attachées à détecter la corrélation entre l'existence de l'information pertinente sur une thérapeutique et sa prescription. Elles montrent un décalage important entre les prescriptions ou les opinions des médecins et les données validées disponibles sur les thérapeutiques concernées. Ce décalage s'explique probablement par un ensemble convergent de causes : les voies directes ont peu d'importance en pratique ; c'est ce que confirme une étude récente ; les intermédiaires n'utilisent ni les techniques scientifiques de synthèse de l'information pertinente, ni le processus de validation ; les cibles (et les intermédiaires) ne savent pas identifier l'information pertinente. L'apprentissage de la lecture des comptes rendus d'essais cliniques et l'usage d'algorithmes de lecture pourraient aider les médecins praticiens bien assimiler ces principes.

D- Innovations et « vérités thérapeutiques »

1- Autorisation de mise sur le marché

Quelle que soit la procédure, l'évaluation en vue d'autorisation de mise sur le marché (AMM) d'un médicament est fondée sur 3 critères : qualité pharmaceutique ; efficacité ; sécurité. Ces critères n'ont pas la même signification pour les évaluateurs. Il est possible de définir l'efficacité thérapeutique lorsque les essais cliniques sont de bonne qualité. L'évaluation est menée indication par indication. Si dans les études pivots le produit entraîne, par rapport au placebo, une différence sur le critère principal d'évaluation, si cette différence est statistiquement significative et si la taille de l'effet rend cette différence significative cliniquement, il est possible d'évaluer le bénéfice thérapeutique pour le patient. C'est de la taille de ce bénéfice que découle la notion d'efficacité thérapeutique. Les données de sécurité sont beaucoup plus difficiles à cerner. Un accident mortel (hépatite, aplasie médullaire, etc.), survenant une fois sur 10000 pour un produit prescrit dans une maladie commune et dont l'efficacité est du même ordre que celle d'un produit de référence, est inacceptable. Or, ce risque peut ne pas être appréhendé sur un groupe de 3000 patients. Lors de l'étude d'un dossier d'autorisation de mise sur le marché, l'évaluation de la sécurité est toujours incomplète.

2- Amélioration du service médical rendu (ASMR)

L'obligation de ne prescrire aux patients que des traitements éprouvés ayant démontré un rapport-bénéfice/risque favorable, implique d'abord la nécessité de disposer de preuves de leur efficacité. On insiste beaucoup actuellement pour situer un nouveau produit parmi les moyens thérapeutiques déjà disponibles, de fixer son niveau d'amélioration du service médical rendu (ASMR). Le SMR (service médical rendu), établi par l'AFSSAPS (Agence française de sécurité sanitaire des produits de santé) évalue le médicament sur les critères suivants par comparaison aux autres médicaments déjà commercialisés dans la même classe médicamenteuse : efficacité, sécurité, caractère préventif, symptomatique ou curatif, gravité de l'affection et intérêt en termes de santé publique. L'AFSSAPS évalue l'ASMR en différents niveaux en termes d'amélioration de l'efficacité et/ou du profil d'effets indésirables et/ou de la commodité d'emploi : important (taux de remboursement à 65 %), modéré (35 %), faible (15 %) ou absence de SMR.
Or, il existe dans le commerce des milliers de « médicaments » dont l'utilité n'est pas prouvée et qui sont pourtant commercialisés comme tels. Très souvent l'autorisation de mise sur le marché de ces médicaments (AMM) a été obtenue alors que les impératifs administratifs étaient moins rigoureux qu'ils ne le sont maintenant. Il n'existe pas aujourd'hui d'obligation légale de soumettre ces médicaments de nouveau au verdict des ECR, aux frais du fabricant. Ces médicaments sont donc jusqu'à nouvel ordre, de simples placebos.

3- Difficultés de l'innovation

L'industrie peine de plus en plus à innover. Chaque année, 200 nouveaux médicaments arrivent sur le marché. Or, très peu

constituent un réel progrès thérapeutique. La liste des médicaments qui ont amélioré la vie de millions de personnes est longue. Or, entre 1997 et 2000, seulement 10 % des nouvelles spécialités ont été créditées d'un progrès thérapeutique jugé majeur ou important par la Commission de la transparence en France, institution publique chargée d'évaluer la fameuse "amélioration de service médical rendu" (ASMR). Autrement dit, l'immense majorité des médicaments ayant obtenu pendant cette période leur autorisation de mise sur le marché (AMM) n'apportait aucun "plus" par rapport aux traitements déjà existants ! De 1981 à 2002, les experts de la revue médicale Prescrire ont examiné 2700 médicaments et jugé seulement 3 % d'entre eux "très intéressants" et 25 % apportant un " petit plus ».
Les coûts de recherche et de développement d'une réelle innovation thérapeutique atteindraient, selon les industriels, 560 millions d'euros. Les laboratoires tirent volontiers argument de ces chiffres et du nombre élevé d'« innovations » mises chaque année sur le marché pour justifier le fait que les dépenses de médicaments augmentent en France de plus de 10 % par an. Mais tous les produits présentés comme innovants le sont-ils réellement ? Et comment les identifier ? Il ne faut pas confondre trois types d'innovation.
Innovation technique (procédés de fabrication), innovation chimique (modification de la structure chimique, sans apport thérapeutique notable), innovation thérapeutique. Sur 2090 médicaments mis sur le marché depuis vingt ans (1980-2000), 1427 n'ont apporté aux malades aucun bénéfice et seulement 7 ont constitué un progrès thérapeutique vraiment appréciable, qui permet de parler sérieusement d'innovation.

4- En définitive, existe-t-il des « vérités thérapeutiques » ?

Le savoir thérapeutique est souvent enseigné et communiqué comme « vérités thérapeutiques ». Il est admis que la nécessité logique est toujours relative à son point de départ axiomatique et qu'une vérité ne peut être qu'hypothético-déductive.
Avant d'affirmer ce qui est vrai et ce qui est faux en médecine, il faut revenir aux définitions de la vérité du point de vue scientifique. On admet de ce point de vue qu'il existe trois types

de vérités : la vérité cohérence, la vérité correspondance et la vérité consensus. La vérité peut être définie comme correspondance et selon cette définition, une pensée, exprimée est vraie si elle décrit fidèlement ce qui est. Quand la vérité est conçue comme correspondance, un énoncé est en soi vrai ou faux, que les hommes le croient vrai ou faux. La vérité peut encore être définie comme cohérence. De ce point de vue, une théorie est alors vraie si elle est exempte de contradictions et un énoncé est vrai, s'il s'intègre sans contradiction à un ensemble préalablement admis d'autres énoncés. La vérité peut être enfin définie comme consensus et une théorie est alors vraie quand les membres d'une communauté déterminée s'accordent à la juger vraie.

Il est opportun d'aborder ici la notion de vérité, développée par Mach dans sa philosophie des sciences, qui a influencé le XIXe et le XXe siècle, notamment dans son ouvrage intitulé : *La connaissance et l'erreur*. La science marque selon cet auteur une étape dans la tendance de l'espèce humaine à se conserver et elle ne vise donc nullement la vérité de façon désintéressée.

C'est pour cette raison que le principe fondamental de l'épistémologie machienne est le principe d'économie de pensée, selon lequel la science est « un problème de minimum qui consiste à exposer les faits aussi parfaitement que possible avec la moindre dépense intellectuelle ». Pour dire les choses autrement, citons René Thom : « Ce qui limite le vrai, ce n'est pas le faux, c'est l'insignifiant ».

L'évaluation rationnelle de l'efficacité des médicaments d'une part et la connaissance des mécanismes intimes de leur action d'autre part, par une meilleure approche du concept moléculaire de la maladie, sont des démarches nécessaires pour le développement de nouveaux remèdes, bien qu'elles aient des limites. L'évaluation rationnelle de l'efficacité des traitements est une approche empirique quantifiant les modifications cliniques et paracliniques engendrées par le traitement et procédant, pour un malade donné, par induction, c'est-à-dire, essayant d'ériger à partir des données de l'expérience, des normes et des lois générales applicables au patient. La connaissance des mécanismes moléculaires normaux et pathologiques relève quant à elle est une démarche réaliste, considérant que la réalité existe en dehors de la perception de l'individu. Ainsi la quantification des approches

réalistes et empiriques vise l'établissement de « vérités thérapeutiques ». En fait, en thérapeutique médicale, une preuve scientifique, même de haut niveau, n'est jamais, pour autant, une certitude, car cette preuve est toujours susceptible d'être remise en cause par de nouveaux faits (par exemple, des résultats de nouveaux essais thérapeutiques). En effet l'étude des faits cliniques par les tests statistiques, pour en déduire des conduites thérapeutiques, donne des résultats toujours formulés sous forme d'une probabilité, toujours inférieure à cent pour cent et ces résultats ne sont pas par conséquent des certitudes. La thérapeutique quotidienne ne s'est pas débarrassée par ailleurs de ses « résidus mythiques » qui persistent encore dans l'esprit de certains malades et de certains médecins. Il existe en effet, partout une autre médecine parallèle à la médecine officielle, qui n'est jamais sortie des « pratiques magiques ». L'existence de référentiels quantifiables, par opposition à l'opinion, à la magie et au mythe a annoncé la naissance de la médecine dite « scientifique » où la thérapeutique médicale, ambitionne d'atteindre la rigueur scientifique, en énonçant des principes vérifiables, issus de l'induction, en décrivant des mécanismes de causalité ou en énonçant des lois et en permettant la prévision des résultats.
Bertrand Russel, affirme dans *Science et religion* que « Les implications de la méthode scientifique n'apparaissaient pas aux pionniers de la science : ceux-ci, tout en utilisant une méthode nouvelle pour rechercher la vérité, continuaient à se faire de la vérité elle-même une idée aussi absolue que leurs adversaires théologiens ». Le traitement médical a toujours visé le statut de « vérité thérapeutique » et c'est encore plus vrai aujourd'hui. Or, notre approche du réel est toujours approximative, pour pouvoir insérer l'anomalie physiopathologique dans un espace-temps, peut-on dire avec prudence, bien précis ou bien limité, si l'on considère le temps de Planck et la longueur de Planck, ainsi que l'intemporalité de l'infiniment petit. Le traitement médical progresse actuellement, grâce à une approche empirique sous contrôle réaliste auxquels s'imposent les limites de la connaissance.
Des travaux datant de plusieurs années ont révélé que beaucoup de prescriptions ne sont pas conformes aux données actuelles de la science et ne reposent sur aucun argument scientifique. Un

pourcentage non négligeable de ces prescriptions émane des centres hospitaliers. Beaucoup de prescripteurs ne veulent pas admettre que juger de l'efficacité ou de l'utilité d'un traitement donné n'est pas une question d'opinions personnelles, mais bien une question de savoir universel, basé sur les résultats des grandes études cliniques.

XI- APPROCHE ÉTHIQUE ET PROGRÈS THÉRAPEUTIQUES

A- Principes

Le Larousse définit l'éthique médicale, comme étant l'ensemble des règles de conduite des professionnels de santé, vis-à-vis de leurs patients. Elle désigne ainsi les règles auxquelles les professionnels de santé sont soumis, dans leur pratique quotidienne. Elle implique les règles de déontologie communes à tous, les règles éthiques scientifiques et la morale propre à chacun. Elle doit permettre l'accès aux soins pour tous, dans des conditions optimales, de prise en charge médicale, sans discrimination aucune. Le secret médical ou la liberté du patient font partie des règles d'éthique médicale. L'éthique médicale, nécessairement complexe, participe à la fois de la déontologie (ensemble des règles internes à une profession), de la morale et de la science. Une branche plus récente de l'éthique médicale est la bioéthique, qui fait face aux problèmes moraux posés par certaines techniques récentes, comme les greffes, l'aide à la procréation médicalement assistée, la génétique. Le respect de l'éthique médicale constitue la meilleure garantie de la qualité des soins et de la liberté du malade. Ce respect témoigne de la recherche d'une certaine forme de sagesse, dans l'exercice de la médecine contemporaine.

B- La charte européenne d'éthique médicale

La charte européenne d'éthique médicale, adoptée le 10 juin 2011, énumère les principes sur lesquels se fonde le comportement des médecins dans leur pratique. Elle s'impose à tous les médecins européens, tout en laissant une marge d'appréciation selon la législation nationale en vigueur. Ainsi, le problème de l'euthanasie n'est pas évoqué directement, mais à travers les notions de respect de la vie et de dignité du malade.
Ces principes sont les suivants :
Principe 1. Le médecin défend la santé physique et mentale de l'homme. Il soulage la souffrance dans le respect de la vie et de la

dignité de la personne humaine, sans aucune discrimination, de quelque nature qu'elle soit, en temps de paix comme en temps de guerre.

Principe 2. Le médecin s'engage à donner la priorité aux intérêts de santé du malade.

Principe 3. Le médecin donne au malade, sans aucune discrimination, les soins indispensables les plus appropriés.

Principe 4. Le médecin tient compte du cadre de vie et de travail du patient comme éléments déterminants de sa santé.

Principe 5. Le médecin est le confident nécessaire du patient. Il trahit sa confiance en révélant ce qu'il a appris de lui.

Principe 6. Le médecin utilise ses connaissances professionnelles pour améliorer ou maintenir la santé de ceux qui se confient à lui, à leur demande ; en aucun cas il ne peut agir à leur détriment.

Principe 7. Le médecin fait appel à toutes les ressources des sciences médicales pour les appliquer d'une manière adéquate à son patient.

Principe 8. Dans le respect de l'autonomie de la personne, le médecin agit selon le principe d'efficacité du traitement en prenant en considération l'utilisation équitable des ressources.

Principe 9. La protection de la santé s'accompagne de la recherche constante du maintien de l'intégrité de la personne.

Principe 10. Le médecin n'admet pas des actes de torture ou autre forme de traitements cruels, inhumains ou dégradants quels que soient les arguments, et ce, dans toutes les situations y compris en cas de conflit civil ou militaire. Il n'y assiste jamais ni n'y participe.

Principe 11. Le médecin, qu'il intervienne comme simple praticien auprès d'un malade, comme expert ou comme membre d'une institution, veille à la plus grande transparence sur ce qui apparaîtrait comme un conflit d'intérêts et agit en toute indépendance morale et technique.

Principe 12. Si les conditions morales et techniques ne permettent pas au médecin d'agir en toute indépendance, le médecin en informe le malade. Le droit aux soins du patient doit être garanti.

Principe 13. Lorsqu'un médecin décide de participer à un refus collectif organisé de soins, il n'est pas dispensé de ses obligations éthiques vis-à-vis des malades à qui il garantit les soins urgents et ceux nécessaires aux malades en traitement.

Principe 14. Le médecin n'a pas à satisfaire des demandes de soin qu'il n'approuve pas. Cependant, l'exercice de la médecine implique le respect de la vie, de l'autonomie morale et du libre choix du patient.
Principe 15. Le médecin exerce sa profession envers lui-même et autrui, avec conscience, dignité et indépendance.

C- Problèmes d'actualité

Les malades, que le terme « essai des médicaments sur les volontaires » pourrait scandaliser, savent-ils que même les médicaments commercialisés depuis plusieurs années sont considérés comme étant en cours d'essai et que parmi eux, certains ont été retirés du marché après plusieurs années de commercialisation ?
Parmi les questions qu'on a souvent discutées ces derniers temps dans les médias, les perspectives possibles de la modification de certaines espèces par la manipulation génétique et même la possibilité de créer de toute pièce au laboratoire de nouvelles entités biologiques, sont celles qui ont effrayé le public et inquiété au plus haut point les pouvoirs publics, qui se trouvent coincés entre deux alternatives. D'une part, si les décideurs laissent la porte ouverte devant tout type d'expérimentation scientifique de ce genre, les dérives seraient graves et nombreuses et l'eugénisme pourrait avoir des implications difficiles à contrôler. Les recherches pourraient dévier de l'objectif du traitement génétique des maladies héréditaires vers la tentation de concevoir « l'être génétiquement parfait ». Sans compter le fait que suite à une erreur de manipulation dans un laboratoire des agents très virulents et hautement contagieux pourraient émerger. Cette perspective est peut-être plus préoccupante que l'hypothétique création d'une nouvelle espèce monstrueuse. En effet, comme l'a bien explicité Axel Khan, cette deuxième possibilité est difficilement envisageable, car ceci nécessiterait la complicité de plusieurs équipes de recherches. Dans cet ordre d'idées, il ne faut pas oublier que parmi les biologistes les plus éminents, certains continuent à penser que le virus de SIDA a vu le jour suite à une erreur de laboratoire. D'un autre côté, la décision administrative craint d'être un obstacle devant l'épanouissement des découvertes scientifiques qui pourraient ouvrir des perspectives prometteuses

pour le bien de l'humanité, en s'opposant aux recherches dans ce domaine, surtout qu'il est devenu actuellement possible de prévoir ce que pourraient être leurs implications positives.

En fait avec les découvertes récentes, il y a de quoi s'inquiéter. En France les interventions ayant pour but de modifier le génome de la descendance sont proscrites depuis 1994. Mais actuellement avec le développement de méthodes comme CRISPR-Cas9, il est possible de modifier facilement et rapidement le génome des cellules animales et végétales. La seule indication médicale acceptable de ces interventions serait d'éviter la transmission d'une pathologie génique à l'enfant mais les conditions, relatives à l'efficacité et à l'innocuité de ces moyes, ne sont pas actuellement réunies pour envisager leur utilisation clinique. Les questions éthiques suscitées par ces technologies incitent à recommander un débat pluridisciplinaire dans le cadre d'une initiative plus large portant sur l'ensemble des interventions médicales réalisées lors de l'assistance médicale à la procréation, pouvant avoir des conséquences sur le génome de la descendante et éventuellement sur celui des générations suivantes.

Le 18 avril 2015, des chercheurs de Canton ont publié un article dans *Protein & Cell*, annonçant avoir utilisé la technique CRISPR/Cas9 pour modifier génétiquement des embryons humains. Selon Junjiu Huang, qui a dirigé ces recherches, cet article aurait été refusé par Science et Nature. Pour la première fois, en 2016, une équipe de médecins et de biologistes chinois a injecté des cellules génétiquement modifiées par CRISPR-Cas9 à un homme souffrant d'un cancer pulmonaire avec métastases. Ce malade était dans une situation critique, puisque, aucun des traitements classiques ne ralentissait la progression de la maladie.

La Grande-Bretagne a autorisé en janvier 2016 la manipulation génétique sur des embryons humains à l'Institut Francis Crick situé à Londres. On pense que cela permettrait d'étudier le début du développement de l'embryon et d'identifier ce qui provoque la réussite ou l'échec d'une thérapie génique. Aux Etats-Unis, un essai de ce type devrait débuter en 2017 avec l'accord de la FDA (food and drug administration).

Assistera-t-on à la naissance d'une médecine prédictive fondée sur des données génétiques pour dicter nos modes de vie ? Les soins seront-ils remboursés si les organismes d'assurance-maladie apprennent que l'on n'a pas suivi les conseils génétiquement fondés du médecin ? La relation entre la décision administrative d'une part et les nouvelles perspectives du traitement médical, ainsi que son approche éthique d'autre part, est une question épineuse. En effet, la décision politique se réfère toujours à l'avis des experts. Or les experts dans ce domaine sont souvent plus préoccupés par les avancées de leur recherche et l'obtention de crédits que par les implications éthiques de ces recherches. C'est pour cela que depuis plusieurs années des comités d'éthique, impliquant des penseurs, des scientifiques de tout bord et des médecins, ont été mis en place dans plusieurs pays. L'essai thérapeutique, avant la commercialisation du médicament quel que soit le type de traitement proposé et les implications possibles des manipulations génétiques sont parmi les préoccupations quotidiennes de ces comités. F. Mitterand en assistant en 1983 à la première réunion du comité national d'éthique en France a déclaré : « Qu'est-ce que la mort, si les progrès des techniques de réanimation permettent une survie végétative presque indéfinie ? Qu'est-ce que la vie si on peut en reconstituer les éléments ? Qu'est-ce que la personne, si l'expérimentation génétique permet d'agir sur les identités ».

Un article publié le 8 mai 2014 dans la revue *Nature*, révèle qu'on a réussi à créer, pour la première fois, une version de la bactérie Escherichia coli (E. coli) dont l'ADN n'est pas constitué des quatre lettres composant toute molécule d'ADN, depuis l'apparition de la vie sur Terre, mais de six lettres. Cette prouesse soulève des questions éthiques. Verra-t-on un jour l'avènement de créatures dotées d'un code génétique « enrichi », codant pour des protéines qui n'existent pas encore ? Cette perspective est d'autant plus inquiétante, que les chercheurs ont aussi fait en sorte que ces deux lettres supplémentaires soient ensuite transmises aux descendantes des bactéries E. coli dont l'ADN avait été ainsi modifié. Une avancée scientifique aussi majeure ne peut qu'inciter à la prudence. En effet, ces travaux montrent qu'il sera certainement possible à l'avenir de créer des êtres vivants artificiels, dotés de codes génétiques mi-naturels mi-synthétiques codant pour des protéines fonctionnant de façon très différente de celles que nous connaissons aujourd'hui et dont les effets pourraient très bien affecter l'environnement ou la santé de façon totalement inattendue. Les biologistes semblent plutôt enthousiastes pour le moment, à l'idée des perspectives thérapeutiques possibles. Ils estiment que les paires supplémentaires pourront être capables de coder pour des protéines n'existant pas à l'état naturel et dont les effets seront potentiellement bénéfiques pour la santé : par exemple la mise au point de nouvelles classes d'antibiotiques ou bien, la possibilité de venir réguler l'expression de tel ou tel gène, de façon par exemple à éviter la survenue de telle ou telle maladie.

XII- EN CONCLUSION

Après ce bref parcours entre les mathématiques, la physique, la chimie, la biologie moléculaire, les neurosciences, la médecine interne, la psychiatrie, la physiopathologie, la pharmacologie, la philosophie, l'épistémologie et la pédagogie, autant de domaines qui interviennent dans la genèse du savoir thérapeutique, il ne faut pas perdre de vue certains faits.

Il est par exemple fondamental d'axer aujourd'hui les efforts sur toutes les conséquences de certaines interactions nocives, entre l'être humain et son environnement, conçu dans son sens le plus large. Cet environnement physico-chimique social et culturel conditionne en grande partie la santé. C'est pour cette raison que les interventions à ce niveau sont l'une des préoccupations majeures des pouvoirs publics, à l'heure actuelle. Ainsi les problèmes écologiques, l'alcool, la drogue, le tabac, le stress et les mauvaises habitudes alimentaires bénéficient depuis plusieurs années de la plus grande attention. Ce problème complexe rejoint celui de l'hypothétique personnalité de base des sociétés humaines. Et si comme certaines théories le prétendent, les faits sociaux ne seraient qu'une amplification du fait biologique, serait-il possible de transposer la notion de traitement à l'échelle de la société et quels principes d'évaluation rationnelle devrait-on adopter dans ce cas ?

Les deux modes d'organisation des connaissances en médecine à savoir l'approche stochastique (probabiliste) et l'approche mécaniste (déterministe) sont liés aux découvertes les plus récentes.

La première est aléatoire et utilise les statistiques qui sont nécessaires pour toute évaluation scientifique d'une expérience et la seconde vise la connaissance irréfutable de l'entité morbide. Ce sont par conséquent, les limites des approches empiriques et réalistes en médecine, les seules d'ailleurs dont on dispose, pour faire progresser les connaissances, qui expliquent que la médecine n'ait pas encore gagné le statut de science exacte. Il en est de même de son enseignement. En effet la pédagogie médicale, moyen de transmission du savoir thérapeutique, a pour objectif l'acquisition par l'apprenant du savoir actualisé le plus pertinent et des compétences les plus adaptées à ses activités actuelles et futures. Il est du devoir de l'enseignant de transmettre à l'apprenant, les données actuelles de la science, tout en se rappelant qu'il n'existe pas en médecine, une vérité qui puisse résister à l'épreuve du temps. Il faut que l'étudiant et le praticien apprennent à relativiser les connaissances qui leur sont transmises. Pour ce faire, il faut qu'ils se montrent curieux des sources et de la genèse du savoir médical, tout en ayant une approche critique de ce savoir.

Au sens strict du terme, un fonctionnement normal ou anormal peut-il être défini en fonction d'un référentiel de « normalité » ? Faudrait-il alors le concevoir comme un référentiel qui établirait les normes spatio-temporelles et fonctionnelles de santé parfaite, physique et mentale et de « bonheur absolu » ?

Canguilhem nous dit dans *Le normal et le pathologique* : « On se demande si en affirmant sérieusement que la santé parfaite n'existe pas et que par suite la maladie ne saurait être définie, des médecins ont soupçonné qu'ils ressuscitaient purement et simplement le problème de l'existence du parfait et l'argument ontologique ».

L'intemporalité de l'infiniment petit, comme l'ont suggéré les spécialistes de la mécanique quantique, n'empêchera certainement pas la mort et ne fera pas rajeunir un centenaire. Jusque-là, on peut avancer sans grand risque de se tromper que quand on est parfois un peu triste on n'est pas forcément malade. Il y a pour chaque individu une façon d'être et la façon dont Einstein a vécu, l'a fait considérer par les plus grands spécialistes de l'autisme comme atteint du syndrome d'Asperger qui appartient au spectre autistique. Il en est de même de Dirac, de Léonard de Vinci et de bien d'autres savants. Faut-il prendre toute construction en médecine pour une vérité première ? On a construit pendant des décennies de fausses entités cliniques qui ont permis de commercialiser de faux médicaments, sans aucun fondement scientifique.

La thérapeutique médicamenteuse qui commence par une interaction entre une cible biologique et un médicament se heurte aux limites de la connaissance de l'infiniment petit, qui bute à cette échelle sur le mur de la temporalité et de la non-localité. En effet, cette thérapeutique a besoin pour être capable de résoudre

tous les problèmes de santé, d'une connaissance totale et définitive de tous les mécanismes physiopathologiques sous-jacents aux phénomènes pathologiques, forcément liés à la connaissance de l'infiniment petit, où on ne retrouve plus la notion de déterminisme et de causalité tels qu'ils sont connus au niveau macroscopique. La décohérence et l'émergence sont parmi les concepts proposés pour rendre compte du passage du microscopique au macroscopique et le fait que le tout s'avère différent de la somme des parties.
Mais faire le lien entre l'aléatoire quantique et le physio-pathologique régi par des principes déterministes est un pari difficile, que ne permet pas de surmonter l'état actuel de nos connaissances. L'effet thérapeutique reste toujours incertain. C'est peut-être le reflet de l'aléatoire quantique.
Les limites de nos connaissances dans le domaine du traitement médical sont forcément liées aux limites de nos connaissances de la réalité physique.
Mais ces limites sont-elles inhérentes à la structure de la pensée humaine ou à la limite des moyens d'investigation du réel, dont on dispose actuellement ? Ce n'est que dans le second cas que des révolutions dans le domaine biomédical et particulièrement en thérapeutique restent envisageables dans l'avenir.

XIII- Bibliographie

•Abastado P : L'impasse du savoir éditions. EDK 2007

•Abecassis P : incertitude médicale et processus de décision. Séminaire du GEAPE ; Angers 23 Nov 1999.

• Abecassis P ; Batifoulier P : L'interaction médecin-patient : quelques enseignements de la théorie des jeux., Economix editeur 1999

•Alperovitch A: de la théorie à la pratique de la décision médicale, The genova papers on risk and insurance (N° 40 july 1986)

•American Psychiatric Association: Mini DSM-5 ; critères diagnostiques, Elsevier Masson, 2016

• Atlan H : L'Organisation biologique et la Théorie de l'information, Hermann, Paris, 1972 (rééd. 1992).

• Atlan H : Temps biologique et auto-organisation ; in communications, volume 91, numéro 1, pp 161 169 ; 2012.

• Atlan H ; Entre le cristal et la fumée, Seuil, Paris, 1979.

•Atlan H : Le vivant post-génomique. Ou qu'est-ce que l'auto-organisation ?, Odile Jacob, Paris, 2011.

• Bachelard G : le nouvel esprit scientifique Paris : Les Presses universitaires de France, 10e édition, 1968.

•Barsky, A.J. and J.F. Borus: Functional somatic syndromes. Ann Intern Med, 1999. 130 (11) : p. 910-21.

•Bartholy MC et Despin JP : la science. Magnard 1978

•Beaune J.C; La philosophie du remède. Champ vallon Seyssel. 1993.

•Bergmann, J.F., Médicaments utiles et inutiles : notion de service médical rendu. EMC-Médecine, 2004. **1**(1) : p. 51-8.

•Berrnard C, Principes de médecine expérimentale. P.U.F 1947,

•Berrnard C : Introduction à l'étude de la médecine expérimentale. Champs Flammarion. 1984 Paris.

•Bitbol ML ; La conscience a-t-elle une origine ?; des neurosciences à la pleine conscience : une nouvelle approche de l'esprit, Flammarion 2014.

•Bitbol ML : La pratique des possibles ; une lecture pragmatique et modale de la mécanique quantique, Hermann 2015

•Blum Paul ; Précis de thérapeutique pratique, Baillière, 1935,

•Boissel JP : l'évaluation thérapeutique et le niveau de preuve. La revue du praticien 2004, 54.

•Bourree, F., P. Michel et Salmi L.R : Méthodes de consensus : revue des méthodes originales et de leurs grandes variantes utilisées en santé publique. Rev Epidemiol Sante Publique, 2008. **56**(6) : p. 415-23.

•Braunstein Jean-François, « Histoire et philosophie de la médecine », *Archives de Philosophie* 4/ 2010 (Tome 73)

•Bruera Ricardo ; L'attrayant monde de la pensée médicale et sa didactique in recherche qualitatives (hors série) N° 15, pp 234-249.

•Buclin T ; Burnand B ; Biollaz J « Les bonnes pratiques dompteront-elles la recherche clinique ? » : la revue médicale suisse, 12 avril 2006 :

•Canguilhem, G. : Le normal et le pathologique. 1966, Paris : PUF.

•Chabot JM. Décision Médicale : des théories pour des pratiques. La Revue du praticien 1997 ; 47 : 877-878.

•Changeux J.-P : L'Homme neuronal. Fayard. Paris 1985

•Chast. François : Histoire contemporaine du médicament. Éditions La Découverte. 2002.

•Chrétien JL et Reifenrath M : Martin Heidegger, Paris, Éditions de l'Herne, 1983, p. 84-92

•Cochrane Archibald L., Effectiveness and Efficiency, Abingdon, UK, Burgess & Son, 1972 ; 2nd ed.

• Trinh Xuan Thuan, Ilya Prigogine, Albert Jacquard, Joël de Rosnay, Jeam-Marie Pelt, Henri Atlan (collectif): Le monde s'est-il créé tout seul ? Le livre de poche ; Albin Michel ; 2008

•Connes A et Changeux JP. Matière à penser. Odile Jacob. 2000

•Cook D. Evidence-based Critical Care Medicine ; A potential tool for change. New Horizons 1998; 6:20-25

•Cooper-DeHoff, R.M. et al: Tight blood pressure control and cardiovascular outcomes among hypertensive patients with diabetes and coronary artery disease. JAMA, 2010. 304(1) : p. 61-8.

•Cucherat, M. et al, Lecture critique et interprétation des résultats des essais cliniques pour la pratique médicale. 2004, Paris : Flammarion Médecine-Sciences.

•Cucherat, M., J.P. Boissel et Leizorovicz A., La méta-analyse des essais thérapeutiques. Paris : Masson ; 1997.

•Dagognet F : La Raison et les remèdes, PUF, 1964

•Dagognet F. Le catalogue de la vie. P.U.F.1970

•Dan Liongo et Anthony S Fauce : Harrison Principes de médecine interne ; 8ème édition. Coédition médecine science publication 2013.

•Department of Health and Human Services - Office of Inspector General (Levinson DR) "Adverse events in hospitals : national incidence among Medicare beneficiaries" novembre 2010. Site http://oig.hhs.gov consulté le 8 février 2011 : 81 pages.

•Dipiro J et Talbert RL ; Pharmacotherapy a pathophysiologic Approach-2014

•Duhem, P : La Théorie physique son objet, sa structure. 2007, Paris : Vrin.

• Ehrenberg Alain ; La fatigue d'être soi - dépression et société. Odile Jacob, 2000, p 241

•Esfeld M : physique et métaphysique. Presses polytechniques et universitaires normandes. 2012.

•Espinoza M : Philosophie de la nature. Ellipses 2000

•Evidence-based medicine. A new approach to teaching the practice of medicine. JAMA, 1992. 268(17): p. 2420.

• Fagot-Largeault Anne : Médecine et philosophie. PUF 2010

• Fagot-Largeault Anne : L'émergence de la médecine scientifique. Éditions Matériologiques, janvier 2012..

• Fagot-Largeault Anne, Leçon inaugurale prononcée le jeudi 1er mars 2001 ; Collège de France, Collection : Leçons inaugurales ; Paris Publication sur OpenEdition Books : 15 mars 2013

•Feyerabend, P., Contre la méthode, Esquisse d'une théorie anarchiste de la connaissance. 1988 : Seuil.

•Foucault M. la naissance de la clinique. Presses Universitaires de France, 1963.

•Freud S : Cinq leçons sur la psychanalyse. Payot, coll. "Petite Bibliothèque Payot", nouv. éd., 2010.

•Gaille M : philosophie de la médecine –frontière, savoir, clinique. Vrin 2011

•Gaudillière JP : La médecine et les sciences. La découverte, 2006.

•Giannopoulou, Zina. "Plato's Theae tetus". Internet ncyclopedia of Philosophy.

•Giroux E et Lemoine M : philosophie de la médecine-Santé, maladie, pathologie. Vrin 2012

•Grandriault S et Vincent R : génomique. De boeck 2009

•Gray, J.A., Postmodern medicine. Lancet, 1999. **354**(9189) : p. 1550-3.

•Gueyffier F Causalité et association statistique (1) la revue du praticien 2002, 52
•Gueyffier F et Cucherat M Causalité et association statistique (2) la revue du praticien 2003, 53
•Gueyffier, F. e F. Delahaye, Fondements de l'essai clinique randomisé. Rev Prat, 2009. **59**(1) : p. 95-7.
•Grimshaw, J. and I. Russell, Achieving health gain through clinical guidelines. I : Developing scientifically valid guidelines. Qual Health Care, 1993. **2**(4): p. 243-8.
•Heidegger Martin : L'être et le temps Gallimard 1964
•Hume David : Œuvres philosophiques choisies. Maxime David, Alcan, Paris, 1912
•Illich I, némésis medicale Seuil, 1975.
•Jacob François : le jeu des possibles. Le livre de poche 1986
•Janicki S : la mécanique du remède-pour une épistémologie de la pharmacologie. L'harmattan 2008
•Jouquan J. : l'évaluation des pratiques confrontée à l'exigence de la preuve scientifique en médecine clinique. Médecine thérapeutique, vol 9, n° 3 ; septembre-octobre 2003.
•Junod AF. Décision médicale ou la quête de l'explicite. Genève : Médecine & Hygiène, 2003 : 333 p.
•Kahn A et Papillon F : Copies conformes, le clonage en question ; éditions Nil, Paris, 1998
•Kahn A : Être humain, pleinement éditions Stock, 2016
•Kant E : Critique de la raison pure. Flammarion 2006
•Klein, Étienne Les Tactiques de chronos, 2003 ; Champs Flammarion, 2004 et 2009
•Kuhn, T.S., La structure des révolutions scientifiques. 2008 : Flammarion
•Lacroix, A. and J. Assal, L'éducation thérapeutique des patients, nouvelles approches de la maladie chronique. 2003, Paris : Maloine.
•Laplace Pierre Simon, Essai philosophique sur les probabilités ; œuvres, Gautier, Villars 1886
•Le Fanu, J., The rise and fall of modern medicine. 2000, New York : Carroll & Graf Pub.
• Lenoir Frédéric : La guérison du monde ; Le livre de poche. Fayard 2012.

•Lemiengre, M., Preuve adaptée : reconnaître les limites de l'Evidence-Based Medicine. Minerva, 2008. **7**(5) : p. 65.
• Leplège Alain, Mathématisation de l'incertitude en médecine. Aspects épistémologiques et méta-éthique in *l'émergence de la médecine scientifique* (Éditions Matériologiques, janvier 2012)
• Lehn Jean-Marie "De la Matière à la Vie : Chimie ? Chimie !" conférence donnée le 2 juin 2012 ; Internet
•Lescyer P, Chevallet M et Rabilloud T : l'analyse protéomique : concepts, réalités et perspectives en thérapeutique. Médecine sciences n° 5, vol 20, mai 2004.
•Lombard jean : Aspects de la technè : l'art et le savoir dans l'éducation et dans le soin. Le portique -Revue de philosophie et de sciences humaines- 2007
•Louis, P.C.A., Recherches sur les effets de la saignée dans quelques maladies inflammatoires. 1835, Paris : Baillière.
•Luthy C et Cedraschi C. ; symptômes médicalement inexpliqués en médecine interne ; recommandations pour la prise en charge hospitalière. Médecine et hygiène 2435. 30 avril 2003.
•Lyotard, J.-F., La condition postmoderne. 1979 : Editions de Minuit. 109 p.
•Mach E : La Connaissance et l'Erreur, trad. fr. M. Dufour, Paris, Éditions E. Flammarion, bibliothèque de philosophie scientifique (coll.), 1908.
•Mays, N. and C. Pope, Qualitative research in health care. Assessing quality in qualitative research. BMJ, 2000. 320(7226) : p. 50-2.
•Monod J : le hasard et la nécessité. Seuil 1970
•Montastruc, J. : Les cinq « trop » des essais cliniques : plaidoyer pour une pharmacoépidémiologie pour tous. Prescrire, 2006. 26(273) : p. 471.
•Morin E *La Complexité humaine*, Textes choisis, Champs Flammarion, coll. l'Essentiel 1994,
•Morin E, Penser global. Editions Robert Laffont ; 2015.
•Mouille J,M : médecine et sciences humaines- manuel pour les études médicales. Les belles lettres 2007
•Nagel, E. et al., Le théorème de Gödel. 1989, Paris : Seuil. 179 p.
•Nozick R : "Newcomb's problem and two principles of choice", in *Essays in Honor of Carl G. Hempel*, 1969.
•Parrochia D, Sciences exactes et sciences de l'homme : les grandes étapes. Ellipses 1977.

•Pélicier Y : histoire de la psychiatrie. Presses universitaires de France 1971
•Penrose, Roger. The Emperor's New Mind, Oxford University Press, 1990.
•Pochet B. Le « Problem based learning », une révolution ou un progrès attendu ? Revue française de pédagogie médicale, 111 95-107. 1995
•Poincaré H. la science et l'hypothèse. Flammarion 1902
•Popelard MD et Vernant D : les grands courants de la philosophie des sciences. Seuil 1997
•Popp Fritz-A : Biologie de la Lumière -Bases scientifiques du rayonnement cellulaire ultra-faible ; santé et organisme, 9 octobre 2012.
•Popper, K.R., La logique de la découverte scientifique. 1978, Paris : Payot.
•Popper, K.R., Conjectures et réfutations. La croissance du savoir scientifique. 1985, Paris : Payot.
•Prescrire Rédaction "L'étude épidémiologique française Eneis. Rev Prescrire 2005 ; 25 (267 Suppl.) : 896-901.
•Prigogine Ilia et Stengers Isabelle : la nouvelle alliance, Gallimard, 1986
•Prospective et santé : le normal et le pathologique, n° 40 ; 1986-87.
•Quine W.V.O: les deux dogmes de l'empirisme de Vienne à Cambrige. Gallimard.
•Rabhi, M. et al., Les syndromes somatiques fonctionnels. La Revue de Médecine Interne, 2010. **31**(1) : p. 17-22.
•Rigoutros YD ; petites leçons d'épistémologie, Vuibert 2009
•Robert S porter et Justin L Kaplan ; Manuel Merck 5ème édition. Editions de médecine. 2014
•Rovelli C. : Si le temps n'existait pas") traduction en mandarin simplifié (2013. Editions L'industrie chimique] Beijing, mai 2013
•Rovelli C. Par-delà le visible. La Réalité du monde physique et la Gravité quantique, Paris, Odile Jacobs, 2015
•Russel B. : Logic and Knowledge: Essays 1901–1950 (édité par Robert C. Marsh), Londres, Allen & Unwin
•Russel B. : On the Philosophy of Science (édité par Charles A. Fritz, Jr.), Indianapolis, Bobbs-Merrill Company.
•Russel B. : Science et religion, Gallimard, Folio, 1971
•Sackett, D.L. et al., Evidence based medicine: what it is and what it isn't. BMJ, 1996. **312**(7023): p. 71-2.

•Saunders Simon, complementarity and scientific rationality Foundations of Physics, ***35**, 347-72 (2005*)

• Schrödinger Erwin Qu'est-ce que la vie ? «Points-Sciences », Le Seuil, 1993.

• Searle John R, La Redécouverte de l'esprit, collection NRF Essais, Gallimard. 1995

•Sfez L. : La santé parfaite. Le seuil Paris 1995

•Shabanek P et Mc Cormick J : idées folles, idées fausses en médecine. Editions Odile Jacob 1997

•Shannon Claude E., A : Mathematical Theory of Communication, Bell System Technical Journal, vol. 27, p. 379-423 and 623-656, July and October, 1948

•Soler L: Introduction à l'épistémologie. Ellipses 2000.

•Streptomycin treatment of pulmonary tuberculosis. Br Med J, 1948. **2**(4582) : p. 769-82.

•Stewart Ian : les mathématiques du vivant ; Flammarion champs sciences. 2016.

•Strom, B.L. and S.E. Kimmel, Textbook of Pharmacoepidemiology. 2007: Wiley.

•Szasz, Thomas, Fabriquer la folie*, Paris Payot, 1976,*

•The Cochrane Collaboration. [cited 2011 04/07]; Available from:http://www.cochrane.org/.

•Thom René, Paraboles et catastrophes, Flammarion, Paris, 1983.

•Trinh Xuan Thuan, Ilya Prigogine, Albert Jacquard, Joël de Rosnay, Jeam-Marie Pelt, Henri Atlan : Le monde s'est-il créé tout seul, Le livre de poche ; Albin Michel ; 2008.

•Tröhler, U. : Médecine basée sur les preuves ou médecine factuelle. Journal de Chirurgie, 2009. 146(2) :

•Tröhler, U. Surmonter l'ignorance thérapeutique : un voyage à travers trois siècles, in in *l'émergence de la médecine scientifique* (Éditions Matériologiques, janvier 2012).

•Tubiana, M. : Les chemins d'Esculape : histoire de la pensée médicale. 1995, Paris : Flammarion

•Turnbull, F. et al., Effects of different blood pressure-lowering regimens on major cardiovascular events in individuals with and without diabetes mellitus: results of prospectively designed overviews of randomized trials. Arch Intern Med, 2005. 165(12): p. 1410-9.

•Turner, R.C. et al., Glycemic control with diet, sulfonylurea, metformin, or insulin in patients with type 2 diabetes mellitus: progressive requirement for multiple therapies (UKPDS 49). UK Prospective Diabetes Study (UKPDS) Group. JAMA, 1999. 281(21) : p. 2005-12.

•Vernant Denis, La Philosophie mathématique de Russell, Paris, J. Vrin, 1993, 509 p

•Vernet Agnès : La Recherche. No 519, Janvier 2017 ; page 29

•Wulff, H., S. Pedersen, and R. Rosenberg, Invitation à la philosophie de la médecine., Montpellier : Sauramps médical1993

•Zadeh LA : Fuzzy sets Information and control, 1965 - Elsevier

XIV- TABLE DES MATIÈRES

XV- INDEX

D

E

F

G

H

I

J

K

L

M

N

O

P

Q

R

S

T

U

V

Y

Ouvrages du Professeur émérite Kamel BOURAOUI

♦ En format A4

• L'essentiel du nouveau résidanat tunisien ; bases fondamentales, démarches cliniques et prescriptions.
ISBN : 978-9938-00-937-8
• Physiopathologie pratique ; mécanismes des maladies et des traitements correcteurs
ISBN : 978-9938-00-933-0
• Précis de pharmacologie clinique.
ISBN : 978-9938-00-950-7
• Comprendre et pratiquer les grands traitements en médecine

♦ En format 19-12 cm

• Prescriptions et médecine interne.
ISBN : 978-9938-00-957-6
• Prescriptions et pneumo-allergologie.
ISBN : 978-9938-00-956-9
• Prescriptions et pathologie digestive.
ISBN : 978-9938-00-955-2
• Prescriptions et cardiologie.
ISBN : 978-9938-00-951-4
• Prescriptions et néphrologie.
ISBN : 978-9938-00-952-1
• Prescriptions et maladies endocrino-métaboliques.
ISBN : 978-9938-00-953-8
• Prescriptions et neurologie.
ISBN : 978-9938-00-954-5
•Prévention médicamenteuse du risque cardiovasculaire
ISBN : 978-9938-00-961-3
• Antibiothérapie courante.
ISBN : 978-9938-00-958-3
• Le traitement symptomatique en médecine.
ISBN : 978-9938-00-963-7
•*Prise en charge des troubles ioniques*
ISBN : 978-9938-00-962-0
• Compagnon de prescriptions des médicaments.
ISBN : 978-9938-00-972-9
• Compagnon du traitement médical
ISBN : 978-9938-40-176-9
• Compagnon de médecine familiale

ISBN : 978-9938-40-177-6
• Compagnon de pratique médicale quotidienne
ISBN : 978-9938-40-178-3
• Précis du diagnostic médical.
ISBN : 978-9938-00-947-7
• ABC de l'urgence vitale en médecine.
ISBN : 978-9938-00-949-1
• Précis de pharmacovigilance praticienne.
ISBN : 978-9938-00-948-4
• *Cas cliniques commentés de prescriptions*
ISBN : 978-9938-00-944-6
• Synthèse clinique et thérapeutique du nouveau résidanat tunisien ; ouvrage pour la révision accélérée
ISBN : 978- 9938-00-965-1
•*Physiopathologie du nouveau résidanat tunisien*
ISBN 978-9938-00-964-4
• ABC de Pharmacologie clinique praticienne ; pour la pratique et les études des domaines de la santé
•ABC de physiopathologie pratique ; pour comprendre les mécanismes des maladies et des traitements

♦ En format poche 17x10 cm

•*Principaux accidents thérapeutiques graves*
ISBN : 978-9938-40-097-7
•*ABC des troubles ioniques*
ISBN : 978-9938-40-098-4
• Familles thérapeutiques de première ligne.
ISBN : 978-9938-00-985-9
• Lexique du traitement médical de première ligne.
ISBN : 978-9938-00-971-2
• Lexique des urgences vitales.
ISBN : 978-9938-00-987-3
• Lexique de précautions d'emploi des médicaments.
ISBN : 978-9938-00-966-8
•*Thérapie du diabète.*
ISBN : 978-9938-00-959-0
• Thérapie de l'hypertension artérielle.
ISBN : 978-9938-00-960-6
• Cas cliniques multidisciplinaires commentés de prescriptions
ISBN : 978-9938-40-174-5

HISTOIRE DE LA MÉDECINE
AUX ÉDITIONS L'HARMATTAN

Dernières parutions

ART DENTAIRE EN PRÉHISTOIRE
Mathilde Longueville
Des cavités dentaires vieilles de 14 000 ans, d'autres âgées de 6 500 ans où les archéologues ont retrouvé des traces de cire d'abeille en guise de plombages ou encore le plus vieil implant dentaire dont les origines remontent à 7 000 ans. Des découvertes faites par les chercheurs sur des sites disséminés, qui démontrent que les problèmes dentaires existent depuis des millénaires et que l'Homme a tenté de les traiter. Mathilde Longueville nous révèle un pan de vie insoupçonné de l'Homme préhistorique: une alimentation générant des pathologies bucco-dentaires ayant créé le besoin chez notre ancêtre de les soigner. Xavier Riaud
(Coll. Médecine à travers les siècles, 120 p., 17 euros)
ISBN : 978-2-343-13351-5, EAN EBOOK : 9782140120626

UN ORDRE POUR LES CHIRURGIENS-DENTISTES EN FRANCE
24 septembre 1945
Maxime Cournault
L'Ordre des chirurgiens-dentistes a été créé par le général de Gaulle en 1945. Il y a bien eu une section dentaire du Conseil national de l'Ordre des médecins fondée par le maréchal Pétain et le gouvernement de Vichy alors que la France est occupée par les Allemands. Si on doit à la section dentaire le code de déontologie et l'entraide confraternelle aux victimes et prisonniers de guerre, sa mission première a été d'éradiquer les juifs de la profession dentaire. Cette structure sera annulée après la guerre par le général de Gaulle lui-même sur décret. Les deux institutions restent différentes par leurs actions et leurs missions respectives, même si on ne peut oublier les enseignements de l'histoire qui doivent participer au devoir de mémoire et servir comme garant d'une institution ordinale contemporaine.
(Coll. Médecine à travers les siècles, 176 p., 18,5 euros)
ISBN : 978-2-343-16078-8, EAN EBOOK : 9782140116063

LA NEUROCHIRURGIE EN AUVERGNE
Quarante années fondatrices (1953-1993)
Jacques Chabannes
Préface de François Resche
A partir de 1950 la neurochirurgie connait un véritable essor et s'organise au sein des structures hospitalières des grandes villes. Jacques Chabannes nous présente la période fondatrice de la neurochirurgie à Clermont-Ferrand, ainsi que ses principaux acteurs. Un témoignage unique puisque l'auteur a rencontré ces premiers neurochirurgiens, a été formé par eux et à contribué lui-même à l'essor de cette spécialité, tant sur le plan national qu'international.
(Coll. Médecine à travers les siècles, 124 p., 14 euros)
ISBN : 978-2-343-14768-0, EAN EBOOK : 9782140087899

LA MÉDECINE TRADITIONNELLE À MADAGASCAR

Pierrette Ravaonirina Mbola Morel

Préface de Louis Mansaré Marikandia

La médecine traditionnelle dispose d'un environnement magique et fascinant, relaté dans cet ouvrage à travers de multiples expériences de terrain, incluant sources orales et iconographie. Le lecteur est invité à découvrir les méthodes employées par les tradipraticiens, dont le but commun est de faire découvrir la santé à leurs semblables. Il est question ici d'interroger le rôle et le devenir de cette pratique en tant que système de soins dans le cadre d'une multithérapie, pour donner aux patients le choix d'une rencontre entre tradition et modernité.

(504 p., 45 euros)

ISBN : 978-2-343-12728-6, EAN EBOOK : 9782140045561

RENCONTRES AU RISQUE DU TRANSFERT

Psychiatrie et accompagnement social

Lisa Bouvier

Ce livre parle de rencontres, de moments de vie, de liens transférentiels qui se nouent et se dénouent dans le quotidien d'"un foyer de postcure psychiatrique. Modibo, un migrant africain, est l'un des personnages à travers lesquels sont mises en évidences des représentations culturelles dans des relations interpersonnelles. Un accent particulier est mis sur la nécessaire décentration des uns, la prise en compte des cadres de référence des autres et sur les stratégies de négociation qui en découlent. Alternant analyse et accompagnement psychiatrique, ce livre montre l'importance de se délester de tout culturalisme et de tous les préjugés qui y sont attachés dans le but d'un possible accompagnement de qualité.

(Coll. Terrain, récits et fictions, 106 p., 13 euros)

ISBN : 978-2-343-17174-6, EAN EBOOK : 9782140122408

CLINIQUE ET POLITIQUE DE LA DOULEUR

Préface de Marcel Czermak

Nafissa Boukerche-Delmotte

De quoi la douleur est-elle faite ? Est-elle un signal ? Une émotion ou une sensation ? Est-elle un symptôme à déchiffrer ou est-elle une écriture, un hiéroglyphe ? Ce sont autant de questions qui seront explorées à partir d'un détour par l'histoire de la douleur en médecine et éclairées par les apports freudiens et lacaniens. Psychologue clinicienne de formation psychanalytique, ercerçant depuis 20 ans dans un Centre d'évaluation et de Traitement de la Douleur (C.E.T.D), l'auteure constate que la douleur chronique met en difficulté tous les professionnels qui ont la charge et que l'offre considérable de thérapeutiques proposés est incapable de résoudre. Cet ouvrage rend compte, d'une part, de cet embarras que la douleur chronique suscite et ce à partir de la pratique de l'auteure dans un service de médecine. Cette réflexion prend corps à partir de ce que les patients lui enseignent, à savoir que le corps du patient douloureux se met à se manifester d'une façon tout à fait impossible à déchiffrer, d'où l'analogie avec la psychosomatique, telle que l'ont conceptualisée François Perrier et Jacques Lacan. D'autre part, cet essai explore plusieurs champs, médical, psychanalytique et politique, afin de proposer une approche plus complexe des phénomènes douloureux. En avançant sur ce fil, l'ouvrage met en relief toute l'étendue de la question.

(Coll. Études Psychanalytiques, 174 p., 18,5 euros)

ISBN : 978-2-343-17247-7, EAN EBOOK : 9782140120862

ARGENT ET MÉDECINE

Jacques Mornat

Les dépenses liées à la santé sont un des pôles majeurs du budget médico-social de la France. Chaque ménage consacre à la médecine un budget non négligeable. L'ouvrage fait le point sur le système de financement français des soins médicaux, s'intéresse plus en détail à la formation et à la rémunération des médecins et des professionnels de santé. Il révèle la difficulté que ces derniers rencontrent. Alors que les débats sur le système de santé en France se multiplient, Argent et médecine permet d'y voir un peu plus clair.

(198 p., 20,5 euros)

ISBN : 978-2-343-17100-5, EAN EBOOK : 9782140121432

ANDRÉ VÉSALE ET AMBROISE PARÉ

Destins croisés d'un anatomiste et d'un chirurgien de la Renaissance

Philippe Scherpereel

Plus que des vies parallèles comme les eût écrites Plutarque, on peut parler de destins croisés car Ambroise Paré et André Vésale verront leurs chemins se croiser à plusieurs reprises. Ils feront une partie de leur formation à Paris, en ayant les mêmes maîtres et les mêmes condisciples. Ils soigneront les blessés dans les armées des deux camps opposés et serviront les plus grands rois et empereurs de leur époque. L'anatomie fécondera la chirurgie, et de leurs interactions intellectuelles et pratiques naîtra la science médicale moderne.

(Coll. Médecine à travers les siècles, 174 p., 18 euros)

ISBN : 978-2-343-17539-3, EAN EBOOK : 9782140121494

JE SUIS UN CORPS QUI PENSE

Pour une thérapie corps-esprit

Marc Tocquet

Ce n'est pas une surprise : l'être humain est une unité psycho-corporelle. Dans ce livre, Marc Tocquet décrit cette méthode thérapeutique, ses concepts spécifiques, sa pratique originale et l'illustre de nombreuses descriptions cliniques. Nous voyons notamment comment le travail thérapeutique au coeur des situations, la façon d'appréhender ce que la personne a vécu dans ces moments, mais aussi ce qu'elle n'y a pas vécu, ouvre vers une transformation thérapeutique durable.

(Coll. Psychanalyse, médecine et société, 248 p., 25 euros)

ISBN : 978-2917714-25-6, EAN EBOOK : 9782140120374

RECONSTITUTIONS FACIALES CHEZ LES MOMIES ÉGYPTIENNES

Préface du Docteur Xavier Riaud

Morgane Morice

L'Egypte... Une terre aride traversée par le fleuve le plus long du monde. Désert et oasis, cités pleines de vie et cités de pierre, vestiges d'un passé et d'une civilisation ancienne dont les richesses archéologiques et les mystères ne cessent d'émerveiller encore de nos jours les chercheurs de toutes nationalités. Ceux-ci ont contribué à l'émergence d'une science, l'égyptologie, qui s'attarde notamment sur la découverte et la connaissance des rois d'Egypte. Les rencontrer, les comprendre, découvrir leurs rites, leurs moeurs, leurs us et coutumes, c'est appréhender d'une certaine façon un peu de l'Egypte antique.

(Coll. Médecine à travers les siècles, 96 p., 12 euros)

ISBN : 978-2-343-17287-3, EAN EBOOK : 9782140118524

US ET COUTUMES DE LA SALLE DE GARDE

Gerard Terrier

La salle de garde est un lieu "mythique". Malheureusement, avec l'évolution de la société, et le monde médical ne fait pas exception à la règle, les traditions se perdent. Ce petit ouvrage vous fait pénétrer au sein de coutumes et de rites qui remontent à la nuit des temps. Ces derniers sont souvent l'objet d'inexactes interprétations, voire de fantasmes. Cette description, vue "de l'intérieur", permet de faire connaissance avec un milieu où les traditions, les us et coutumes et les symboles, bien qu'ancrés depuis des siècles, sont en train de s'étioler voire de tomber en désuétude.

(Coll. Médecine à travers les siècles, 82 p., 11,5 euros)

ISBN : 978-2-343-17138-8, EAN EBOOK : 9782140118371

SALOMON RESNIK

Un psychanalyste à l'écoute de la folie

Martin Reca

Salomon Resnik (Buenos Aires, 1920 - Paris 2017), psychiatre et psychanalyste, n'hésita pas à emprunter différents chemins afin de ne jamais s'écarter de sa seule voie : écouter la folie pour la soigner. Les chemins des écoles de pensée les plus rigoureuses, ceux de l'exil, certes, mais surtout l'itinéraire labyrinthique de l'inconscient : le langage du corps, le masque du délire, l'espace mental des groupes, le dessin de l'enfant, les scènces du rêve, l'aphasie des émotions, les paroles gelées de la culture... Tous ces chemins dans une seule voie : celle du transfert dans la rencontre avec les patients.

(Coll. Psychanalyse et civilisations, 210 p., 20 euros)

ISBN : 978-2-343-17002-2, EAN EBOOK : 9782140118098

LE PATIENT ET L'ERREUR MÉDICALE

Christian Sicot

« Si j'avais su... » Cette phrase, souvent prononcée par des patients victimes d'une erreur médicale, sous-entend de profonds regrets et parfois un immense désespoir. Alors que les accidents liés aux soins n'ont jamais été aussi nombreux (au moins 10 000 morts annuelles en France), les patients peuvent-ils jouer un autre rôle que celui de victime impuissante ? Cet ouvrage fournit à chacun des informations pour acquérir les bons réflexes et sécuriser son propre parcours de soins.

(Coll. Ethique et pratique médicale, 278 p., 29 euros)

ISBN : 978-2-343-16818-0, EAN EBOOK : 9782140116582

JE VAIS MOURIR MARDI 18

Le suicide assisté au paradis helvète

Claude Mermod

Préface de Mauro Poggia. Postface d'Olivier Chabloz

Par effets de médias, le suicide assisté se transforme en un acte militant puis se propage. Voilà enfin le contre-témoignage qui alerte sur cet abus, notamment lorsque l'aide médicale à mourir est accordée à des personnes en bonne santé. L'auteur commence par enquêter sur le suicide de son frère. Bien documenté, il s'adresse aux responsables politiques, mais aussi du droit et de la santé publique pour les mettre en garde contre la banalisation de cette pratique. Il prévient contre une dérive sociétale qui se voue au culte de la mort.

(322 p., 33 euros)

ISBN : 978-2-343-16246-1, EAN EBOOK : 9782140116025

Structures éditoriales du groupe L'Harmattan

L'Harmattan Italie
Via degli Artisti, 15
10124 Torino
harmattan.italia@gmail.com

L'Harmattan Hongrie
Kossuth l. u. 14-16.
1053 Budapest
harmattan@harmattan.hu

L'Harmattan Sénégal
10 VDN en face Mermoz
BP 45034 Dakar-Fann
senharmattan@gmail.com

L'Harmattan Cameroun
TSINGA/FECAFOOT
BP 11486 Yaoundé
inkoukam@gmail.com

L'Harmattan Burkina Faso
Achille Somé – tengnule@hotmail.fr

L'Harmattan Guinée
Almamya, rue KA 028 OKB Agency
BP 3470 Conakry
harmattanguinee@yahoo.fr

L'Harmattan RDC
185, avenue Nyangwe
Commune de Lingwala – Kinshasa
matangilamusadila@yahoo.fr

L'Harmattan Congo
67, boulevard Denis-Sassou-N'Guesso
BP 2874 Brazzaville
harmattan.congo@yahoo.fr

L'Harmattan Mali
Sirakoro-Meguetana V31
Bamako
syllaka@yahoo.fr

L'Harmattan Togo
Djidjole – Lomé
Maison Amela
face EPP BATOME
ddamela@aol.com

L'Harmattan Côte d'Ivoire
Résidence Karl – Cité des Arts
Abidjan-Cocody
03 BP 1588 Abidjan
espace_harmattan.ci@hotmail.fr

L'Harmattan Algérie
22, rue Moulay-Mohamed
31000 Oran
info2@harmattan-algerie.com

L'Harmattan Maroc
5, rue Ferrane-Kouicha, Talaâ-Elkbira
Chrableyine, Fès-Médine
30000 Fès
harmattan.maroc@gmail.com

Nos librairies en France

Librairie internationale
16, rue des Écoles – 75005 Paris
librairie.internationale@harmattan.fr
01 40 46 79 11
www.librairieharmattan.com

Librairie l'Espace Harmattan
21 bis, rue des Écoles – 75005 Paris
librairie.espace@harmattan.fr
01 43 29 49 42

Lib. sciences humaines & histoire
21, rue des Écoles – 75005 Paris
librairie.sh@harmattan.fr
01 46 34 13 71
www.librairieharmattansh.com

Lib. Méditerranée & Moyen-Orient
7, rue des Carmes – 75005 Paris
librairie.mediterranee@harmattan.fr
01 43 29 71 15

Librairie Le Lucernaire
53, rue Notre-Dame-des-Champs – 75006 Paris
librairie@lucernaire.fr
01 42 22 67 13